W0041160

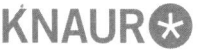

NICHOLAS MÜLLER

ICH BIN MAL EBEN WIEDER TOT

Wie ich lernte, mit Angst zu leben

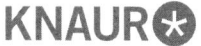

Autor und Verlag danken Hannes Wittmer herzlich für die
freundliche Genehmigung des Abdrucks seines Songtexts »Wände«,
der dem Buch als Motto voransteht.

Besuchen Sie uns im Internet:
www.knaur.de

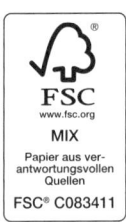

FSC
www.fsc.org
MIX
Papier aus ver-
antwortungsvollen
Quellen
FSC® C083411

Originalausgabe Oktober 2017
Knaur Taschenbuch
© 2017 Knaur Verlag
Ein Imprint der Verlagsgruppe
Droemer Knaur GmbH & Co. KG, München
Alle Rechte vorbehalten. Das Werk darf – auch teilweise – nur mit
Genehmigung des Verlags wiedergegeben werden.
Covergestaltung: ZERO Werbeagentur, München
Coverabbildung: FinePic / shutterstock
Satz: Adobe InDesign im Verlag
Druck und Bindung: CPI books GmbH, Leck
ISBN 978-3-426-78918-6

Für meine Tochter.
Für L.K.M.
Bleib neugierig.

Wände

Spaceman Spiff

du kamst für den strand
unter den füßen
und gingst mit sand in den schuhen
die zukunft in deinem blick
kam in der gegenwart zu ruhen

du rennst erst im kreis und dann gegen
dieses leben aus beton
und dein mut baut sich
ein fahrrad aus zweifel
und fährt darauf davon

lass dir vom rausch nur
die sinne betör'n
und vom kater danach dann
das leben erklär'n

deine augen sprechen bände
deine narben ein bücherregal
doch du läufst weiter gegen wände
nur noch wände überall

es läuft sich ganz gut
mit gebrochenen beinen
ein gebrochener wille
schlägt dich zu brei

auf deinem weg
zwischen stöcken und steinen

hast du was verlor'n
und es fehlt überall

es kämpft sich ganz gut
mit gebrochenen armen
ein gebrochener wille
schlägt dich zu brei

man könnte meinen
du hast deinen willen
nicht mehr dabei

und ich auf meiner insel
in diesem meer aus allem was kommt
doch meine angst baut sich
ein u-boot aus neugier
und taucht darin davon

Inhalt

Prolog:
Der Tod kann mich mal
am Abend besuchen
11

Teil 1:
Ich bin mal eben wieder tot

Teil 2:
Wie ich lernte, mit Angst zu leben

Epilog:
Gesund
263

Prolog:
Der Tod kann mich mal am Abend besuchen

Sometimes I get this feeling,
that I won't be on this planet for very long
Ben Folds – Don't change your plans

Ich bin in den letzten zehn Jahren zwischen vierundzwanzig und fünfunddreißig, zwischen 2006 und 2017, mindestens tausend Mal gestorben. Keine Angst, ich schreibe Ihnen nicht aus dem Orkus. Das hier ist keine zwischenweltliche Erfahrung oder Ähnliches. Genau genommen sitze ich in einem kleinen Studio am Münsteraner Hafen, aus meinen Boxen klimpert Meditatives, und wenn ich den Blick schweifen lasse, dann sehe ich durch das Fenster zu meiner Linken den rümpeligen Innenhof der benachbarten Wohnungsverwaltung und rechts ein paar Irre, die bei Lauskälte Wasserpolo spielen. Mein Rücken schmerzt wie immer, daran hat auch der unbequeme Hightech-Aktivsitz-Stuhl nichts geändert, den ich mir für teuer Geld hab aufschwatzen lassen. Irgendwie schmerzt heute auch mein linkes Knie, und es würde mich nicht wundern, wenn ich die Arthrose meines Vaters geerbt hätte. Alles in allem eine sehr weltliche Erfahrung. Ich glaube nicht, dass im Jenseits orthopädische Sitzmöbel und Knochenleiden noch eine Relevanz haben. Ich will es zumindest schwer hoffen.
Ich habe mal eine Stunde in einem Floating-Tank verbracht. Das ist so eine New-Age-Maschine, in der extrem salziges und perfekt auf die Körpertemperatur abgestimmtes Wasser dafür sorgt, dass man auf der Oberfläche treibt und sich nach weni-

gen Minuten selbst nicht mehr spürt. Das Ganze geschieht in totaler Dunkelheit und mit Unterwasser-Lautsprechern, die Klangschalengeräusche und Waldgeplänkel von sich geben. Zumindest dann, wenn man der Dame vom New-Age-Institut Folge leistet. In meinem Fall hat Peter Gabriel für mich gesungen. So oder zumindest sehr ähnlich stelle ich mir die Architektur des Jenseits vor. Irgendwo rumschweben, und im Hintergrund läuft »Wallflower« in der Orchester-Version. Das wäre voll okay so.

Aber es ist noch nicht so weit. Ich bin hier, existiere. Ich denke, also bin ich. Ich hab Rücken, also bin ich. Und so weiter.

Um sie und mich restlos davon zu überzeugen, ertaste ich gerne genau jetzt meinen Puls. Geben Sie mir ein paar Sekunden. Jipp, da ist er. Eins, zwei, drei, dreieinhalb – Extrasystole – vier, fünf … Irgendwie paukt der heute ganz ordentlich. Ich lasse das lieber. Das macht mich am Ende nur besorgt.

Wir wissen also: Ich lebe. Wider jegliche Erwartung. Zumindest dann, wenn man von meiner Erwartung ausgeht. In meiner Erwartung hatte ich schon alles möglichst Tödliche. Herkömmliche Lebensbeender wie Herzinfarkte, Schlaganfälle, Aneurysmen, Hepatitis A bis Z, Krebs, vom Scheitel bis zu Sohle. Hirnhautentzündungen, spontane Epilepsie. Ich bin schon überall heruntergefallen, mit allem abgestürzt, vor jede Mauer gekracht. Meine aus der Jugendzeit rübergerettete Adipositas hat mir die Arterien verstopft, mein Zigarettenkonsum die Lungen schwarz gestrichen. Nicht etwa, dass mich das zum Asketen gemacht hätte.

Nein, so konsequent bin ich nicht. Schade eigentlich.

Nun, ich habe mir auch schon Absurdes und Obskures gefangen. Denguefieber, weil der Freund eines Bekannten das aus dem Urlaub mitgebracht hatte. Die Krätze, von diesem einen Mal, als ich den Junkie im ICE von Hamburg nach Münster davon abgehalten habe, sich die Haut vom Arm zu kratzen und das Zugabteil zu demontieren, und ich dafür zwei Ge-

tränkegutscheine vom Zugbegleiter als Dankeschön bekam.
All das hatte ich schon. Und dann wieder nicht. Superseltene
Erbkrankheiten, für die es an meinem Stammbaum nicht einen einzigen, noch so winzigen Ast elften Grades gab, der Anlass zur Sorge gegeben hätte. Aber vielleicht war das einfach
nicht entdeckt worden?! Die meisten meiner Vorfahren sind ja
schon vor zig Jahren gestorben.

Gestorben sind sie!

Ja, warum eigentlich? Müsste man das als gewissenhafter
Chronist nicht dazuschreiben? Onkel Heinz *1870, †1950 – litt
an Abetalipoproteinämie, starb bei Fenstersturz. Es hätte mich
auf merkwürdige Weise beruhigt. Warum? Weil ich gerne das
Leben berechnen würde, aus Liebe zu ihm getrost all die
Eventualitäten und alles Ungeklärte streichen würde. Weil ein
Dasein in einer Blase keine Option, der Wunsch danach aber
durchaus vorhanden ist. Denn ich hasse Überraschungen und
Kontrollverlust. Und ich will hier nicht weg. Und weg ist irgendwie das Gegenteil von Leben.

Ich liebe es, jawohl! Mit all seinen Unwegsamkeiten, mit den
ganzen Untiefen, mit seiner Unberechenbarkeit, mit allen
»Un«s. Aber nicht wegen ihnen. Verstehen Sie?

Ich bin keiner dieser Zweckoptimisten, die sich in jede Tragödie einen höheren Sinn quatschen, um sie besser zu ertragen
oder um überhaupt ein Quäntchen Sinn zu finden. Im Leiden,
na: Glückwunsch! Ich glaube an Gott und an einen Ort hinter
oder über diesem hier, und ich gehe davon aus, dass es dort
besser ist, aber ich möchte das nicht als Ziel sehen. Ziel wäre es,
den Tod zu überlisten.

Bei meiner Musterung damals bin ich einfach mit einem unfassbaren Stapel von Attesten aufgekreuzt, die allesamt klarstellten, dass ich wegen krummer Knie und generellem Schiefwuchs noch nicht mal dazu geeignet war, mich selbst, geschweige denn das Land zu verteidigen, und habe sie dem
Amtsarzt auf den Tisch geknallt. Der hat nur mit den Augen

gerollt, las all die Befunde kurz quer und schickte mich in Bausch und Bogen heimwärts. So sollte es mir auch mit dem Tod ergehen. Müller?

Völlig untauglich! Hier, frag die Experten, frag Gevatter Sensenmann. Der hat die Hose so gestrichen voll, mit dem hast du nur Ärger. Echt jetzt.

Und da haben wir es, hier löst sich alles auf, hier scheißt der Bär in den Weizen: Ich habe Angst. Ein ganzes Jahrzehnt lang zirkulierte mein Leben wie ein Trabantenplanet um die Angst herum, war Anhängsel statt Selbstzweck, wie sich das eigentlich gehört hätte. Angst vor allem Möglichen. Lähmende Hypochondrie, Panikattacken, Phobien noch und nöcher.

Dass das krankhaft war, stand wie der berühmte rosa Elefant im Raum. Er brauchte nur noch einen Namen. Irgendwo ist er, der große Karton voller Diagnosen und Anamnesebögen zu meiner Person in feinstem Fachlatein. Ein Dschungel aus Seelen-Kladderadatsch, über den ich zwischenzeitlich komplett den Überblick verlor und der mir absolut undurchdringbar schien ob der schieren Anzahl verschiedener Namen für ein großes Gefühl des Verlorenseins. Ich brauchte einen Oberbegriff, eine Zusammenfassung, einen Endgegner. Irgendjemanden oder wohl eher irgendetwas, dem ich zumindest meine Wut entgegenschleudern konnte.

Also kam der Tag, an dem ich mir Stift und Papier nahm, all die Probleme, die Malessen und Neuröschen untereinander aufschrieb wie in einer einfachen Gleichung. Ich strich die irrationalen Ängste und die wüstesten Seelenschwurbeleien, um sie den Profis zu überlassen, fantasierte einen Masterplan für die Dinge, die ich im Alleingang zu beheben plante, vermaß meine Sorgen bis auf den kleinsten gemeinsamen Nenner, und unterm Strich stand in scharlachroten Lettern: TOD.

Das war so simpel, dass ich schon wieder erschrak. Tod also, der Erzfeind. Ja, natürlich! Ja, Sapperlot! Aber was tun? Bei allem Gewünsche und Gehoffe auf medizinischen Fortschritt, der lässt sich nicht verhindern. Da muss sich geeinigt werden, ein Kompromiss muss her! Mobilisiert die Diplomaten, spitzt die Stifte und schreibt Pamphlete dagegen, hier muss lösungsorientiert gehandelt werden! Kann ja nicht sein! Also, eine derart rationale Furcht kann ich mir nicht erlauben. Der ganze Rest, das ganze »einen an der Klatsche haben« – das lässt sich behandeln.

Aber TOD? TO-HOD? Ich bitte Sie!

Es ist nichts Besonderes, Angst davor zu haben. Sie, die Angst, als allgegenwärtigen Begleiter mit sich zu führen, ist aber schon weit über die Grenze hinaus anstrengend. Die fatalistischste aller Lösungen musste her.

Ich sterbe im Schlaf. Das habe ich so beschlossen. Soll mal einer versuchen, mich davon abzuhalten! Meine Oma sagte gerne »Der kann mich mal am Abend besuchen«, wenn sie vornehm ausdrücken wollte, dass irgendwer sie gepflegt am Arsch lecken konnte. So halte ich es jetzt auch mit der Ablebe: Der Tod kann mich mal am Abend besuchen. Dann merke ich das nicht, dann wache ich einfach nicht auf.

Verstehen Sie wieder? Vielleicht ist das eine Milchmädchenrechnung, aber im Grunde genommen geht sie auf. Wenn der Tod das Problem und die Angst das Symptom ist, das mir das Leben verleidet, dann muss ich die beiden trennen. Im Hier leben und im Fort sterben. Dann kann's von mir aus schon heute passieren, was kümmert es mich?!

Guter Gott, ist das ein widerlich egoistischer Gedanke. Ich habe eine Familie, die mich braucht, wie ich sie brauche. Eine kleine Tochter, die ich mehr liebe, als ich jemals Furcht verspüren könnte. Und ich Kotzbrocken sitze hier und hacke ein »Mir doch egal« in die Tasten. Eine absurde Kampfansage an das nicht zu Bändigende. Ich fühle mich fürchterlich dabei, und dennoch erscheint es mir als einzig sinnvolle Lösung, um meine Tage hier unbeschwert zu verbringen.

Vielleicht ist das der Grund, warum ich so selten schlafe.

Stellen Sie sich mein Leben bitte wie eine Säule vor. Wie einen dieser langen Tetris-Steine, bei denen man nie so recht weiß, wie man sie unterbringen soll. Sie fällt vertikal ins Spiel, da ist die passende Lücke, dann kommt man aus Versehen auf den falschen Knopf, dreht sie längsseits, und in letzter Sekunde schafft man es noch, sie hektisch um weitere neunzig Grad zu drehen, und sie passt wieder, steht aber kopf. Man bemerkt das nicht, denn sie sieht oben wie unten gleich aus, doch die Säule denkt sich: »Na, schönen Dank, du Depp. Jetzt häng ich hier und gehöre eigentlich andersherum.« Das ist mir schon mehrfach passiert. Ehrlich gesagt, weiß ich gar nicht mehr so recht, wo am Anfang oben war und ob mein Oben jetzt als das ursprüngliche Unten gedacht war, aber das schert mich wenig, denn es geht mir gut. Irgendwie.

Teil 1:
Ich bin mal eben wieder tot

1.

Ich fange mal von vorne an

We can shape but can't control
These possibilities to grow
Seryn – We will all be changed

Nein, mir geht's nicht so gut, da will ich ehrlich sein. Ich schreibe dies hier im Wahn. Die Zeiten sind nicht leicht. Ich habe meine Frau verlassen, nein, umgekehrt, aber es liest sich so viel besser. Liest sich, als wäre das eine Entscheidung gewesen, auf die ich irgendeinen Einfluss gehabt hätte. Hatte ich nicht. Auf das Davor vielleicht. Mein Leben versinkt im Chaos, meine Post bleibt ungeöffnet, meine Rechnungen mahnen unbezahlt. Meine Legitimation dafür bin ich selbst, mein Charakter, und das fühlt sich ein bisschen dreckig an. Nur meine Wohnung, die ist immer sauber. Und ich.

Fangen wir also vorne an. Als mein Puls das erste Mal so raste, dass ich dachte, er wolle die lebendige Scheiße aus mir herausprügeln, da saß ich gerade in einer kalten Kirche in dem Eifeldorf, in dem ich meine Kindheit, meine Jugend und meine erste Idee vom Erwachsensein erlebte. Siebenhundert Seelen; alle paar Wochen ein Markt mit billigen Guns n' Roses-Shirts, Salzsteinlampen und Küchenhobeln; ein Edeka, eine Metzgerei und ein Orchidarium. Das ist 'ne Gärtnerei für feine Leute oder will es zumindest sein. Die Realität bestand aus Männern in reingestopften Hemden, die im breiten Stand ihre hypertonen Rotschädel ins Licht der Bierstände hielten und krachend lachten, sobald irgendwer eine Zote ins Rund warf. Freitags schlug man sich zur Beschäftigung gegenseitig die Gesichter zu

Klump, um sich dann samstags zu vertragen und erstmal zusammen 'ne Cola-Asbach zu schlürfen. Nein, ich tat das nie. Ich besoff mich mit Freunden auf Äckern und Parkbänken, rauchte wie ein Großer und hörte dabei Musik aus Seattle von traurigen Männern mit Zigaretten im Mundwinkel und Problemen im Nacken. Die beinahe obligatorische Frage meiner Generation stellte Nick Hornby: »Bin ich traurig, weil ich Popmusik höre, oder höre ich Popmusik, weil ich traurig bin?« Oder so ähnlich. Ich kann es nicht recherchieren. Hier, im Wahn, bin ich fünfunddreißig und habe keine Kopie von »High Fidelity« mehr im Regal. Die hab ich irgendwann verliehen, nie wiedergesehen und auch nie vermisst. Aber die Frage nach der Traurigkeit, ja, die Frage kann ich beantworten: Ich habe keine Ahnung, und es ist mir egal. Weil es so unerheblich romantischer Quatsch ist. Bullshit. Wenn dein Puls rast, als wollte er die lebendige Scheiße aus dir rausprügeln, dann ist dir das egal. Dann ist das Quatsch. Und wenn es dir bis dahin eigentlich gut ging und dein Leben zwar wenig spannend, aber doch so schön war, dann stellt sich diese Frage nicht mal mehr. Dann ist die Musik nur noch traurig, und du frisst Pathos wie Cornflakes, und irgendwann frisst das Pathos dich, und dann schreibst du Sätze wie diese und Lieder, wie ich sie schreibe.

Mein Name ist Nicholas, in einer Fernsehsendung wurde meine Biografie mal mit den Worten »Sein Job war Popstar« zusammengefasst, und ich weinte innerlich vor Lachen, bevor ich dann meine Geschichte erzählte. Die Geschichte, wie plötzlich alle starben und ich kurze Zeit darauf eine Angststörung entwickelte, die sich gewaschen hatte.

Von vorne. Das hält ja niemand aus.

Die Geschichte, wie meine Familie aus Duisburg in die Eifel zog, liest sich für mich wie eine Mär. Mein Uropa beschloss damals, dass er jetzt Platzwart auf einem Campingplatz am Rand der Welt werden wollte, und packte meine Uroma, meine Oma und meine Mutter ein, erstand eine Gulaschkanone und kochte darin dicke Erbsensuppe, die er zwischen den Wohnwagen verkaufte, wenn er nicht gerade irgendeinen Rasen mähte oder irgendetwas reparierte, derweil Oma und Mama im Service der Kneipe arbeiteten, zwischen Eiche Rustikal und Frittiergeruch. Irgendwann traf meine Oma ihren zweiten Mann, einen Frankfurter, ein Seelchen mit Schnauzbart und Rolex, und wurde ein zweites Mal schwanger. Nicht allzu lang danach lernte dann auch meine Mutter meinen Vater kennen, ich passierte irgendwie, und somit musste was Neues her. Ein Haus, ein Domizil für diese Mischpoke aus Binnenmigranten und Irgendwie-Eifelern.

Wir zogen in eine ehemalige Gendarmerie nahe der Grenze zu Luxembourg, die zwischendurch wohl auch einmal ein Waisenhaus gewesen war. Wir kratzten mindestens acht Lagen Tapete von den Wänden und machten es uns schön. Ein wunderbarer Klotz von Haus, anno 1890 erbaut und mit so dicken Mauern, dass man sich vorkam wie in einer Burg. Im Untergeschoss gab es sogar noch zwei Kerkerzellen aus Gendarmerie-Zeiten. Zugemauert und vertäfelt zwar, aber doch der Grund für manchen Albdruck. Der Garten war mehr Park, und mittendrin vertümpelte ein lächerlich großer Teich, auf dem beizeiten sogar Enten wohnten. Ein Stück den Hang hinauf stand ein Apfelbaum, dahinter lagen Gemüsebeete. Ein pragmatischer Gedanke hatte zwei Garagen in den Innenhof gestellt, auf denen im Sommer die Teerpappe klebrig wurde und von denen man den perfekten Ausblick in die Gärten der Nachbarn hatte. Bärlatsch wucherte meinen Vater an den Rand der Verzweiflung, schließlich war der giftig und verursachte Pusteln, die fürchterlich juckten. Zwei renitente Bassets und zwei Katzen, von denen niemand so recht wusste, wo sie eigentlich herkamen, streunten ums Haus, und ein Haufen Kröten quakte des Nachts Sonar-Geräusche in die Stille.

Wir waren zu acht. Vatermutterkind, Großmutter und Vize-Opa, Urgroßeltern und meine Tante. In der Eifel kein ungewöhnliches Familienmodell, und so legten wir wohl unseren Exotenstatus als Ruhrpott-Städter relativ schnell ab und integrierten uns. Es gelang uns gut, auch wenn wir stets eine Art Enklave bleiben sollten. Zumindest fielen wir nicht groß auf. Das Abnormste lieferte wohl mein Urgroßvater Alois ab, als er mit beinahe neunzig Jahren plötzlich begann, den Metallschrott vom Sperrmüll im Dorf zu sammeln, um daraus abstrakte Skulpturen herzustellen.

Das ganz große Drama blieb mir lange Zeit – je nach Maßstab vielleicht sogar stets – erspart. Nein, wirklich. Ich bin keiner von der Sorte, der von seiner hervorragenden Kindheit erzählt, um seinen Lieben keinen späten Kummer zu bescheren. Ich hatte eine hervorragende Kindheit. Irgendein Rabauke war immer zu Besuch. Der Garten war rund um die Uhr geöffnet. Wir brachen uns Beine, beim Bäumeerklettern, und Arme, bei dem Versuch, Tricks auf dem vom Kommunionsgeld ersparten BMX-Fahrrad zu lernen. Wir weitpinkelten, wir kirschkernspuckten uns durch unsere Huck-Finn-Kindheit, und, Gott behüte, schreib ich ihn doch, diesen Satz: Wir dachten, das bleibt immer so.

Die Grundschule in unserem Dorf war eine Waschbeton-Trutzburg aus den Siebzigern, also zu der Zeit relativ modern. Ich war ein guter Schüler. Tafeldienst, Vorlesewettbewerbserster, Tuschegeruch an den matrizenblauen Fingern. Meine Klassenlehrerin drückte mir irgendwann eine alte Gitarre in die Hand, und der Tag, an dem ich »Sloop John B« spielen konnte, war ein Tag des Triumphes.

Die Empfehlung zur weiterführenden Schule war obligatorisch, die Wahl eines privat geführten, katholischen Gymnasiums dann auch. Das lag meiner Mutter im Blut. Sanftes Verbiegen von dem, was alle taten, in der Hoffnung, dass es uns und mich weiterbrachte.

Dass wir integriert waren, bedeutet nicht, dass wir das auch wollten. Mama war immer ein bisschen neben der Norm, aber nie exzentrisch. Unser Dorf mit seinen paar Hundert Geistern war damit schon eine der größeren Gemeinden im Umkreis. Das Gymnasium war gute vierzig Busminuten entfernt, in der nächsten und einzigen Stadt. Der Bus fuhr um 06:50, und wenn mal Schnee lag oder der Busfahrer krank war und deswegen nicht auftauchte, dann durfte man nach zwanzig Minuten des Wartens nach Hause gehen, was ich zu Anfang für völlig abwegig hielt. Schließlich war ich ein tüchtiges Kerlchen.

Das sollte sich nicht allzu lange halten. Dieselben Hormone, die den Moschusgeruch bei flaumbärtigen Halbstarken verursachen, wie ich einer war, trieben mich recht früh in die ersten Liebeskummer-Jammertäler und von dort aus direkt in die Arme der passenden Musik. Mit zwölf verfiel ich dem Grunge. Diese alles infrage stellenden Typen aus den Staaten. Pearl Jam, Nirvana, Stone Temple Pilots. Ich schnitt die Beine meiner Jeans ab, trug unförmige Flanellhemden und Doc-Martens-Stiefel in Senfgelb-marmoriert. Ich liebte gut einmal im Monat unsterblich. Fußball interessierte mich nicht, ich wollte den Knochenbrecherschmerz von verschmähter Liebe und nicht den von Stollenschuhen am Schienbein. Beinahe aus Trotz, weil ich eigentlich höchstens die Hälfte verstand, saß ich mit Büchern von Hesse und Bukowski im Bus und kämpfte mit den Gleichlaufschwankungen, die alte Batterien in Walkmen verursachen.

Mit gut fünfzehn Jahren küsste ich zum ersten Mal ein ganz bezauberndes Mädchen, da, wo es sich gehörte: am Lagerfeuer, im Zeltlager. Es war völlig klar, dass hiermit ein neues Zeitalter anbrechen sollte, und für mich als großen, krummbeinigen, dicken Jungen mit all den Talenten, die auf dem Land so wenig zählten, war das wie ein Sprengkörper. Ich trug meine Knutschflecken wie das Kreuz am Band. Sie lebte schier unüberwindbare sechzig Kilometer weit entfernt, und somit hatte ich alles, was ich brauchte. Unsterbliche Liebe und dazwischen den Marianengraben. All das Drama. Wie uns die Alten sungen.

Natürlich ging das in die Brüche. Unter Rotz und Wasser und Himmelsfäusten. Ich fühlte mich unheimlich erwachsen, und gerade, wo ich so reminisziere, wird mir bewusst, dass ich das immer noch nicht bin. Alle nannten und nennen mich Nicki, das ist irgendwann so passiert. Und passte doch nie wirklich zu meiner Statur, ab einem gewissen Punkt auch nicht mehr zu dem großen Maul, das ich vor mir hertrug. Es bleibt zu bemerken, dass ich in all den Jahren nicht eine einzige Schlägerei hatte, was in meiner alten Heimat als mittleres Wunder durchgeht. Ich hatte immer den nötigen Aplomb und – wahrscheinlich in erster Linie – die nötige Statur, um verschont zu bleiben. Das half ungemein, als ich beschloss, von nun an Punk zu sein, mir die Haare zu färben und Mutters Kajal auf die Lider zu schmieren. Ich gründete mit Freunden meine erste Band, versuchte, wie Eddie Vedder zu singen, und entgegen meiner guten Erziehung waren Autoritäten mir ein Graus. Nicht, dass ich jemals wirklich Schlimmes getan hätte. Mein kriminellster Moment war wohl der, als ich eine Woche lang den Unterricht schwänzte, um morgens in der Kneipe am nächstgelegenen Busbahnhof Apfelwein mit Cola zu trinken und dann mit Freunden im Haus der Jugend die fliederfarbenen Sperrmüll-Sofas weiter durchzusitzen.

Die Konsequenzen waren klar. Schulverweis, Enttäuschung zu Hause und ja, Herrgott, Enttäuschung bei mir selbst. Das Leben als Gesetzloser las sich ganz anders, und es hörte sich auch anders an, wenn Marlboro-Stimmen davon erzählten. Meine Eltern blieben ihrem Wort getreu, die Drohung wurde wahr gemacht: Sie forderten den Wechsel zur Hauptschule in meinem Dorf ein, um mich besser unter Beobachtung zu haben. Nicht falsch, aber schrecklich. Ich war inmitten von all dem, was ich für völlig unwichtig hielt, und jedes Stigma war mir recht, um mich zu isolieren. Der Schwule, der Drogi, der Asi. Ach, es wäre schön, wenn das stimmte. Tut es aber nicht. Das war mir des Revoluzzertums zu viel. Ich war im Niemandsland der Musikvereine und Traktoren. Ohne despektierlich wirken zu wollen: Die Grenzen waren eigentlich fließend, von der Schlaueleuteschule zum vermeintlichen Proletariat, aber irgendwie wurde mir bewusst, dass ich wohl Chancen vertan hatte, die ich gut hätte gebrauchen können.

Meine zweite Freundin war ganz klar verrückt. Und das machte sie für mich so unglaublich schön. Bunte Haare, viel zu große Jeans, abgerissene Shirts, dieser kleine, schwarze Fleck an der Oberlippe, bei dem ich bis heute nicht weiß, wo er herkam. Wir küssten uns unbeholfen bei der Party zu meinem sechzehnten Geburtstag und tummelten bis morgens um sechs auf dem Fußboden meines Kinderzimmers. Stufe zwei. Wir schafften es, ganze sechs Mal zu- und voneinander weg zu finden, ich schaffte es, mich ganze sechs Mal betrügen zu lassen, sie schaffte den Rest. Dennoch. Wir waren beide seltene Pflanzen. Sie mit ihrer bitteren Kleinstadtpunk-Grandesse, ich mit meinem melancholischen True-Love-Gefasel und der Tingelei mit meiner ersten Band.

Wir tourten durch die lokalen Tanzsäle und schafften sogar zwei oder drei Mal die magische Hundert-Kilometer-Grenze. Ich sang inbrünstig und in grausamem Englisch von all dem, was ich aus Büchern und Filmen und zuallererst Liedern kannte. Hauptsache, melancholisch, aber fürs Leben.

Ach, alles war gut. Wirklich. Richtig gut. Ich hing zwischen Idyll und selbstgewähltem Seelengeschwurbel-Purgatorium, und es konnte eigentlich nichts passieren, weil ja alles schon passierte. Aber so maßvoll. So unterm Schirm.

Ich begann eine Ausbildung zum Erzieher in der Jugendbildungsstätte, an deren Zeltlager-Lagerfeuer ich damals zum ersten Mal geküsst hatte, und verbrachte somit ein Jahr im Kloster. Ich wohnte zwischen Patres, sang sonntags beim Abschlussgottesdienst und unterhielt mich beim Abendbier mit Novizen über Masturbation und die göttliche Frage nach der Rechtmäßigkeit des Ganzen. Das war alles herrlich, im Wortsinne, und ich fand eine Art Basis, die mir lange Zeit gefehlt haben muss. Anders kann ich mir das nicht erklären. Aber erkläre mal einer Gnostik, ohne dabei abwegig und ein bisschen verrückt zu wirken. Mir war das damals egal. Es gab plötzlich ein Geländer am Leben. Praise the Lord!

Ich betete mit einem Mal. Gott hatte bis zu diesen Tagen höchstens den Stellenwert, den ein schnalzender Gürtel in den Händen eines Prügelonkels hatte. Ich war Gnostiker, aber abgeneigt und ängstlich. Der strafende Gott war der, den ich kannte, und da war es einfacher, ihn zu ignorieren. Zu diesem Zeitpunkt war ich dem Tod schon begegnet. Meine Uroma, meinen Uropa, den zweiten Mann meiner Oma, diverse Onkel und Tanten, all die hatte er schon Richtung Endlichkeit geschickt, aber die Frage nach dem »und dann?« hatte ich mir nie gestellt.

Mit Gott als anerkanntem Chef und gleichzeitigem Fährmann sah das schon anders aus. Ich wurde mir einer Endlichkeit bewusst, die schon Besorgnis erregen konnte. Mit achtzehn. Kerngesund. Etwa zur selben Zeit entdeckte ich Marihuana als probates Mittel, um mir Spaß und weniger Sorgen zu machen. Ich kultivierte die Sache recht schnell und ausgiebig und wurde zu der Sorte, die morgens vor dem eventuellen Duschen noch schnell zwei Pfeifen rauchte. Das brachte mich dem Göttlichen nicht näher, aber es kaschierte mein latent schlechtes Gewissen wegen allem, was ich tat. Woher das kam? Nun, es wurde mir indoktriniert in Jahren ultrakatholischen Ankündigens der massiven Ohrschelle, die mir verpasst würde, sobald ich mit all meinem fallen gelassenen Samen und den kleinen großen Lügen vor den Schöpfer träte.

Ich hab mir oft die Frage gestellt, warum mein Innerstes sich gleich mit dem Allmächtigen anlegte, bevor ich mich erstmal weltlichen Hürden stellte. Das wird mein Hang zum Drama sein. Sei's drum. Jedenfalls kiffte ich wie ein Besessener. Vor allem anderen hatte ich ordentlich Mores, deswegen fasste ich nie Chemie an und trank nicht mal. Kiffen war herrlich friedlich, und da es meist nichts zu verpassen gab, kam mir auch der angerauchte Schlaf gelegen. So vergingen die Stunden zwischen Arbeit und Wochenende, an dem man sich dann traf, um zu kiffen und nebeneinander auf der Couch einzuschlafen, nachdem wir führten, was wir für philosophische Gespräche hielten, über Weltpolitik und Idioten aus dem Nachbardorf und alteneue, bedeutungsschwere Bücher über den Sinn und Unsinn des Lebens. Gespräche, die meist auf ein »IchverstehedieWeltnichtmehr« hinausliefen. Ich glaube, da hat sich in der Welt der Adoleszenten in den letzten Jahren wenig geändert. Ich glaube sogar, das gehört so. »Every generation got it's own disease – and I've got mine.« Fury in the Slaughterhouse, eine Band aus Hannover, sang das damals. Die waren so halbcool, in meinen Augen, also hörte ich sie heimlich.

Heimlich, das waren wir. Und die Welt lag uns zu Füßen.

2.
Die Sache

Erster Akt

Die Sache hat sich im letzten Jahr zum zehnten Mal gejährt, und doch tut sie immer noch weh, Herz wie Hirn, und bringt mich immer dann um den Schlaf, wenn ich ihn am meisten bräuchte. Ich würde so gerne so oft um Rat bitten oder, wenn es keinen Rat gibt, um eine Umarmung. Neulich, als ich mich schockverliebte in diese wunderbar kluge und humorvolle, schöne Frau und sie mir dann sagte, dass das jetzt aber gerade ein ganz schlechter Zeitpunkt dafür wäre und sowieso auch in Zukunft, da hätte ich gerne gewusst, was es außer einem Frust-rausch aus Alkohol und Selbstmitleid und ständigem Kopf-schütteln zu tun gäbe. Ich hätte gerne gefragt, wie ich es immer tat, wenn so etwas passierte.

Immer, wenn ich etwas schaffe, von dem ich nie gedacht hätte, dass es zu schaffen gewesen wäre, würde ich gerne meinen Stolz teilen und zeigen, dass ich vielleicht ein Chaot geblieben bin, der nichts so wirklich gelernt hat, aber einer, der Talent hat und der bereit ist, das Zähe weich zu kauen. Dann würde ich gerne berichten. Als meine Tochter zur Welt kam, mit viel Aufregung, aber kerngesund, da hätte ich gerne nicht nur heulend vor der Klinik gestanden und aufgeregt geraucht und gejubelt, ich hätte gerne angerufen, sofort, um die Neuigkeit zu erzählen. Wenn ich mal wieder Mist gebaut habe, wenn ich mich mal wieder verrannt habe und deswegen alles schief-läuft und ich damit Leuten wehtue, denen nichts wehtun soll, dann würde ich gerne beichten und hören, dass ich mich ent-schuldigen und beim nächsten Mal alles besser machen soll.

Und dann würde ich das so tun. Weil's stimmt, weil man das so macht.

Die Sache macht das unmöglich. Als meine Mutter starb, war ich gerade vierundzwanzig. Das war ein Jahr nach dem Tod meiner Großmutter. Eine Woche vor der ersten großen Panik. Hier das Ende vorwegzunehmen ist dringend notwendig. Es geht nicht um Spannungsbögen und ums Grande Finale, es geht um die Notwendigkeit, das Ganze zu erzählen, damit meine Geschichte irgendwie einen verrückten Sinn macht, und es geht darum, dass ich's eigentlich gar nicht erzählen will. Weil ich nicht fragen kann, ob das überhaupt in Ordnung ist, so privat und intim, wie es sich anfühlt. Meine Mutter würde nicht wünschen, im Mittelpunkt zu stehen. Das tat sie nie, und nun wird sie das aber kapitellang tun, und ihre Zustimmung fehlt mir. Und, Gott und Teufel, nehmt euch zurück, ich habe eine Heidenangst davor. Es fühlt sich an wie eine dieser Rückführungssendungen, die einige Zeit so beliebt waren, in denen Menschen ihr früheres Leben, ihre alten, toten Identitäten unter Hypnose von einem Medium erzählt wurden. Sie waren mal ein französischer Adliger, dem die Guillotine den Kopf abgesäbelt hat, dass das Läusepulver darin quer über den Marktplatz stob. Ich war der, dem der Kopf auch wegflog und nicht wieder aufzufinden war, zumindest die längste Zeit. Nun bin ich es wieder. Ich führ mich zurück, bin wieder Kind und kann es schwerlich ertragen. Gönnt mir ein Glas Wein, gönnt mir viel zu viele Zigaretten und die Krummbuckeligkeit, mit der ich an meinem Küchentisch sitze, weil Gram und Wortlosigkeit mir die Schultern zum Boden ziehen. Es tut weh. Mein Innerstes, das ich eh jeden Morgen neu sortieren muss, da ich im Moment ein fürchterlicher Schläfer bin, setzt sich völlig verkehrt zusammen, und meine Müdigkeit trifft die Aussicht auf all diese Erinnerungen und wirft mich in eine Traurigkeit, die alles dunkel streicht. Du weißt, wie wichtig etwas ist, wenn es eigentlich gar nicht mehr da ist und trotzdem noch jeden Tag seinen Platz in einem Leben fordert. Das ist grausam und schön zugleich, da auch ich mir wünsche, irgendwann in der Erinnerung von ein paar Ausgesuchten weiter zu existieren. Gerade macht es mir das Leben schwer.

Warum habe ich dem zugestimmt? Dieser Buch-Sache? Dieser Rückschau?

Niemand hat mich überredet, das war ich selbst, und sonst bin ich doch auch mal gerne nachlässig mit meinen Aufgaben. Ich hoffe, das geht gut. Oh, ich hoffe es. Ich hab Angst. Ich hab Angst.

Ich stehe in der Eichenküche meiner Oma und lehne am Herd. Ich bin gerade von der Arbeit gekommen, Heimatbesuch nach der Frühschichtfront, die Augen noch auf halb acht, müde vom Vortag und vor allem der Vornacht, die mir mal wieder nur drei Stunden Schlaf übrig ließ, weil in meiner WG die Meute aufgelaufen ist und die alten Sofas durchgesessen hat. Ich rieche nach Qualm und Desinfektion, eine Mischung aus Party und Dienst. So lehne ich da, und meine Mutter kommt herein und sagt, ich solle mir keine Sorgen machen. Ich solle mir keine Sorgen machen, weil sie gerade vom Arzt kommt und der etwas gefunden und herausgefunden hat. Dass der Knoten, den sie in ihrer Brust ertastet hat, von dem sie niemandem etwas verriet, um nur sich selbst Sorgen zu machen, tatsächlich Krebs ist. Und dann lächelt meine halbe Mutter, und die andere Hälfte lässt eine Träne rollen, die mit lautem Platsch auf den Fliesen landet und macht, dass ich sie sofort in den Arm nehmen muss. Ich greife irgendwie ins Leere, ins Leerste und drücke sie und streichele ihren Kopf und sag, dass alles gut wird. Sie sagt das auch, und ich spüre, wie wir uns gegenseitig glauben, uns das aber unheimlich schwerfällt. Das Leerste füllt sich für einen Moment, aber bitte gib mir einen weiteren.

Ich muss runter in mein altes Zimmer im Souterrain, dahin, wo immer noch die Poster hängen und die Bandlogos mit Edding an die Wand geschmiert sind, und muss eine rauchen. Muss die alte Pfeife stopfen und zuspachteln, was mir gerade so die Liebe versaut. Als ich ausatme und auf die Ruhe warte, schüttelt mich ein Schwindel, und ich heule wie ein Hund. Katharsis. Seelenreinigung. Dieses wunderschöne Wort. Ich habe immer gerne geheult, so seltsam falsch das klingt. Weil Wasser zum Waschen da ist. Dieses Mal bleibt's dreckig. Aber wie soll es auch anders sein? Habt ihr schon mal das Undenkbare gedacht? Ich bin mir beinahe sicher. Dann wisst ihr doch, wie sich das anfühlt. All den Glücklichen, die das nicht kennen, werde ich das nicht erklären. Irgendein Schweinehund soll das erledigen, dass es geschehen wird, ist leider gewiss. Und dann finden wir gemeinsam raus, dass wir alle nichts Besonderes sind und somit normal. So normal, wie die Situation es scheinbar zu sein hat. Und dann treffen wir uns zum Tee und rufen das Universum an und fragen, was die Scheiße eigentlich soll. So machen wir das.

Ich gehe also wieder nach oben, mit rosa Kaninchenaugen vom Geheule und vom Dope, und wir setzen uns in die Runde und besprechen das weitere Vorgehen. Mein Vater ist da, meine Oma, meine Tante. Wir besprechen uns bei Kuchen, als sei das irgendeine merkwürdige Feier, und beschließen, dass getan wird, was getan werden muss. Was das genau sein soll, das wissen wir alle nicht, aber wir werden es herausfinden. Wir werden Bücher kaufen, in denen kluge Dinge stehen, und die werden wir beherzigen. Wir werden gemeinsam zum Arzt fahren und mitfühlen, wenn passiert, was unausweichlich ist.

Unausweichlich sind nun erstmal Chemo und Bestrahlung und ständige Blutabnahmen und bilanzierte Diäten, Pulver und Tabletten mit unaussprechlichen Namen und ein stechendes Warten, das schon jetzt wie ein unendlich hohes Pfeifen in unseren Hirnen dröhnt. Aber wir werden genau so gut und so schlecht im Warten sein, wie wir es sein können, und einer wird den anderen stützen, und vor allem wird meine Mutter gestützt sein. Immer. Zu jeder Sekunde. Es wird verdammt noch mal gut werden. Gestorben wird woanders, und seht euch die Bilanzen an, lest die Statistik, lasst keine Hoffnung fahren. Menschen schaffen das täglich. Wir also auch. Alles. Wird. Gut.

Der Onkologe meiner Mutter ist ein Schatz. Empathisch und sachlich und ein großer Erklärer. Er umreißt die möglichen Optionen und lässt nicht aus, dass ein trauriges Ende durchaus auch drin ist, das aber gerade nichts zur Sache tut. Ärmel hoch und raus mit dem Bastard. Dann führt er meine Mutter in den Raum mit den Stühlen, die ein bisschen aussehen, als hätte ein Friseur seinen Salon irgendwo im Weltraum eröffnet, um ihr dort eine Nadel in den Arm zu schieben und eine Flüssigkeit durch ihre Venen zu pumpen, die keiner von uns, selbst die, die sich den merkwürdigsten Substanzen hingeben, jemals freiwillig in ihren Körper ließe. Dort hinzusehen, schmerzt uns gemeinsam. Meiner Mutter zerfetzt es das Gemüt und scheinbar die Innereien, denn ihr wird unendlich schlecht und espenlaubig. Aber das soll helfen, und deswegen wird's gemacht. Und dann wird wieder gelebt. Diese Routine soll nicht von Dauer sein. Es wird gelebt werden, da sind wir uns sicher, und wir machen es uns schön.

Mein Vater schenkt einen Strandkorb, weil meine Mutter doch so gerne am Meer ist und das Meer so weit weg, und Mama sitzt dort beinahe jeden Tag und guckt auf den Teich mit den Kröten und dem Bärenlatsch und liest ihre Krebsliteratur. Ich bastele ihr am Computer zwei Bilder, die sie ins Schlafzimmer hängt, um morgens als Erstes darauf zu blicken. Ein Zitat von Friedrich Schiller – »Es ist der Geist, der sich den Körper baut« – und das Hohelied der Liebe aus der Bibel, dem ersten Brief an die Korinther: »Was bleibt, sind Glaube, Liebe, Hoffnung«. Man muss kein Christ sein, um das zu verstehen, und so glauben, lieben und hoffen wir uns durch die Tage.

Meine Mutter weint oft, weil sie Schmerzen hat von all der Medizin und aus Angst vor all der Medizin und diesem Klumpen in ihrem Körper, der dort nicht hingehört. Aber den Mut verliert sie nie. Grundgütiger, so stark möchte ich werden. Ihre Haare fallen aus, ihr Gesicht mergelt sich, traurig anzusehen, und sie lässt sich eine Perücke anfertigen, die dann aber auf einem Styroporkopf im Schrank versteckt stehen soll. Sie kommt sich damit verkleidet vor. Es wird sich nicht verkleidet, auch wenn das so verständlich wäre. Kopftücher werfen keine Fragen auf, lassen keine falsche Scham entstehen. Sollen es alle wissen, schließlich ist es normal. Sie schließt sich dem Hilfsdienst in dem Krankenhaus an, in dem mein Vater seit Jahrzehnten arbeitet und in dem sie auch behandelt wird. Sie hilft anderen Patienten, gibt Rat und Tat, wo es ihr selbst daran mangelt, und wird zur Patientenfürsprecherin mit eigenem Büro und Namensschild. Sie verbringt Stunde um Stunde am selben Ort, an dem ihr immer wieder Kanülen im Arm stecken und Biopsien genommen werden, und gibt anderen ab, was sie abgeben kann. Das lässt scheinbar wachsen und schrumpfen gleichzeitig, denn eines Tages kommt sie nach Hause, und der Tumor ist nicht weg, aber ins Unbedenkliche gestampft, die Marker im Blut verheißen nur Gutes, und der Onkologe beglückwünscht. »Frau Müller, Sie sind nicht krebsfrei, das sind Sie frühestens in drei Jahren, wenn wir dem Protokoll folgen, aber Sie sind so gesund, wie Sie es gerade sein können. Sie werden leben.«

Es wird gefeiert. Nachbarn, Freunde, Verwandte. Wir sitzen, wann immer es geht, auf der Terrasse und grillen und heben die Gläser, hören Musik, freuen uns auf und übers Dasein. Der Strandkorb verwaist ein wenig, denn es gibt da draußen noch viel mehr zu sehen. Mama erstarkt, geht wieder arbeiten, behält ihre Aufgaben im Krankenhaus bei, berät andere Betroffene, macht kleine Urlaube mit meinem Vater und mittelfingert dem Tod ins Gesicht, weil er's verdient hat, für all den Aufruhr, den er uns beschied. Wir feiern. Wie wir feiern!

Wir sitzen auf der Terrasse. Nachbarn, Freunde, Verwandte,

und plötzlich erschrickt jemand, weil meiner Oma der linke Mundwinkel herabhängt. Ich verstehe erst nicht, was die Aufregung soll, als mein Vater das Telefon schnappt und den Notarzt ruft. Schlaganfall? Ernsthaft? Erklär mir jemand den Humor.

Zweiter Akt

Kein Schlaganfall. Kein Humor. Oma liegt auf einem Bett in der neurologischen Abteilung. Schon wieder dieses Krankenhaus. An ihrem Kopf ist ein Gestell angebracht, das wie eine dieser Zahnspangen aussieht, die man früher an die Köpfe von Kindern geschraubt hat, die wirklich schiefe Zähne hatten. Ein bisschen wie dieses Gestell, an dem Bob Dylan seine Mundharmonika befestigt, damit er die Hände frei hat. Ein kleiner Bohrer hat ihren Schädel geöffnet, und es wurden Proben entnommen. Proben von dem inoperablen Tumor, der so groß ist wie die Tischtennisbälle, die ich als Kind pausenlos gegen die aufgestellte Hälfte der Platte gespielt habe, wenn gerade keiner meiner Freunde Zeit hatte.
Ich darf in Schutzkleidung den Raum betreten und spreche mit meiner kahl rasierten Großmutter. Sie ist verwirrt und versteht nicht so recht. Weder das, was ich sage, noch das, was gerade mit ihr geschieht. Ihr Krankenhaushemd ist mit kleinen, blauen Blumen bedruckt, und ich frage mich, ob ich Blumen hätte mitbringen sollen, aber es sieht nicht so aus, als sei das der Ort, an dem man Vasen aufstellt. Das sterile Licht fällt auf sterile Fliesen, über die sterile Krankenschwestern huschen, um sterile Plastikbecherchen mit Tabletten und Tropfen zu verteilen. Kein Ort für Blumen, nein. Inoperabel also. Ein neues Wort im Kanon der alten Hilflosigkeit. Aber das soll jetzt nicht zählen. Ich würde ihr gerne einen Kuss auf die Stirn geben, aber da prangt dieses Edelstahlgestell, dessen Nutzen mir bis

heute nicht klar ist, und so nehme ich ihre Hand und küsse und drücke sie. Tschüs, Oma. Bis morgen. Wir wollen jetzt nicht hilflos sein. Wir haben das schon mal geschafft.

Auf dem Weg nach draußen laufen mir Tränen wie Bäche in den Kragen, und ich verschanze mich in der Kliniktoilette, um leise heimlich weiterzuweinen. Schussfahrt, sagen die Leute. Ich rassele in meine eigenen Absperrungen und kann für einen Moment nicht mehr. Das hier kann sich nur jemand ausdenken, der nichts Gutes will. Gott und Teufel, nehmt euch zurück. Wer auch immer hier die Schuld trägt. Erinnert ihr euch an den Schwindel? Den, der mich ergriff, als meine Mutter mir ihre Neuigkeiten verriet? Da ist er wieder. Aber klar, was soll man da anderes tun, als zu wanken und zu schwanken, wenn der Boden weich wird und nicht mehr trägt. Wenn's so unnormal wird, dann ist das fast beruhigend. Stumpf sein würde hier noch ätzender schmerzen. Das hier darf niemals normal werden, niemals gewöhnlich. Verdammt! Ich muss nach Hause. Wieder der Küchentisch, wieder der Krisenstab, vielleicht sogar wieder Kuchen zum Trost. Ganz sicher aber Müdigkeit und Frust und zum ersten Mal die echte Verzweiflung. Ganz sicher wieder Kaninchenaugen. Lasst uns weitere Ergebnisse abwarten, und wenn es zum Äußersten kommt, dann holt sie ab. Bringt sie nach Hause, lasst sie bei ihren Lieben. Keine Palliativ Station, kein Neon, kein Krankenhausgeruch. Aber bitte, bitte. Lasst uns weitere Ergebnisse abwarten. Die nächsten Wochen werden einiges erklären. Inoperabel heißt schließlich nicht unbehandelbar. Man kann nur nicht mit dem Skalpell da ran, weil der Tischtennisball an einer Stelle steckt, die man nicht verletzen darf. Lasst uns einfach abwarten. Was bleibt sonst?

Vierzehn Tage später hält ein Transporter vor der Tür. Zwei Männer in grauen Uniformen tragen Einzelteile eines Bettes, das mit allerlei Scharnieren und Knöpfen ausgestattet ist, in das Schlafzimmer meiner Oma und bauen es dort auf. Ganz am

Schluss befestigen sie eine Plastik-Triangel an einem Metallrohr, das wie ein Galgen am Kopfende mahnt. Eine Spezialmatratze für Bettlägerige folgt, dann ein Toilettenstuhl. Der Fernseher wird verschoben, damit man sich nicht verrenken muss, um die »Tagesschau« zu sehen, Medikamente finden ihren neuen Platz auf der Fensterbank. Als die Männer weg sind, rollt das Auto meines Vaters in die Einfahrt. Dann rollt ein Rollstuhl und dann die Tränen. Oma sieht furchtbar aus. Nicht traurig, nur zerfallen und abgekämpft. Aber sie lächelt. Sie freut sich, endlich wieder zu Hause zu sein. Krankenhaus, das ist nichts für sie. Endlich wieder zu Hause. Das gilt ihr als gesund.

Der einzige Segen, den ein tödlicher Hirntumor mit sich bringt, ist die Tatsache, dass er im Idealfall die Stellen im Schädel abschnürt, die dich klar denken und erfassen lassen. Es gibt Momente, in denen die Realität nicht zwingend notwendig und ein klares Bewusstsein eine Bürde ist. Meine Großmutter hat ihre eigene Realität, und die lässt sie im nächsten Sommer wieder die Blumen gießen und das Essen kochen. Der nächste Sommer käm einem Wunder gleich. Ein Wunder. Das wäre was. Es wäre unerklärlich und somit der größte Segen. Ich bin des Erklärens so müde und des Erklärtwerdens und der Erklärungen. Aber ich glaube nicht mehr an Wunder.

Wir pflegen meine Oma, wir umsorgen sie. Täglich, stündlich, minütlich, sekündlich. Meine Mutter, selbst noch mitten in ihrer Rekonvaleszenz, übernimmt den Löwenanteil, meine Tante und mein Vater arbeiten ihr unermüdlich zu, und ich tu, was ich kann, und das ist nicht allzu viel. Kortison schwemmt sie auf, allerlei Pillen verbiegen ihre Organe, es schmerzt, und sie wird immer wirrer. Ich sagte es bereits: beinahe tröstlich. Die wachen, hellen Stunden sind mit einem schwarzen Glimmer belegt, der ihr das Verständnis für die Situation nimmt. Sie existiert und spricht hier und da, erkennt und versteht immer weniger, wird bleich und starr.

Ein Ende ist unausweichlich, da geht's uns allen gleich, aber ihres scheint immer greifbarer zu werden und, nennt es absurd, gleichzeitig unbegreiflicher. Das hier ist meine baumstarke Oma, die Frau, die meine Mutter alleine großgezogen hat, nachdem sie für eine andere Frau verlassen wurde. Das hier ist meine Oma, die mehr Liebe in sich trägt, als man sich vorstellen will, die jedem Fehler mit derart viel Verständnis begegnet ist. Jetzt versteht sie nichts mehr so richtig. Der neue Alltag. Chlorgeruch, Pflegehilfen und Pillenpillenpillen. Wenn das hier vorbei ist, dann ist es vorbei, und wenn das dann vorbei ist, dann ist es vorbei. Die Schuld, die du spürst, wenn man das denken muss, die wirft dich über Bord und macht, dass du dich für das egoistischste Arschloch hältst, das jemals das Erdenrund betreten hat. Klar, hier geht's um Erlösung, aber wem soll die zuteilwerden? Allen, wenn's geht. Aber wie und was ist der Tod? Ich traf noch niemanden, der mir das erklären konnte. Niemanden, der Beweise lieferte. Erlösung.

Dritter Akt

Routine. Frau Müller, Sie sind nicht krebsfrei, das sind Sie frühestens in drei Jahren, wenn wir dem Protokoll folgen, aber Sie sind so gesund, wie Sie es gerade sein können. Sie werden leben. Ihr erinnert euch?
Mama muss zum Arzt. Das muss sie immer. Routineuntersuchungen, Tumor-Marker nehmen, zusehen, dass alles gut bleibt. Es ist der Geist, der sich den Körper baut. Ihr erinnert euch? Wie soll ein Mensch das machen? Gleichzeitig alles drangeben, um sich zu sorgen und zu kümmern, und dabei noch auf sich selbst achten und immer, immer so stark bleiben? Mama kommt mit Krebs zurück. Er ist wieder da, größer und mächtiger, als er es vorher war. Er ist blitzschnell gewachsen, hat metastasiert, sitzt jetzt auch auf der Lunge, pinselt die

Zellen meiner Mutter achtlos schwarz, als wäre sie eines dieser Malen-nach-Zahlen-Bilder. Same same but different. (Hier ist der Moment erreicht, in dem ich es nicht mehr in der Gegenwart halten kann. Mein ganzer Körper wehrt sich dagegen, die Finger schreiben träge, mein Rücken krampft, mein Herz pocht mit dem Schädel um die Wette. Ich muss Vergangenheit daraus machen. Vielleicht heilt es dann.)

Ich befürchte, das war der Moment, in dem wir alle sämtliche Hoffnung fahren ließen. Ich würde es gerne anders erzählen, aber der Mensch hat nur ein bedingtes Maß an Ertragen aufzubieten. Nennen wir's Leidensfähigkeit. Aber dennoch, es wurde weiter gekämpft. Meine Großmutter verstand nicht, und wir anderen hatten kein Verständnis, aber wir machten weiter, nach bestem Wissen und mit der Kraft, die uns blieb. Es war nicht mehr allzu viel.

Ob es valide Informationen gab, wie groß der Zellhaufen im Kopf meiner Oma war, als sie endlich Frieden fand? Als wir für eine Sekunde Frieden fanden. Wen kümmert es wirklich? Das sind bloß Daten auf Papier, ausgespuckt von Computern, die Algorithmen folgen, die nichts mit dem echten Leben zu tun haben bis auf die Tatsache, dass sie vorhersehen können, wann das echte Leben vorbeigeht. Ich will das alles nicht wissen, es wird mir beinahe egal. So egal, wie Unausweichliches werden kann.

Wieder ist da dieses Gefühl von maßlosem Egoismus, wenn ich so etwas sage. Aber es ging nicht mehr. Wirklich nicht. Tag für Tag wurde sie wachsbleicher, sah aus wie eine traurige Zeichnung ihrer selbst, und gegen Ende war sie nur noch körperlich anwesend, geräuschte hier und da, und ich glaube, hätte man sie fragen können, sie hätte sich den Abgang gewünscht.

Ich war dabei. Ich hielt ihre Hand, als sie zum letzten Mal atmete. Ich lernte, wie sich der Tod anhört und wie er sich anfühlt. Als Beobachter, als stiller Nichtstunkönner, selbst hilflos, halb tot.

Ich wollte das nicht. Ich stand wieder in der Küche, an den Herd gelehnt, so wie alles vor zwei Jahren begonnen hatte, und wartete, dass mir irgendjemand sagte, dass es vorbei sei. Meine Mutter kam und bat mich, dabei zu sein. Ich wollte das nicht. Alle waren sie versammelt, meine Familie, die beste Freundin meiner Oma, alle standen am Bett und warteten auf den letzten Vorhang. Ich wollte das nicht. Ich konnte das nicht. Aber ich konnte meiner Mutter diese Bitte nicht abschlagen. Bis heute weiß ich nicht, ob das Gutes oder Schlechtes oder beides angerichtet hat, aber hier gilt es nicht, nach Schuld zu suchen. Wir alle waren in diesem Moment gemeinsam allein. Als ich den Raum betrat und ihre Hand nahm, nahm Oma den letzten Atemzug und schlief davon. Als hätte sie gewartet. Menschen erzählen, dass das oft so ist. Dass nicht gegangen wird, bevor man allen Tschüs gesagt hat. Vielleicht wusste meine Mutter mehr als ich und wollte es nur nicht verraten. Vielleicht war sie vorbereiteter auf das, was sie selbst eher erwarten konnte, als ihr und mir lieb war.

Am Tag der Beerdigung sah ich viele meiner Verwandten zum letzten Mal. Alles sollte zerfasern, infolge dessen, was die Zukunft bereithielt. Bett und Toilettenstuhl, Waschlappen und Tabletten, Kleider und Erinnerungen wurden verstaut, der Rest ihres Zimmers blieb gleich. Ein neues Bett wurde angeschafft, in dem ich ab diesem Zeitpunkt schlafen sollte, immer dann, wenn ich zu Hause war. Ich fand's nicht einmal befremdlich. Ich lag an der gleichen Stelle, an der Oma die letzten Monate ihres Lebens verbracht hatte, und fand das richtig. All die Ohnmacht, die mich in der Zeit ihrer Krankheit befallen hatte, fühlte sich weniger falsch an, wenn ich mich dort ihrer erinnern konnte. Irgendwie waren wir auf die Art beide noch da, ich, der Lebendige, und Oma, der es hoffentlich besser ging. Auch das erzählen die Menschen.

Mit dem Umzug in ihr Zimmer zog ich auch ein Stockwerk näher an die Wohnung meiner Eltern, in unserer alten Gendarmerie mit den sturen, dicken Mauern. Den Mauern, die Wind und Wetter und beinahe allem trotzten, was von außen kam. Nur dick genug waren sie nicht, um das Weinen meiner Mutter abzuhalten. Wie all dies nach Pathos klingt, wie überbordend dramatisch. Ich entschuldige mich nicht dafür. Ich bitte euch, ich war der traurigste Mensch der Welt, und so war es meine Mutter, und so war es mein Vater. Die Umstände sind nicht wichtig. Jeder sollte das Recht darauf haben, der traurigste Mensch der Welt zu sein, für einen Moment. Wir alle waren es. Der Krebs pinselte nämlich weiter. Meiner Mutter wurde die Brust abgenommen, neue Chemotherapien wurden vorgenommen, mehr Bestrahlungen. Die Metastasen krochen trotzdem weiter in ihren Körper, besetzten ihn und erreichten schließlich die Leber.

Ein beschissener Scharfrichter war das, ein geduldiger Sadist. Wenn die Leber erst befallen ist, dann sieht es dunkel aus. Das wussten wir alle aus den zahlreichen Büchern, die in diesen Jahren angeschafft wurden. Sie hatte Schmerzen und Angst. Was schwerer wog, das kann ich nicht beurteilen, aber beides brachte sie zum Weinen. Das hörte ich durch die Decke, wenn ich ins Bett ging, und das sah ich, wann immer ich sie besuchte. Ja, besuchte. Im selben Haus war ich nur noch der Besucher, weil ich es anders nicht ertragen habe. In ständiger Schuld lief ich vier-, fünfmal am Tag ins obere Stockwerk und blieb dort für ein paar Minuten, um dann wieder ganz dringend etwas zu tun zu haben. Ich war unfähig, etwas zu tun, und ich weiß, dass auch das meine Mutter schmerzte, sie mich deswegen aber nie anklagte. Es tut mir endlos leid.

Ich betäubte mich durchgehend mit Marihuana und suchte jede Gelegenheit, das Haus zu verlassen. Immer mit der Hoffnung verbunden, dass Schicksal oder Fügung oder Gott oder der Zufall sich umentschieden und meiner Mutter noch viele Jahre schenken wollten. Dann wäre all das keine verlorene Zeit mit ihr, sondern ein trauriges Kapitel, das wir besprechen würden, wenn wir beide bereit dafür wären. Dazu sollte es nicht kommen. Das Ende kennt ihr ja schon.

Mama musste ins Krankenhaus. Mein Vater brachte sie dorthin. Die Schmerzen waren so groß, die ständige Furcht so allmächtig und ihr Allgemeinzustand so bedenklich, dass sie unter ständiger Medikation und Beobachtung gehalten werden musste. Ich besuchte sie ein letztes Mal an einem Nachmittag im Januar. Ihr Morphin-Dämmern machte ein Gespräch unmöglich. Ich konnte nicht hinsehen, wie sie dort lag, nur noch Knochen und graue Haut. Ich weiß nicht einmal, ob sie mich wirklich bemerkte. Der Onkologe bat mich zum Gespräch. Ein letztes Mal sollte eine Chemotherapie versucht werden, es gab Chancen, die ich nicht sah, und so fragte ich nicht nach Prozentzahlen, bedankte mich und fuhr nach Hause. Ständig die Worte wiederholend, die mich seit Wochen begleiteten: Bitte nicht heute. Ich dachte, wenn ich täglich darum bitten würde, könnte ich vielleicht für unendlichen Aufschub sorgen. Das war mein Gebet. Bitte nicht heute.

Ich zerlegte meine Synapsen in gewohnter Manier. Da unten, in meinem alten Kinderzimmer. Da, wo Pfeife und Gras versteckt standen. Alles wie immer. Plötzlich, mit einem Tosen in den Ohren, fuhr mir ein Schwindel quer durch den Körper, der mich fast von den Beinen riss. Ich musste mich festhalten, alles drehte sich, meine Glieder wurden schwer. Sitzen, Sitzen! Nein, liegen! Wer liegt, der kippt nicht um. Mein Atem beschleunigte sich, und das Blut schien mit doppelter Geschwindigkeit durch meine Adern zu jagen. Ich dachte darüber nach, ob mir irgendjemand gestrecktes Dope angedreht haben könnte, aber das war unmöglich. Die Pfeife am Morgen war noch in Ordnung gewesen. Jetzt lag ich dort, zwischen heiß und kalt, und wähnte mich selbst dem Ende nah. Das musste Stress sein, das war sicher ganz normal. Oder eben einmal zu viel des Guten. Atmen! Und so schnell, wie es kam, ging es dann auch wieder. Die Beklemmung rutschte mit einem Prickeln aus meinem Körper, ich berappelte mich und ging in mein Mausoleum von Schlafzimmer, legte mich ins Bett und schaute Fernsehen, bis ich einschlief.

Finaler Akt

Ich wurde wach, als ich das Telefon klingeln hörte. Draußen war es noch dunkel, und beim Blick auf die Uhr sah ich, dass es noch nicht einmal fünf Uhr war. Unbestimmte Gewissheit ist ein Oxymoron, aber es tröstet. Mir war klar, was der Grund des Anrufs war, aber ich redete mir ein, dass es mit der Arbeit meines Vaters zu tun haben musste. Schließlich war er Küchenleiter im Krankenhaus, und vielleicht hatte die Frühschicht bemerkt, dass irgendetwas nicht stimmte, irgendein wichtiges Gerät den Geist aufgegeben hatte und er sich nun kümmern musste. Oder, der hoffnungsvollste Gedanke von allen, meine Mutter war aus ihrem Halbschlaf erwacht und wollte hören, wie es zu Hause lief, sich nach dem Rechten erkundigen und sagen, dass es ihr zwar nicht gut, aber erträglich ginge.

Dann schlich ein Lichtschein unter der Tür durch, und mein Vater betrat das Zimmer. Auch hier noch die Hoffnung, dass er mir nur eine Notiz hinterlegen wollte, auf der stand, er müsse eben dringend zur Arbeit oder was auch immer. Es war mir egal. Irgendetwas, nur nicht das.

Mama ist tot. Ich sah meinen Vater zum ersten Mal in vierundzwanzig Jahren weinen. Selbst mit ausgekugeltem Arm damals, selbst bei der Beerdigung seines Vaters, zehn Jahre zuvor, nie hatte ich eine Träne auf dem Gesicht meines Vaters gesehen. Nicht, weil er herzlos war, aber eben tough. Ein kräftiger Bursche, mit der Marine um die Welt gesegelt, kaum zu erschrecken und nur schwer aus der Ruhe zu bringen. Mein Vater weinte. Mama ist tot. Ich ballte die Faust und schlug gegen die Wand, bis Blut aus meinem kleinen Finger troff. Die Narbe sieht man immer noch, ich habe sie mir übertätowieren lassen, um nicht ständig daran erinnert zu werden. Ich fluchte und fauchte, herrschte meinen Vater an, er solle gehen, fiel in mich zusammen, um gleich darauf wieder zu platzen. Wer hat mich hier beschissen? Wir hatten einen Deal! Bitte nicht heute! Das hatte ich doch gesagt! Bitte nicht heute! Aber das war gestern. Irgendjemand hat wohl Wort gehalten.

Still

Jupiter Jones

So still, dass jeder von uns wusste, das hier ist
für immer, für immer und ein Leben, und es war
so still, dass jeder von uns ahnte, hierfür gibt's kein Wort,
das jemals das Gefühl beschreiben kann.

So still, dass alle Uhren schwiegen,
ja, die Zeit kam zum Erliegen
so still und so verloren gingst du fort,
so still und so verloren gingst du fort.

Ich hab so viel gehört, und doch kommt's niemals bei mir an
das ist der Grund, warum ich nachts nicht schlafen kann,
wenn ich auch tausend Lieder vom Vermissen schreib,
heißt das noch nicht, dass ich versteh,
warum dieses Gefühl für immer bleibt.

So laut, die Stunden nach dem Ausschlag, als es galt,
das alles zu erfassen und verstehen, und es war
so laut, dass alles, was wir dachten,
nichts als Leere zu uns brachte
so laut und so verloren war es hier,
als Stille bei uns wohnte anstatt dir.

So still, obwohl ich dich mit jedem Tag vermiss
und, wo immer du auch gerade bist,
du zeigst mir, dass Stille jetzt dein Freund geworden ist

3.
Die Sache nach der Sache

Well it haunts me, it haunts me,
it haunts me, I'll let it in
Bon Iver – 000000 Million

Ich nenne es das taube Jahr. So unvorstellbar es ist, meine Mutter nie wieder zu sehen, so unvorstellbar ist auch das Gegenteil. Ich will nicht mit ins Leichenschauhaus und die Reste angucken. Das möchte ich niemandem verleiden. Ich verstehe es schlicht nicht. Viele wollen Abschied nehmen und sich an die erinnern, die sich aus dem Diesseits geschlafen haben. Für mich ist's bloß ein paradoxer, bitterer Ausblick auf das, was noch hätte sein können, eine Prophezeiung von dem, was später mal von meinem Selbst übrig bleibt, wachsiges Gewühl und Haut. Selbst der größte Zweckoptimist mit seinem »Es ist doch besser so« wünscht sich eigentlich das Gegenteil von dem, was er sich da gerade schönredet.

Ich drück mich ganz unverhohlen und verspreche im Gegenzug, mich um die Liturgie für die Trauerfeier zu kümmern. Lieder, Sprüche, Texte. Ich sitze mit unserem Gemeindepfarrer in seinem Pfarrhaus auf durchgewetzten Stühlen, die hier schon über Generationen von Geistlichen hinweg mindestens so lange stehen geblieben sind wie die Zeit selbst, und der Muff aus alten Büchern und in der Kleidung hängen gebliebenem Weihrauchduft nebelt mir das eh schon trübe Gemüt restlos zu.

Als Trauerspruch soll der Spruch aus der Bibel gelesen werden, den ich meiner Mutter schenkte, als die erste Diagnose sie traf.

Glaube, Liebe, Hoffnung. An alldem soll's nicht mangeln, tut es aber, und es kommt beinahe zum Disput, weil das doch dieser schöne Text ist, der sonst nur auf Hochzeiten gelesen wird. Er sollte später auch auf meiner Hochzeit und dann bei der Taufe meiner Tochter gelesen werden, denn er ist die Quintessenz dessen, was sich die Menschen beim Verfassen der Bibel an Gutem ausgedacht haben. Glaube, Liebe, Hoffnung. Nein, das gehe nun wirklich eigentlich nicht, aber es könne ja eine Ausnahme …

Musik soll es auch geben. Singen werde ich sicher nicht, und mir fehlt die Kraft, einen meiner Freunde zu fragen. Somit wird Bachs »Air« vom Band laufen. Weil Mama das mochte, weil ich das so mag in seiner ganzen melancholischen Kitschigkeit.

Mir wird aufgetragen, dass ich beim Rosenkranz erscheinen soll. Letzte Ehre und so. Pflichtprogramm. Eine ganze Woche lang wird jeden Abend in der ungeheizten Kirche gehockt und gebetet. Für die unter euch, die diesen Brauch nicht kennen – und das wünsche ich euch aus tiefstem Herzen: Da sitzen diejenigen versammelt, die, getrieben durch Familienangehörigkeit, Freundschaft oder schlechtes Gewissen vor Gott, der Kirche oder sich selbst, in den Tempel gekommen sind. Mit einer Perlenkette in der Hand, daran baumelt das Kreuz, und so beten sie für jede kleine Perle ein Ave-Maria und für jede große ein Vaterunser. Gefühlt sind es jeweils mindestens hundert von jeder Sorte. Dazwischen gibt es noch allerlei anderen Popanz, den ich gar nicht verstehen will. Allen Anwesenden ist gemein, dass niemand darauf Bock hat, und so verkommt die ganze Sache zu einem seelenlosen Gemurmel und blanker Pflichterfüllung. Eine ganze Woche lang. Jeden Abend. Bei Eiseskälte.

Dann folgen die Kondulenzbekundungen nach jedem dieser schrägen Treffen. Mir ist unentwegt diffus übel, ich schüttele die Hände von Arschlöchern, die meiner Mutter nicht die

Wurst auf dem Brot gegönnt haben und jetzt betreten tun. Ich hasse es wie die Pest und wünsche mir Wut, aber Wut erfordert Kraft, und Kraft ist aus. Ich will nach Hause. Selbst dann, wenn ich zu Hause bin.

Es war der Wille meiner Mutter, in einem Friedforst bestattet zu werden. Zu Asche verbrannt in einer selbst zersetzenden Bio-Urne unter einem Baum. Kein Tamtam, kein großes Gehabe, keine opulente Grabstätte und bitte nicht zu viele Menschen. Nur die Familie und die besten Freunde. Es bleibt die kleine Plakette, noch nicht einmal mit einem Namen versehen, irgendwo an einer Tanne im Wald. Ich liebe meine Mutter für diesen kleinen Tusch. Das ist hier in der tiefsten Sackeifel mit ihrer beschissenen Traditionsschieberei und all den Protokollen schon fast Punk. Halleluja, fickt euch!

Ich geh, so schon nicht, wann und wie, doch immerhin, wohin ich es will.

Mama, ich vermiss dich jeden Tag. Wirklich. Danke für deine Weisheiten und für ein Maß an Verständnis, das ich nicht wirklich verstehen kann, weil ich mich selbst viel zu gut kenne. Aber irgendwie ist es doch auch schön hier, die Guten sind gar nicht so selten, also fügen wir uns in den täglichen Betrieb, gestorben wird schließlich immer, und treffen uns in der Kirche, um ein letztes Mal gemeinsam zu murmeln und zu singen und das katholische Turnvater-Jahn-Programm aus Stehensitzenkniestehen durchzuexerzieren.

Das hier war fern von dem, was ich während meines Praktikums, während all der Gespräche als Glauben akzeptierte. All die Liebe wich einer unseligen Förmlichkeit. So konnte das für mich nicht funktionieren. Für alle ist das nun die Chance, Tschüs zu sagen. Niemandem ist nach einer Exklusivveranstaltung, und meiner Mutter wäre das auch niemals in den Sinn gekommen.

Und so sitzenkniestehnsitzen wir da in den vordersten Bänken, mein Vater, meine Tante, all die anderen Verwandten und ich in meinem schwarzen Stangensakko, das Papa und ich noch in aller Eile beim Herrenausstatter »Zur Blauen Hand« in Trier besorgt haben, das unter den Achseln kneift und viel zu kurze Ärmel hat, weil nichts für Fette übrig war. Und kurz bevor irgendein Erster Geiger irgendeines Orchesters das erste G über die scheppernden Kirchenlautsprecher schicken kann, haut es mich unweigerlich aus der harten Bank. Mir wird so untragbar schwindelig, dass ich seitwärts auf die Schulter meiner Patentante sacke und hochfrequent nach Luft schnappe.

Ein Vorhang zieht sich zu, mir wird schwarz vor Augen, und das Nächste, an das ich mich erinnern kann, ist der Pulk aus Freunden. Sie stehen hinten im Kirchenschiff Spalier und gucken oh so verständlich hilflos, und der warme Arm der Tante stützt mich und schafft mich nach draußen.

Der Gedanke drängt sich auf, dass viel Mühe erspart bliebe, wenn auch ich jetzt stürbe, weil ja eh schon alle Schwarz tragen und weinen und das nicht wiederholt werden muss, sollte es nach mir gehen. Di-DiDiDiDiDiDiDiDi-Diiiii schrieb Bach seinerzeit, und das untermalt meinen Abgang, als wär's eine Krönungszeremonie.

Ein Freund, ein Guter, ein Lieber, folgt uns nach draußen und geleitet mich zur nahen Bushaltestelle. Dort sitz ich weiter karpfig keuchend und erkläre, dass ich gerade sterbe. Alles tut weh. Selbst die Haare, selbst die Zahnspitzen. Der Freund, den ich schätze, den ich dieser Tage leider völlig aus dem Blick verloren habe, dem ich ewig dankbar sein werde, der greift sich meine Hand, schleift mich zu seinem Auto und fährt mich zum nächstgelegenen Krankenhaus. In der Eifel heißt das Berg-und-Tal-Fahrt, eine gute halbe Stunde Serpentinen und Touristenausblick mit Teilzivilisation dazwischen.

Kennt ihr das? Panikattacken? Habt ihr dieses Buch deswegen gekauft oder geliehen oder geschenkt bekommen von einem treu sorgenden Menschen? Já? Dann spart euch das nächste

Kapitel, wenn euch der Sinn danach steht. Oder findet euch wieder. Oder widerlegt und empfindet alles anders. Kennt ihr das nicht? Dann, bitte, lest. Es wird nicht speziell. Es wird Alltag, nicht Ausnahmezustand. So erklärt es sich am besten. Für mich war's neu, damals.

Erst ging es um Kurven und über Hügel, durch Schlaglöcher und Pfützen, Kilometer um Kilometer schwitze ich meine Panik in die Peugeot-Sitze, und als wir endlich am Krankenhaus ankommen, fühle ich mich bedenklicher denn je. Ein Rollstuhl wird herbeigeeilt, die Tür zur Notaufnahme aufgetreten, und ehe ich mich's versehe, klemmen Dioden an allen erdenklichen Stellen, werden Daten erhoben, und Diagrammartiges tackert aus dem Drucker, der an die EKG-Maschine angeschlossen ist. Schultern zucken, der Notarzt telefoniert mir viel zu ruhig mit anderen Stationen und scherzt zwischendurch mit den Schwestern. Mich kann das nicht beruhigen, schließlich sterbe ich hier gerade.

Das ist gelogen: Herr Müller, Ihnen geht es so weit gut. Die Werte sind normal, wir können hier nichts Fatales feststellen. Das kann nicht sein. Solche Sensationen sind nicht normal, und wenn, dann will ich mit diesem Normal nichts zu tun haben. Findet was, ihr Idioten! Hier kommt es auf jede Sekunde an! Nein, es ist alles normal. Die Nerven werden das sein. Die sind mir durchgegangen und haben meine Vorstellungskraft in Richtung Orkus galoppiert, so die Diagnose. Das kann schon mal passieren, an Tagen wie diesen, wenn eh schon alles traurig und scheiße und scheißetraurig ist. Dann kann das schon mal passieren, jawohl. Fahren Sie nach Hause, legen sich hin, und wenn was ist, dann sind Sie bitte nicht verlegen, sich zu melden, auch wenn ja eigentlich nichts ist. Ziehen Sie sich dann aber bitte ein Clownskostüm an, und bringen Sie ein Gummihuhn mit, damit der Absurdität Genüge getan wird. Jetzt kümmere ich mich um den Schockraum, da hat nämlich irgendwer wirklich was.

Welche Fassungslosigkeit ich ob des eigenen Überlebens fühlte, das kann ich kaum beschreiben. Mein kalkweißes Talggesicht guckt mich fragend an, als ich mir im Bad die Hände wasche. Ich verstehe nichts mehr. Wirklich nichts. Schiller soll's Maul halten, das hier war mindestens drei Nummern zu hoch für mich. Und hier beginnt die Reise.

4. Sauhatz

oder: Wie ich mich sehe, wenn ich eigentlich
nichts mehr sehe und so sehr ich selber bin,
dass ich mich nicht mehr erkenne.

Every fear I swallow makes me small
Peter Gabriel – Darkness

Du stehst am Konservenregal und überlegst, was wohl der
Unterschied zwischen Marken-Mais und Discount-Mais
sein soll, weil beides Genmais enthält und du nicht mal weißt,
was Genmais ist, und von links hinten, aus der Bioabteilung,
schleicht sich etwas an.
Wie Belial kommt da was angehuft. Du musst dich nicht mal
umsehen.
Die Panik stinkt wie ein nasser Hund. Keiner von der Sorte, die
sich kurz mal schüttelt, obwohl du dreimal laut »Köter, nein!«
gerufen hast. Ein verzogenes, bissiges Vieh, bei dem die erste Ahnung genügt, um zu wissen, dass es gleich zum Sprung ansetzt
und dich umwirft, um dir mit Schwung an die Kehle zu gehen.
Du stellst den Mais zurück.
Du suchst nach Deckung oder Flucht.
Aber verloren.
Es kribbelt und krabbelt in dir hoch. Wie Ameisen kribbelt
und krabbelt es, und du denkst an den Tod. Ohne Umwege. So,
als würde der einfach passieren. Aber sei doch ehrlich zu dir
selbst, das stimmt ja auch. Die Leute sterben atemzüglich vor
sich hin, von jetzt auf gleich.
Eigentlich könnte das versöhnen. So ein schneller Schnitter,
was soll der dich sorgen? Er kommt, tut seinen Dienst, und das

Danach klärt sich hinterher. Im Leben, im Hier und Jetzt, da, wo du zumindest ungefähr weißt, was dich erwartet, stören dich solche Sinnfragen im Alltag. Gibt's ein Leben nach dem Tod? Glaubst du daran? Du weißt doch nur, dass es einen Tod nach dem Leben gibt, und willst daran nicht denken. An Äther-Existenzen, ans Paradies und die Hölle. Das kannst du nicht erfassen.

Also bitte einmal das schnelle Ende nach langem Leben. Einmal schmerzlos umgeschossen werden, s'il vous plaît!

Was du nicht mal merkst, das geschieht auch nicht.

Aber nein, Moment. Das ist völliger Quatsch.

Du hast das hier schon so oft durchexerziert. Der Tod kam immer auf schnellen Sohlen, und dann blieb er zum Tee. Das hier wird dauern.

Dein Puls schlägt dich zu Brei, das spürst du jetzt. Seit wann kannst du eigentlich deinen Puls hören? War das schon immer so? Und wenn ja, warum ist er gerade jetzt so laut?

Die Hand an der Brust, tastest du linksseits des Sternums. Grundgütiger, wie das schlägt und poltert!

Ist das regelmäßig? Da war doch gerade diese Pause. Dieser Knallkörper aus Stille. Das ist hier alles nicht mehr regelmäßig, dein Herz zuallerletzt.

Wo ist eigentlich der verdammte Einkaufswagen? Wenn du dich ein bisschen beeilst, dann schaffst du es vielleicht noch durch den Kassenbereich. Halt dich dort einfach an einer dieser metallenen Absperrungen fest, und tu so, als sei nichts.

Aber wie soll das gehen? Das muss man doch sehen. Und wenn dich nicht alles täuscht, dann starrt dich die Frau dort hinten an der Käsetheke schon merkwürdig an.

Das beschämt dich. Jetzt bloß keine Fragen, bitte.

Wo ist dieser Einkaufswagen? Du wolltest doch nur schnell Mais besorgen und hast ihn irgendwo beim Klopapier abgestellt. Wo ist das verdammte Klopapier in diesem Laden? Eben waren die Rollen noch da, zwei links, zwei rechts, eine fallen gelassen, irgendwo beim Dosenfutter war das. Jetzt sind sie versteckt am Ende eines beschissenen Tunnels.

Die Frau guckt.

Ganz, ganz sicher! Die Frau guckt!

Und du guckst auch. Zu Boden guckst du, damit sich eure Augen nicht treffen.

Und irgendwo da unten, am Ende einer viel zu langen Spanne, flirrt ein Bild von deinen Füßen.

Hast du schon immer so schlecht gesehen? Oder so gut, dass es flimmert wie bei diesen modernen Fernsehern, für die es noch gar nicht genug Filmmaterial in ausreichender Auflösung gibt? Es flirrt und flimmert und scheint so weit weg. Deine Beine wackeln.

Und es kribbelt und krabbelt. Oh Seele, wie das kribbelt und krabbelt.

Und dann beißt sie zu, die Töle. Mitten in den Hals.

Dein Herz ist faustgroß, das hast du gelernt, und wie eine Faust das so tut, wenn sie fürchterlich böse ist, so geschieht es nun auch, und es ballt sich ein fester Klumpen und schlägt gegen die Wände. Dein Herz schrumpft und krampft.

Die Hand vor der Brust, als schwörtest du einen Eid, stolperst du durch den Laden.

Deine Atmung beschleunigt sich. Du hyperventilierst, und der Schwindel wird zum Gang über die Planke bei Sturmwetter. Wenn du atmest. Denn zwischendurch vergisst du das vor lauter Aufregung.

Wo ist dieser Wagen? Brauchst du all das eigentlich? Musst du gerade jetzt einkaufen?

Ja, das musst du. Du hast nichts mehr zu Hause und musst essen und trinken und dann

sterben.

Moment, nein. Du stirbst. Du musst all das nicht kaufen.

Aber wenn du dann doch Glück hast und dies hier überlebst, dann musst du was essen. Dein Körper verbrennt gerade alles, was er finden kann. Er ist im Überlebensmodus und laugt dich aus.

Dabei bist du fett. Wirklich. Unsäglich fett, gerade in diesem Moment. Deine krummen Knie tragen dich leidlich, und vielleicht guckt die Frau auch deswegen. Weil sie sich deinen Geruch vorstellt und die gelben Schweißflecken auf deiner Haut und das lose Fleisch, das dir von den Knochen baumelt.

Du bist fett und stirbst, und deswegen schwitzt du. Es ist kein Trost, dass das wohl auch die Gutgebauten tun. Die werden sicherlich nicht stinken. Selbst dann, wenn sie den letzten Atemzug tun und alles Menschliche von und aus ihnen weicht, wenn sie posthum den letzten Korken knallen lassen und ihren Darminhalt erbärmlich über den Supermarktboden entleeren mit brausendem Furz, selbst dann werden sie nicht stinken.

Du stinkst. Junge, du stinkst. Ränder unter den Achseln, Sturzbäche auf der Stirn. Du nestelst, suchst nach einem Taschentuch, und da ist nur noch das benutzte, winzig und voller Zellstoffflusen. Du wischst wie ein Irrer, aber das scheint die Poren nur zu reizen. Nein, diesen Schweiß wirst du heute nicht mehr los. Den werden sie mit in den Leichensack stopfen und denken: »Mann, dieser widerliche Fettsack glänzt wie ein Otter.« Und ein zweites Paar Handschuhe werden sie dann wollen. Und die Taschentuchflusen werden wie Weihnachtskunstschnee an deiner Stirn haften, dir den letzten Rest von Würde rauben.

Dabei haben sie schon alles gesehen, die Sanitäter, die dich holen werden. Selbst neulich, diesen Unfall in der Industrietischlerei, bei dem dieses arme Schwein seinen Kopf zur falschen Zeit unter die Hydraulikpresse hielt, die sonst das Furnier an Türen haften lässt.

Dein Kopf. Dieser Druck. Du kannst dir vorstellen, wie sich

das anfühlt. Wie ein zertretenes Schneckenhaus. Aber wieder: Immerhin war's schnell vorbei.

Schnell, schnell!

Dein Kopf platzt wie ein Ballon in der Mittagshitze, der sich immer weiter ausdehnt und nichts dagegen tun kann. Angina Pectoris, Schlaganfall, das wird die Reihenfolge sein.

Zerstörungsschmerz. Dein Faustherz hat den Dienst versagt, und als Nächstes wird es dein Schädel tun. Das Blut wird dir in den Venen dick kochen und dann alles verstopfen, was dich denken und atmen lässt.

Überhaupt schmerzt dein linker Arm schon den ganzen Tag. Dessen wirst du dir jetzt bewusst, und das ist so unfassbar dumm, denn du hättest etwas tun können.

Klar, du hast schon dreimal deinen Blutdruck gemessen heute, aber immer zur falschen Zeit. Sowieso warst du ja schon bei dem Thema.

Die Menschen sterben.

Nein! Nein! Nein!

Diesen Einkauf wirst du nicht beenden. Reserven her, Ressourcen raus, macht hoch die Tür, hier kommt der Dead Man Walking.

Du walzt, den Blick immer gen Boden, auf die rettende Tür zu und quetschst deinen schweißglitschenden Leib an den anderen Kunden vorbei. Du murmelst irgendetwas, mantraartig entschuldigst du dich für deine Eile, aber verstehen werden sie dich nicht.

Mantra! Mantra!

Du hastest unverständliche Sätze vor dich hin. Und zwischendrin, der einzig verständliche: »Oh Scheiße! Oh Scheiße! Oh Gott, Scheiße!«

Und da erwartest du Gnade? »Oh Gott, Scheiße?« Na, der wird sich bedanken. Und wie Gott sich halt so bedankt, wenn er einen schlechten Tag hat, wird das sicherlich fürchterlich schmerzen.

Die Automatiktür ruckelt auf, und draußen, im grellen Sonnenlicht, nimmst du seit Minuten den ersten echten Atemzug. Geschafft. Du bist da raus. Setz dich erstmal. Vielleicht geht das gleich wieder. Du musst doch einkaufen, und die Käsethekenfrau hat sicherlich deinen verwaisten Einkaufswagen bemerkt und wird dich mit Reichsacht belegen. Hier musst du dich nicht mehr blicken lassen.

Alle werden es gemerkt haben. Werden dich bemerkt haben. Sich das merken. Werden sich darüber unterhalten und die Köpfe schütteln.

Setz dich erstmal. War dein rechtes Bein schon eben taub? Ist es das jetzt?

Die Geräusche der nahen Straße tosen dich rammdösig. Die musst du gleich überqueren, wenn du nach Hause möchtest. Du musst die Ampelphase genau abpassen. Warten, bis sie grün ist. Drei Minuten in der Schutzlosigkeit stehen, zwischen anderen Passanten, das wird jetzt wohl doch noch nichts. Also warte hier, bis sie grün werden könnte. Aber nimm jeden Schritt langsam.

Denk an dein Herz.

Nein! Denk nicht an dein Herz, bitte nicht!

Aber: Dein Herz denkt an dich und pocht dir leise Schauergeschichten in die Ohren.

Poch, poch.

Das sind mindestens hundertzwanzig Schläge die Minute. Das Hittempo. Ganz schön schnell für den letzten Tango.

Wieder mittendrin. So ein trügerischer Schweinefrieden. Die Töle schüttelt dich, hat dich wieder.

Nutz die letzte Chance und brich jetzt auf, bevor du, Stufe zwei, auf dem Parkplatz kollabierst. Schlimm wäre das.

Deine Wackelbeine tragen dich Richtung Ampel. Du kannst jetzt nichts auf Farben geben. Mit ein bisschen Glück schaffst du es gerade rechtzeitig.

Und zwei Meter vorm Ziel wird die Ampel rot. Könntest du

rennen, vielleicht würdest du es noch schaffen. Aber Todgeweihte rennen nicht. Nicht, wenn's nicht vor einer Kugel zu flüchten gilt.

Du lehnst dich an den Ampelpfosten, versuchst, normal zu wirken. Dein Blick schweift von links nach rechts, nimmt die alte Straße völlig fremd auf. Spiegelverkehrt, mit Farbfiltern und zuckenden Lichtern.

Wirk! Normal!

Lehn hier einfach, bis es weitergeht. Aber wie du stehst, stehst du schlecht. Das hier wirkt nicht lässig und schon gar nicht souverän. Noch scheint niemand etwas zu bemerken, aber wenn, dann wird das Hallo groß sein.

Schaut ihn euch an! Den hat der Haschmich, das ist offenkundig!

Grün. Geh. Schau auf den Boden, beschleunige den Schritt in zu verantwortenden Maßen. Bis nach Hause sind es nur fünf Minuten.

Geh!

Du hechelst wie ein krankes Tier, der Schweiß tüncht dich weiter dreckig, und jetzt stellst du dir die Frage, ob diese Flucht so klug war. Was, wenn's dich hier erwischt? Die Menschen helfen einander doch nicht mehr. Vielleicht hast du deine letzte Chance vertan, hättest doch im Supermarkt warten sollen, bis irgendein Kassierer einen Arzt ruft, weil's seine Pflicht ist.

Du wirst das nicht können. Du weißt ja nicht mal mehr genau, wie die Straße heißt.

Deine Straße, deine Adresse, dein Geburtsdatum, die erste Telefonnummer deiner Großmutter, mit Vorwahl. Zähl all das auf. Wenn du das noch kannst, dann hast du auch keinen Schlaganfall. Kannst du rückwärts zählen? Kannst du pfeifen? Hängt die eine Hälfte deines Gesichts schon schlaff herab?

Wenn du jetzt umkippst, dann war's das. Sicher. Ganz sicher. Du musst nach Hause. Bete die Adresse.

Mantra! Mantra!

Ein Polizeiwagen fährt vorbei, und kurz zuckt deine Hand, will sich heben und ihn heranwinken, als sei das ein Taxi. Die müssen dir doch helfen!

Aber wie erklärst du ihnen, was gerade los ist?

Ich sterbe?

Der Witz ist, und glaube mir, Freund, es ist der schlechteste Witz, den du jemals gehört hast, dass du ganz genau weißt, dass das hier eine Panikattacke ist. Dass du nicht stirbst.

Und was dann? Ein Riesen-Buhei um deine Person, Krankenwagen, Menschenmengen, und am Ende liegst du wieder auf einer Trage, und sie kleben Elektroden auf deine Männertitten und wollen ein zweites Paar Handschuhe. Für nichts und wieder nichts. Sie werden dich freundlich genervt entlassen und Therapie empfehlen. Und du? Du wirst dich schämen, weil du nicht der toughe Typ warst, der du hättest sein wollen, aber nicht sein konntest. Schon wieder.

Du hast das doch wirklich schon so oft erlebt!

Das mit dem eben mal wieder tot.

Der Boden ist aus Gelee und hebt und senkt sich, tut Löcher und Stolpersteine auf.

Vielleicht, vielleicht ist das die Klimax. Wenn's so arg ist, dann muss es gleich vorbei sein.

Vielleicht wird sich gleich dieser wunderbare Frieden einstellen, der durch nichts ersetzt werden kann. Der Frieden nach der Panik.

Aber was, wenn es gar keine ist? Keine Panik? Doch nicht?!

Chance vertan, Friedenskonferenz beendet.

Jetzt setz doch diesen Anker, wenn er schon auf halbem Wege ist. Aber nein, die nächste Runde wird eingeläutet.

Herz, Hirn, Schweiß, die Sinne aufs Äußerste geschärft, bis alles verschwimmt. Diese verdammten, viel zu modernen Fernseher.

Du willst nach Hilfe rufen, willst irgendwem auf die Schulter tippen und die ganze Sache erklären, du willst umarmt sein.

Von viel zu nahen Menschen. Die Menschen sind viel zu nah. Aber gleich, gleich biegst du ab, in deine Straße. Es ist nicht mehr weit. Dort wird niemand sein.

Und niemand wird komisch gucken. Niemand wird Fragen stellen.

Und niemand Hilfe rufen.

Nun lauf doch schon!

Da vorne ist deine Tür. Das ist doch deine Tür?

Zähl rückwärts, ruf deine tote Oma an. Ruf sie an und bete ihr deine Adresse und dein Geburtsdatum vor. Rezitier einen Weakerthans-Songtext.

Dein Schlüssel passt doch sonst. Deine frostkalten Finger suchen verzweifelt, tasten eilig am Bund, denn neuerdings musst du auch noch unfassbar dringend pinkeln. Aus dem Nichts und schon fast brutal schmerzend, bedenkt man das profane Thema. Du stehst feixtanzend und versuchst, dich nicht vollzumachen.

Vielleicht trägst du deswegen Schwarz. Damit die Leute sehen, dass du stets vorm Tod davonrennst, und damit niemand sieht, wie du vor lauter Angst deswegen einnässt.

Die Tür klickt auf, hoch in den zweiten Stock. Hier kann nicht mehr viel passieren. Mach dich halt voll, keuch wie ein Tier, schrei Scheiße.

Mantra! Mantra!

Gleich bist du zu Hause.

Mantra! Mantra!

Da, geh zur Toilette, schau dich im Spiegel an, vergewissere dich, dass dein Gesicht nicht zusammenfällt, und miss deinen Blutdruck. Dann bau einen Turm aus Kissen auf dein Sofa und leg die Beine darauf, winkele sie an und atme neunzigmal in den Bauch. Werd wieder stabil. Aber leg das Telefon in direkte Greifnähe, für den Fall der Fälle.

Das geht jetzt schon seit dreißig Minuten so, viel länger kann es nicht dauern. Irgendwann wird dein Körper auf Sparflamme schalten, wird die Amygdala und die Nebennierenrinde lahmlegen und dir Ruhe gönnen.

Hilflos. Weil dein Körper gerade glaubt, er müsse vorm Leibhaftigen flüchten, und deswegen alle Thermostate auf fünf gedreht hat, alle Maschinen auf Volldampf hält, dich zum Fluchttier macht. Hilflos. Weil deine Savanne voller Hürden ist, vor Zivilisation birst und du diesen Trieb nicht gebrauchen und schon gar nicht leben kannst.

Aber das fällt dir ja nun wieder ein. Dann wirst du es auch abschalten können. Leg dich also auf deinen Turm, atme in den Bauch. Und folge deinem Atem. Alles wird gut.

Ja.

Mantra! Mantra!

Atme, obwohl du stirbst. Schlag dem Tod ein Schnippchen, und lebe einfach noch 'ne Runde weiter. Sei paradox. Sei die Unmöglichkeit.

Du schnappst wieder. Schnappst nach Luft und schnappst den Zipfel der Couchdecke, krampfst ihn in deine Faust, wie sich dein Herz um deine Rippen krampft.

Die nächste Runde geht rückwärts.

Du rutschst auf der Couch hin und her, vergisst das Atmen, musst dich dran erinnern, musst es takten, schaffst es aber nicht. Deine Hand greift Dutzende Male zum Telefon.

112.

Löschen.

112.

Kurz klingeln lassen und auflegen.

112.

Ich bin sicher, ich sterbe. Bitte kommen Sie schnell!

Dann die Wohnung voller Menschen in orange-roten Outfits. Maschinen, Pulsoxymeter, Elektroden, Diazepam intravenös. Ab ins System damit, für schnelle Hilfe und fixen Frieden.

»Wir können Sie gerne mitnehmen, Herr Müller. Aber das wird eine dieser Attacken gewesen sein. Entscheiden Sie das.« Der Notarzt packt seinen Koffer, zieht die Handschuhe aus.

Er trug nur ein Paar. Alle trugen nur ein Paar.

Du hast sie eben gebeichtet, deine Angststörung, deine Panikstörung. Hast den Anker geworfen für dich selbst und aus Scham. Das hat geholfen. Du hast erklärt, dass dir nichts passieren wird, aber erst, als du die Beweise mit eignen Augen sehen konntest. Als die Linie am EKG wie gemalt war, als dein Puls wie eine teure Uhr tickte.

Der Notarzt kannte dich schon. Du hast all die Gesichter vergessen, in all den Jahren, nach all den Anrufen. Das reminiszierst du später. Das stellst du ein andermal infrage.

Jetzt, mit leichtem Valium-Glimmer, genießt du die Ruhe. Du bleibst hier.

Nein, wirklich, du bleibst hier. Lebendig.

Und zu Hause.

Es wird eine dieser Attacken gewesen sein.

Du hättest einkaufen sollen. Dieser Hunger danach ist fürchterlich. Dein Körper hat den Sport getrieben, den du selber oft verweigerst. Weil du Angst hast, dass dein Herz die Anstrengung nicht verträgt. Und jetzt gierst du nach Kohlenhydraten, die dich wieder fit und leistungsfähig machen. Nach Schokolade zum Trost, weil du wirklich jeden Trost der Welt verdient hättest.

Du hättest wirklich einkaufen sollen!

Vielleicht später. Miss erstmal deinen Blutdruck.

5.
Reisetagebuch

Can't get no sleep
Faithless – Insomnia

Es gibt einen Song von Faithless, da singt irgendwer immer »Misinformation is a Weapon of Mass Destruction«. Immer wieder, um es allen ins Hirn zu prügeln. Ich bin mir sicher, dass es dabei eher um Globales geht, aber in meinem Mikrokosmos tickt eine ähnliche Bombe aus Unwissenheit.

Nach meinem Ausflug in die Notaufnahme – der eine Tradition begründen sollte, aber zu diesem Zeitpunkt seit langer Zeit der erste war, wer erinnert sich noch, dass ich mir aus besoffener Dummheit mit sechzehn Jahren die Kniescheibe brach? – fährt der Freund mich zurück in mein Heimatdorf und setzt mich dort beim Leichenschmaus ab. Wer auch immer sich dieses Wort ausgedacht hat, der hatte einen Humor, bei dem ich nicht weiß, wie gut oder schlecht ich ihn finden soll. Dort sitzen sie auf den rustikalen Stühlen in der Dorfschenke und hauen sich Schnittchen und Kuchen ins Gesicht, frisch Gezapftes wird über die Theke gereicht, die Luft steht vor Reval und Altedamenparfum. Mein Vater springt sichtlich erleichtert auf und führt mich zum Platz neben seinem, zum Throntisch, da wo die nächsten Angehörigen sitzen und sich Anekdoten erzählen. Ich erkläre, was los ist, und alle nicken verständnisvoll. Die Nerven, na klar. Das war auch ein bisschen viel.

Ich mag meine Familie, die meisten liebe ich sogar. Ist manchmal ein recht grober Haufen, dabei von großer Herzlichkeit und Loyalität. Und sie verstehen, wenn's zu verstehen gilt. Ich

habe es da wirklich gut getroffen. So verstehen wir
seitig durch den Nachmittag und besprechen die
die ein paar Tage später stattfinden soll, wenn
forst-Terminplan das hergibt.

Macht's gut, bis dahin, das wird schon wieder, nicht vergessen,
aber bitte auch nicht selber wegtrauern, das hätte sie nicht gewollt. Hätte sie auch nicht. Glaube ich. Weiß ich. Was weiß ich
schon? Tschüs, dann.

Die folgenden Tage schlurfen und bringen Déjà-vus mit sich.
Wieder verstauen, wieder wegpacken, wieder erhalten, was
uns wichtig bleiben soll. Das Haus wird immer mehr zum Mu-
seum. Wir waren zu acht. Mittlerweile sind irgendwie alle tot,
weil das nun einmal so passiert, meine Tante wohnt längst in
ihrer eigenen Wohnung, ich ja eigentlich auch, aber die Ge-
schehnisse der letzten Jahre haben mich vom ständigen Gast
wieder zum Ansässigen gemacht.

Papa und ich empfangen viel Besuch. Beileidler, Freunde,
Menschen, die verstehen, dass selbst zwei Brocken wie wir
nicht einfach so allein in einem derart großen Krabachel überleben werden, ohne der Traurigkeit anheimzufallen. Da drückt
eine Last, die wir nicht allein tragen können und die dennoch
zur Gewohnheit wird. Traurig, traurig.

Auch meine Freunde schauen vorbei, bringen mir die neuste
traurige Musik mit, nehmen mich mit auf kleine Touren, bringen in Erfahrung, wo man gerade Gras kaufen kann zu über-
teuerten Preisen und mit Vogelsand beschwert und gestreckt.
Ich bin dankbar dafür und starre, wann immer es geht, meinen
Rausch an die leeren Decken meiner Heimat. Selbstmedikation,
legitim in diesem Fall. Ich weiß, dass das nicht stimmt, und
doch kann ich nicht anders, und das macht, dass es stimmt.

Ich setze mich bei jeder Gelegenheit in meinen blassroten Maz-
da und fahre von A nach B, weil ich kein wirkliches Ziel mehr
sehe, und mit jeder Fahrt ins Blauschwarze wird mir bewusst,
dass ich das eigentlich sein lassen sollte. Ein steter Schwindel

begleitet mich. Vegetativ: Alles dreht sich. Wenn einer fragt: Alles gut. Ich werd schon nicht verrückt. Schwindel halt.

An einem Tag setzen wir uns ins Auto, mein Vater und ich, und fahren zum Friedforst. Neben Bäumen und Gestrüpp finden sich dort nur Blicke gen Boden und dieses Scherzen, das man an den Tag legt, wenn man sich nicht anders zu helfen weiß. Ein Förster mit der Lizenz zum Beisetzen empfängt uns, ist professionell bestürzt, aber dabei nicht unsympathisch. Unsere guten Schuhe schmieren sich durch den Waldmatsch, und schließlich kommen wir an einem Baum an, der aussieht wie all die anderen Bäume dort, nur dass ein kleines Loch davor ausgehoben ist und ein paar Blumen davorstehen. Finale.

Gerade, als der Förster zu seinen tröstenden Worten anhebt, hier, wo es keinen Trost geben soll, da taucht ein Pärchen im Hintergrund auf. Beide in bemühtem Outdoor-Partnerlook, in beschissenen signalroten Bergsteigerjacken, als müssten sie den K2 erklimmen. Dabei lustwandeln sie nur durch einen Wald zwischen Köln und dem Rand der Welt. Die große Romanze. Die beiden Mittvierziger suchen offensichtlich nach einer gemeinsamen Grabstätte im Wald, da, wo sie der Natur am nächsten sind. Weil sie jene doch als Mutter angenommen haben. Sie suchen für den Tag, an dem einer von irgendeinem schwarzen Klumpen gefressen oder vom Schlag getroffen wird oder sie, so sei's ideal, in Manila vom Bus überfahren werden. Gemeinsam, Hand in Hand. Es ist ihnen offensichtlich egal, dass da eine Mischpoke von Menschen im Trauerflor steht, und so lachen sie und feixen und freuen sich des Lebens. Auf einem Friedhof. Ernsthaft, Freunde? Ich bin so gut erzogen, und die, die das vollbracht hat, die wird hier jeden Moment in einem allenfalls grenzwertig würdevollen Gefäß unter einer Baumwurzel verbuddelt. Seid ihr beiden eigentlich blind oder nur völlig bescheuert, oder ist es euch am Ende ganz egal?

Mir ist es egal. Ich stapfe über Gehölz und Moos in ihre Richtung, und sobald ich mich in Hörweite wähne, beginne ich das

Fluchen, stelle ihre geistige Gesundheit infrage, drohe, dass ich um mich schlagen werde, sollten sie sich nicht augenblicklich, wirklich augenblicklich verpissen. Endlich! Katharsis! Machen wir uns nichts vor. Die zwei sind Idioten, frei von sozialer Intelligenz. Selbstherrliche Spackos. Ich bin mir sicher. Ich mache meine ganz persönliche Form von Vendetta daraus, es hat fast etwas Komödiantisches, wie ich sie vom Friedhof vertreibe, ihnen ausgerechnet dort den Tod androhe. Husch! Husch!

Mein Vater ist offensichtlich stolz auf die Chuzpe seines Sohns und kann sich nicht verkneifen, sich ein Grinsen abzuringen. Wie ein musikalischer Wegweiser aus Hamburg einst sang: »Auf jedem Begräbnis gibt es einen guten Lacher, mindestens einen echten Kracher.«

Ich stelle mich wieder in die Reihe meiner trauernden Familie, warte das betretene Schweigen ab, und ab da ist alles milchig schwarz. Ich weiß nichts mehr. Wirklich nicht. Was geschah, liegt da unter der Tanne oder der Fichte, wo auch immer die Zapfen hingewachsen sein mögen, begraben.

Mein nächstes Bild zeigt Onkel und Tanten, die sich das Schuhwerk weiter im schlammigen Boden versauen und in Richtung ihrer Autos schlappen. Hiermit ist es dann wohl vorbei. So ein Ende, das hat ja auch was für sich. Bullshit.

Wie ein, mittlerweile in meiner Heimatstadt ansässiger, musikalischer Nervtöter einst log: »Ein Ende kann ein Anfang sein«. Was für ein Mist. Wirklich, danach ist alles wie abgeschnitten. Ich will erstmal nicht mehr an diesen Ort zurück.

Aus erstmal sollte in zehn Jahren zwei Mal werden, beide Male initiiert von den Frauen in meinem Leben in dieser Zeit, die sich zwei mal zwei Nervenzusammenbrüche aus schlechtem Gewissen angucken, mich ins Auto setzen und zum Wald bringen. Ich sollte zwei Mal den Baum nicht finden, erst meinen Vater anrufen müssen, um mir den Weg erklären zu lassen. Ich sollte zwei Mal vorm Baum stehen und nicht wissen, wie man sich verhält, sollte Moos und Borke riechen, und das sollte am Vermissen rein gar nichts ändern. Irgendwann werde ich meine Tochter dort hinbringen, wenn sie versteht, was die ganze Sache eigentlich bedeutet. Bestimmt werde ich mir vorstellen wollen, dass es so etwas wie ein Familientreffen ist. Das wird wahrscheinlich richtig schiefgehn und wenig versöhnen, aber mich auf ewig weiter versohnen. Und dann werde ich beschließen, dass ich mir das nicht mehr angucken muss, weil ich's eh ständig vor mir sehe, es auf ewig weiter in meinem Hirn wie ein alter Wasserhahn tropft, der mich irgendwo zwischen »Lässt sich ignorieren« und »Treibt mich völlig in den Wahnsinn« hinterlässt. Ich werde meine Mutter für ihre Entscheidung loben, sich kein Mausoleums-Tamtam gewünscht zu haben, obwohl sie es hätte haben können, und einen Strich ziehen, unter den Friedforst, das Bild von schmutzigen Ausgehschuhen. So der Plan. Wir werden sehen.

Es ist alles wie abgeschnitten. Die nächsten Tage vergehen wie im Dämmer und ändern wenig, vordergründig. Aber ganz hinten im Hirn klettert eine diffuse Angst die Leiterbahnen hoch und setzt sich fest. Mir ist permanent unwohl, ständig ein bisschen schlecht. Zu meinem Trost lerne ich Wut und bemerke recht schnell, dass mir das nicht allzu gut tut. Genauso wenig wie meine Anger-Management-Methode, die aus Kiffen, Schlafen und Fressen besteht, weil ich zu feige zum Prügeln bin und zu faul zum Sport. Wut, ja. Nur läuft die ins Leere und trifft nur mich selbst, weil ich das einfachste Ziel bin. Das Easy Target. Wie gern ich sie dennoch woanders fände oder an andere Orte schicken würde. Wie gern ich einen Verantwortlichen zur Rede stellen würde.

Ich werde immer unausstehlicher, weil mir nie Ruhe gegönnt ist. Nicht etwa, dass man mich fordert. Mein Vater sieht wirklich alles ein, auch da, wo es nichts einzusehen gibt, und hält alles von mir fern, was mich aufregen könnte. Ich nehme das als seine selbstverständliche Pflicht und sehe nicht, dass auch ihm was fehlen könnte. Mein empathisches Ich weicht dem apathischen Ich, und mir wird alles egal. Gut, nicht alles. Zum Sterben bin ich zu feige, aber ich bade in einem Pool aus Selbstmitleid, verstecke mich in Löchern, im Alltag, der verdämmert wie im Nebel.

Leute fragen, ob ich nicht mal mit einem Experten darüber sprechen wolle, und meine Antwort ist, dass es keine Experten gibt. Wenn überhaupt, dann bin ich das wohl, bin doch der Experte für mich, also Klappe halten und die Lage der Nation akzeptieren. Ich würde mich den Pflichten verweigern, hätte ich die Kraft dazu. Jetzt drücke ich mich einfach davor. Vive la Desolation. Vive la Isolation. Die Kletterangst hat freie Bahn.

Ich erinnere den Morgen, an dem ich aufwache und das Gefühl habe, dass mir ständig ein Paar stechender Augen von hinten durch den Kopf starrt. Kennt ihr das auch? Ihr sitzt in einem Café oder sonst wo öffentlich rum und habt das Gefühl, beobachtet zu werden. Wenn alles gut läuft, dann dreht ihr euch um und seht, dass das stimmt. Dass da jemand einen Narren an euch gefressen hat oder einfach gerne beobachtet. Dann ist ja gut. Aber dreht ihr euch um und bemerkt niemanden, wenn also das Starren folgt, als wäre es an einem langen Stab an eurem Nacken befestigt, dann geht davon aus, dass irgendetwas falsch ist. Isoliert und desolat, lebe ich mich in diese Angst ein und schiebe sie auf die Nerven und den Rausch. Vielleicht übertreibe ich gerade mit allem. Mit dem Alleinsein, mit dem Dämpfen, mit der Trauer. Aber ich kann nicht anders.

Ständiger Schlaf wird mein Begleiter, so lange, bis ich nicht mehr schlafen kann, als hätte sich ein Vorratstank, ein Schlummer-Silo bis zum Rand gefüllt. Und irgendwann ist der Tag erreicht, an dem ich wach bin. Viel zu wach für meinen Geschmack, denn meine Sinne stellen sich scharf, und ich wähne mich zurück in die Kirchenbank, fünf vor Bach, fünf vor zwölf. Alles, was bisher diffus war, wird manifest und unausweichlich anwesend. Der Schwindel, das Herzrasen, die Todesahnung packen mich, und die nächste erste Panik schubst mich über den Rand. Mein System pumpt und pumpt und pumpt eine Welle der Angst nach der nächsten, kleine Hormon-Botschafter bringen mir Neuigkeiten vom Tod.

Ich rufe nach meinem Vater, rufe wie der Teufel oder einer, den der Teufel jagt. Papa kommt mit verquollenen Augen ins Zimmer und sieht mich zucken. Sieht, wie ich mich selber über die Kante treibe, hört, wie ich um Hilfe bitte, nein, ich jammere.

Papa tut das, was man in solchen Momenten treu sorgend tut: Er ruft den Notarzt. »Mein Sohn, der sagt, er würde gerade sterben.« Wie sehr ich diese Worte aus seinem Archiv löschen möchte. Ich heule wie der Schlosshund und jede weitere Sekunde, die vergeht, bis endlich das Martinshorn durch unser Dorf jagt und die Tür auffliegt. Wieder Dioden, wieder Zickzack-Bilder auf piependen Monitoren, wieder kein schlimmer Befund und daher der Beschluss, dass ich mich jetzt beruhigen müsse, und dann eine Spritze in den Hintern, unbekannten Inhalts, aber voller Frieden. Was auch immer mir da injiziert wird, es wärmt mein Hetzen weg und füllt mich mit Ruhe. Füllt mich mit Traumlosigkeit, die ich arg vermisst habe, weil die Träume der letzten Wochen alle einem schlechten Horrorfilm entliehen schienen.

Ich wache auf aus meinem Hilfsmittelschlaf, und es hat sich nichts großartig verändert. Der Stab steckt weiter in meinem Nacken, und Ruhe ist nicht in Sicht. Ruhe wird zum Abstraktum, die Unrast treibt mich nahe an den Rand des Wahnsinns. Wie definiert man eigentlich Wahnsinn? Ist das alles, was vom Normalen abweicht, oder liegen die Grenzen weiter draußen? All meine Helden waren wahnsinnig. Bukowski, mit seinem permanenten Weggenestel von Stanniolpapier von Whiskey-Flaschenhälsen, seinem ekelhaften, egozentrischen Welthass. Oscar Wilde, mit seiner zusammengehurten Neurosyphilis, die ihn in einem, von einem Mäzen gesponserten Pariser Hotelzimmer dahingerafft hat. All die Musiker, die irgendwann mit Nadeln im Arm und Kotze im Hals auf Badezimmerfluren verreckt sind. Die waren wahnsinnig. Bin ich auf dem Weg dahin? Ich hoffe doch nicht. Für derartige Waghalsigkeit bin ich zu weich. Ich will hier raus. Wirklich, ich will hier raus und zurück in meine sorgenfreie Dorfjugend, wenn es sein muss. Allen hehren Plänen für die Zukunft zum Trotze, dem Wunsch nach mehr Tiefe, wie sie von meinen Vorbildern gelebt wurde, will ich nur in die Normalität und, sei es drum, in die Langeweile entlassen werden.

Diese Reise nimmt Tempo auf, und dem kann ich nicht folgen. Ich erkenne mich nicht mehr, und das macht mich schier irrsinnig. Diese Leidender-Künstler-Scheiße ist ein schmerzhafter Mythos, dessen werde ich mir nun bewusst. Steckt auch Kreativität im Leiden, so würde ich gerade lieber hauptberuflich Wände anstarren, um den Überraschungen aus dem Weg zu gehen. Irgendwas Konstantes wäre schön. Gebt mir einen Stempel und einen Stapel Papier, lasst mich am Fließband Schrauben in Wasauchimmer drehen. Das ist bestimmt alles stumpf, so stelle ich's mir vor, aber es wäre so schön unaufgeregt. Die Frage, ob ein paar von den Schraubendrehern da draußen vielleicht mit dem gleichen übertriebenen Pulsschlag zu Werke gehen, die stelle ich mir nicht. Dieser Kosmos ist so mikro, wie er nur sein kann. Das hier ist meine Reise. Und das ist egoistisch. Das ist echte Scheiße. Aber gerade nicht anders machbar, und das ist okay. Wirklich, es ist okay, wenn man den Willen hat, da wieder rauszukrabbeln. Dann ist dieses Bad im eigenen Stress völlig okay.

Dennoch: Wir müssen uns dringend beruhigen.

Kein Pluralis Majestatis. Kein adliges »Wir«. Ich sage »Wir«, denn allein bin ich nicht. Es ist die Reise von vielen. Von viel zu vielen. Vielleicht auch eure, sie ist es auch, wenn ihr euer Herz nicht an die großen Tragiker da draußen verschenkt habt. Sie ist universell. Auch dann, wenn ihr nicht den Tod von Lieben zu beklagen habt. Egal, was oder wer euch das Ticket gekauft hat, die Reise sieht viel zu oft so aus wie meine.

Ich gehe sie Schritt für Schritt.

Experten. Irgendwoher muss das ja kommen, und es will abgeklärt sein. Die körperlichen Symptome, die Getriebenheit, die mit diesem permanenten Unwissen um ihre Herkunft einhergeht. Da müssen Experten her! Und ich zu ihnen.

Ich bin überall. Wirklich. Bei Kardiologen, Neurologen, Internisten, HNO-Ärzten, selbst bei Orthopäden, warum auch immer. Keiner findet irgendetwas, was derart von der Norm abwiche, dass es diesen Zustand verursachen könnte. Ich werde in MRT-Röhren geschoben, die mein Hirn durchleuchten, werde durch Tests gejagt, die meinen Allgemeinzustand erfassen. Nichts ist auffallend auffällig.

Klar, da gibt es die sichtbaren Angelegenheiten. Ich bin zu dick, also biegen sich meine Knochen, mein Blutdruck ist erhöht, aber nicht übermäßig bedenklich. Mit vierundzwanzig könnte man gesünder sein, aber auch bedeutend schlimmer dran.

Mein Ritt durch die interdisziplinären Instanzen bringt rein gar nichts, außer der Erkenntnis, dass nicht einer so genau wissen kann und will, was eigentlich los ist. Ich hänge irgendwie im Schwebezustand zwischen verarscht und unverstanden und zweifele an der Schulmedizin. Findet was, ihr Studierten! Findet was! Sei's ein Tumor oder eine seltene Autoimmunerkrankung, meinetwegen eine neue Krankheit, die ihr in eure Fachschriften bringen könnt, die euch berühmt macht. Nennt sie nach euch, denn ich will sie nicht. Das Müller-Syndrom, wie das schon klingt.

Dazwischen: Papa, der den Notarzt ruft. Der Arzt und ich sind mittlerweile Duz-Freunde, so oft kommt das vor. Mein Tagesablauf entrückt mir immer mehr. Arztbesuche werden zur Routine und bringen, entgegen meinen Hoffnungen, überhaupt keine Klarheit.

Bis zu diesem einen Tag.

Müde vom Herumgereichtwerden, suche ich die junge Ärztin auf, die die allgemeinärztliche Praxis in meinem Heimatdorf übernommen hat, weil der bisherige Doktor sich in die Rente verabschiedet hat. Die Praxis, die man besucht, wenn man einen milden Schnupfen oder keinen Bock auf Arbeit oder den Sportunterricht hat. Wenig Spektakuläres treibt sich zwischen diesen Mauern rum. Dr. House würde vor Langeweile kotzen und sich ein Oxycodon reinpfeifen, um die Alltäglichkeit in seiner ambitionierten Allesheiler-Mentalität verstecken zu können. House und ich, wir teilen uns gerade die menschliche Hybris in diesen Räumen.

Blassgelb gestrichene Raufaser und Blumenbilder an den Wänden, Wartezimmerstühle, auf denen man nicht länger verweilen will als irgend nötig. Hier wurde so manche Krankschreibung ausgestellt, so mancher harmlose Schnupfen diagnostiziert, der mich vom Sportunterricht freigeschrieben hat. Hier kenn ich mich aus, ich fauler Tunichtgut. Ich bin hier, weil ich irgendetwas haben will wie gewohnt. Ein Rezept für das, was mir damals in die Muskeln am Hintern gespritzt wurde, was auch immer es war, das diese warme Zufriedenheit ausgelöst hat, als mein Vater den Notarzt kommen ließ. Ich will rufen: Hilfe! Vielleicht das, aber in erster Linie: Ruhe! Und werde aufgerufen. Es ist faszinierend, wie simpel das Komplizierte sein kann.

Die Ärztin sieht sich mein Sammelalbum von Befunden an, erhoben von Experten, in den letzten Wochen.

Experten. Bekittelte Fachidioten, denen ich hiermit nicht gerecht werde. Die ich nicht anklagen möchte, wirklich nicht. Aber das Offensichtliche ärgert mich maßlos, hier in dieser Hinterlandpraxis, die ich so unterschätzt habe, gibt es Klarheit. Manchmal braucht es findige Geister, die das Offensichtliche aussprechen können.

»Herr Müller, haben Sie einmal darüber nachgedacht, was in

den letzten Wochen und Monaten mit Ihnen geschehen ist? Haben Sie einmal darüber nachgedacht, dass es mehr gibt als das rein Körperliche? Sie sind einfach runter. Sie haben genug, und das versucht dieses ganze Gewühl aus Symptomen, Ihnen zu sagen. Ich glaube, nein, ich bin mir beinahe sicher, dass Sie eine Angststörung haben. Darüber sollten wir uns nicht wundern. Es ist der Geist ...«

Schiller. Ich komplettiere ihren Satz und falle in mich zusammen. Wahrlich, wahrlich. Ich hätte selbst darauf kommen müssen. Kommen sollen. Meine Mutter hat in den letzten Wochen ihres Lebens Angst gehabt. Kein Wunder, unter diesen Umständen. Ich hab all dies schon mal gesehen und auf den Krebs geschoben, und nun wird mir schmerzlich bewusst, dass ich den Geist dabei ausgeschlossen habe. Ich habe die Logik ausgeschlossen, ich cleverer Depp. All die Schmerzen, all das Zumhimmelheulen, das hat in meiner Innenwelt seinen Ursprung im Karzinom gehabt. Schmerzen machen traurig, ist doch klar. Aber macht Traurigsein auch Schmerzen?

Es hing und hängt doch immer noch an der Schlafzimmerwand. Dort, wo mein Vater nun alleine schläft. Physis und Psyche. Der Ursprung so vieler Sprichwörter. Schiller.

»Es ist der Geist, der sich den Körper baut.«

Nur, weil man Offensichtliches in schöne Wörter kleiden kann, heißt das noch lange nicht, dass man den Stein der Weisen irgendwo herausgemeißelt hat. Es ist nur allzu offensichtlich:

»Ich trage die Last der Welt auf meinen Schultern.«

Rückenschmerzen durch verkrampfte Muskeln, weil Entspannung unmöglich ist. Mehr nicht.

»Es schlägt mir auf den Magen.«

Bauchweh und nervöser Durchfall, bedingt durch Stress. Ich habe Schiss.

Entschuldigt, liebe sanfte Gemüter da draußen, aber sich das Gedärm nach außen zu scheißen (mehr nicht), wenn die Angst euch beim Kragen packt, ist ein natürlicher Reflex aus der Ursuppe. Die Mechanismen dahinter, die kann ich euch nicht erklären. Ich weiß nur, dass es so ist. Fragt eure Ärztin, euren Arzt.

So wie ich es tat.

Und meine Ärztin, die geht in den Schaffner-Modus und ruft aus: »Nächster Halt: Angststörung.«

Ich stürze in die Reise. In die permanente Sauhatz. Diese Gewissheit lässt mich zittern und zagen.

Ich bitte um Erlass, um Ablass von all den abgefahrenen Körpersensationen und etwas Ruhe durch dieses Medikament, dieses Zaubermittel, von dem ich weiß, dass es die Ruhemomente verspricht, die ich so schmerzlich vermisse, aber die Ärztin weigert sich. »Das darf nicht die Lösung sein. Hier, der Name eines verschreibungsfreien Mittels gegen Übelkeit und Schwindel. Als Notlösung. Macht auch ein bisschen müde und beruhigt sanft.«

»Begeben Sie sich in Therapie«, rät sie noch. »Alles andere ist nur Krückstock und Polster und hilft auf Dauer nicht.«

Ich bedanke mich und verlasse das Behandlungszimmer mit guten Wünschen und mehr Wissen, als ich ertragen kann, aber ohne wirklichen Plan.

Eine Angststörung also. Ich stehe da ohne Plan. Wie ich reise. Wie ich Angst vor der nächsten Angst habe. Wie ich erwarte, dass die nächste Panik mich schütteln und ich todängstlich sein werde.

Ich bin der Reise überdrüssig.

Aber immerhin weiß ich nun ungefähr, wohin sie mich führen soll.

Ungefähr. Und deshalb ist es echt schwierig, ein Ticket zu ziehen und die Koffer zu packen.

Aber genug der Bilder. Mein Alltag tagt wie folgt:

Ich sitze so viel rum. Auf der Kante meines Bettes; im Zimmer meiner Oma auf dem alten, grünen Ledersofa mit den kleinen Rissen im Polster, das aussieht wie ein aufgeblasener Ohrensessel; in meinem eigenen Wehleid hock ich da. Die Luft um mich herum riecht wie sonst auch, als alle noch da waren. Genau der Duft nach Menschen und Gemäuer, die du kennst. Die Mischung, die zu Hause ausmacht. Sie kriecht schon durch die Lüftungsschlitze, wenn du in die Einfahrt einbiegst. Lass es Zimt sein oder Bergamotte, weil das so schön klingt. Darüber liegen Kopfnoten von verschiedenen Parfums wie Fußnoten von getaner Arbeit. Und Heimatschweiß und unzählige Mahlzeiten, die sich im Filter der Dunstesse festgefressen haben. Erbsensuppe und Schnitzel zwischen Rheumasalbe und Zigaretten. Das klingt nach einer wüsten Kombination, aber es riecht so gut, ich kann es kaum beschreiben.

Da sitze ich und rauch zu viel, ich denke zu viel nach. Die meiste Zeit verbringe ich damit, im Internet das Thema Angst zu recherchieren, und wage es doch nicht, Papa davon zu erzählen. Ich will es erst erklären müssen, wenn ich es selbst verstanden habe, so wie ich mich auch erst traue, ein Lied zu singen, wenn ich die Melodie kenne. Ich suche nach Gleichgesinnten und Erfahrungsberichten und nach Rat. Dr. Google, dieser Satansbraten, spuckt mir die verschiedensten Varianten aus, von halb so wild bis ganz fatal. Die Foren quellen über, aber niemand scheint so richtig Bescheid zu wissen. Schnatterinchen23 empfiehlt Globuli und lange Waldspaziergänge, das habe ihr geholfen. Herz.Gebrochen_Frankfurt hat das jetzt schon seit fünfundzwanzig Jahren, traut sich nicht aus der Wohnung und kein Land in Sicht, trotz zweier Aufenthalte in einer Klinik, von der er aber nicht genau erklärt, was für eine Sorte Krankenhaus das war. *Bass!BASS!Bass* glaubt überhaupt nicht an die ganze Sache und ist sich sicher, dass er von seiner Ex vergiftet wurde, als die aus der gemeinsamen Wohnung ausgezogen ist. Angststörung! Wenn er das schon hört! Kann ja gar nicht, schließlich ist er schon Fallschirm gesprungen und Motocross gefahren, früher, und deswegen hat er mit Angst nix am Hut. Das war die Alte mit Gift, die Sau. Er droht, trotz oder gerade wegen seines Mutes, mit dem Strick. Na, schönen Dank. So werde ich keinen Deut klüger. Im Bestfall nicht dümmer, auch wenn mir der Schädel brummt und die Augenlider flattern vor lauter blassblauem Monitorlicht.

Begeben Sie sich in Therapie, hat die Ärztin gesagt. Weil das die profundeste und vernünftigste Aussage zu dem Thema ist, werde ich ihr Folge leisten. Wenn mich das weiterbringt, dann Halleluja. Die Tage sind nämlich zersetzt von andauerndem Schwankschwindel und der Panik, die Anfall für Anfall ein bisschen zu erstarken scheint. Die Episoden werden länger, und mit jedem Mal kann ich das weniger ertragen. Obwohl ich keinen Hunger habe, fresse ich wie ein Scheunendrescher. Mein Körper schreit nach Kohlenhydraten und Energie wegen der immensen Anstrengung während meiner Phasen, ich muss reinstopfen und möchte kotzen. So kann es nicht weitergehen, sonst platze ich. Entweder nach außen oder nach innen. Ich brate und rühre, reiße Chipstüten am laufenden Band auf, lutsch mir das Bittere schokoladig.

Mein Vater bringt mir täglich Essen in luschen Styroporboxen aus dem Krankenhaus mit, von da, wo alle beide von uns gegangen sind und wohin er trotzdem noch geht und seinen Küchenchefjob ausübt. Zwischenmahlzeiten, mehr ist das nicht für mich. Er aber hat einen Alltag, den hat er wiedergefunden oder der Alltag ihn. Er scheint mir stabil, und ich bewundere ihn dafür. Gleichzeitig macht mir das ein schlechtes Gewissen, weil ich gerne selbst alltäglich wäre und nicht dieser Trauerkloß, der ich geworden bin. Zum ersten Mal in meinem Leben habe ich Angst davor, verrückt zu werden. Das kann nicht weitergehen, so nicht.

Vielleicht anders.

Begeben Sie sich in Therapie, hat sie gesagt. Der einzige Ort dafür, der mir einfällt, ist die Tagesklinik für Psychotherapie im Luscheboxenhaus meines Vaters. Kein Traumort, da bin ich mir sicher, aber wenn's denn helfen möge?!

Ich bitte ihn zum Gespräch in unseren hauseigenen Konferenzraum: Das war die Küche meiner Oma im Erdgeschoss. Oben die Wohnung meiner Eltern, im Tiefparterre – das Haus wurde in einen Hang gemauert – mein altes Zimmer, und gleich geradeaus die Terrasse, auf der wir vor Kurzem noch feierten, bis dieser ganze grobe Mist losging. Da, wo es sonst immer so sauber und aufgeräumt war, stehen Kartons mit Überbleibseln herum, hängen jetzt hier und da Spinnennetze in den Ecken, und Weberknechte huschen unter die Eichenbänke, als wir uns hinsetzen und ich anhebe zu erklären, was ich selbst noch nicht verstehe.

Ich liebe meinen Vater. Mit allem, was ich habe. Dieser Tage, wo ich aufschreibe, was mir zu sortieren reichlich schwerfällt, rufe ich ihn viel zu selten an. Ich glaube, das mach ich gleich mal. Er wird sich sicher freuen.

Da sitzt er vor mir in der Küche und nickt vor sich hin. Ich erzähle ihm von der Diagnose und dass ich gerne jeden Morgen, wenn er zur Arbeit fährt, mit ihm ins Auto steigen und Patient der Tagesklinik werden will. Damit das schnell ein Ende finden möge. Sicherlich ist diese Vorstellung für ihn nicht einfach. Hier in unserer grobschlächtigen Gegend ist das noch ein echtes Tabu. Wer einen an der Klatsche hat, der ist in der Regel behindert oder hat den Absprung vom sozialen Trinker zum Voll-Alki nicht geschafft und wird nach Bedburg-Hau geschafft. An den Ort in Nordrhein-Westfalen mit geschlossener Psychiatrie und einer Abteilung für Forensik und all dem, was nach der landläufigen Vorstellung zu einer Irrenanstalt gehört. Haste 'n Hau, fährste nach Hau. Klassenfahrt nach Bedburg. Früher hab ich selbst darüber geschmunzelt. Jetzt sehe ich das in greifbarer Nähe vor mir und möchte es unter allen Umständen verhindern. Möchte keine Schande über uns bringen. Ich weiß nicht, wie und wo mein Vater das gelernt hat, aber es kümmert ihn nicht, was die anderen denken, und er stimmt sofort zu. Stimmt zu, seinen Sohn am Ort seiner Arbeit abzugeben, in dem Ort, wo er geboren wurde, wo unsere Familie gleich mehrere Gastronomiebetriebe führt und Reputation so wichtig ist. Dort, wo er seit Dekaden Küchenchef ist. Dort, wo uns jeder kennt. Dazu ist er sich nicht zu fein. Oder zu ängstlich. Oder beschämt. Er will mich jeden Morgen mitnehmen, seine Schichten ein wenig nach hinten verschieben, das Timing optimieren. Sohnemann soll gesund werden, von dieser Krankheit geheilt, die wir beide nicht verstehen, vielleicht auch nicht verstehen wollen. Ach, Papa. Das wird schon werden. Ich bin mir meiner selbst nicht sicher, wie denn auch, aber zumindest gibt es einen Plan.

Zur Tagesklinik geht es jetzt also. Die liegt ein wenig versteckt, rückseitig am Krankenhaus, um ein Mindestmaß an Anonymität oder Geheimhaltung zu wahren. Ich finde beides gut. Das war's aber schon, für den Skeptiker in mir. Ein Bankirai-Holzsteg führt feingerippt an Blumenbeeten mit wetterfesten Pflanzen vorbei, rundherum sind weiße Kiesel gestreut. Alles sieht so neu aus, als wäre die Erkenntnis, dass es Ver- oder Entrückte gibt, ein absolutes Novum, und die Frage, wie man damit umzugehen hat, noch nicht beantwortet. Als müsse man die Fassade aufrechterhalten, um von dem Volk da drinnen abzulenken. Verrückt komm ich mir vor, als brächte ich Unordnung in die Beete durch meine bloße Anwesenheit. Das ist ein ganz beklommenes Gefühl. Ich habe den festen Plan, auf jeden Fall der Gesündeste hier zu sein. Einer, von dem man nicht mit scheiß Grünanlagen ablenken muss. Mir wird ein bisschen übel. Das ist echt unfair. Wahrscheinlich haben sie's gut gemeint. Vielleicht war auch einfach nur Budget übrig, und das wurde in Landschaftsgärtnerei investiert.

Die Glastür mit dem Wappen des Krankenhausträgers ist verschlossen, und so klingeln wir, mein Vater und ich, und eine gehetzt wirkende Dame erscheint, drückt auf einen Schalter, mit einem Summen öffnet sich die Tür.

»Ach, Herr Müller! Hallo! Alles gut? Ich habe davon gehört. Ach, das tut mir aber leid. Das ist Ihr Sohn? Ja, das sieht man aber! Das ist ein echter Müller.«

Es wird über mich gesprochen. Ich kann das nicht leiden. Ich bin anwesend, ne?!

»Dann wollen wir mal sehen, was wir tun können. Was ist denn genau los? Hat er das noch nicht verdaut, das mit Ihrer Frau und …«

Ich bin anwesend. Also streck ich meine Hand aus und sag: »Nicholas Müller, hallo. Ich bin schon drei mal sieben, also können Sie mich auch direkt fragen.« Und halb zur Seite gewandt, füge ich hinzu: »Papa, danke. Du kannst ruhig gehen. Das krieg ich schon hin. Geh ruhig mal arbeiten. Wir sehen uns heute Nachmittag.«

Meine Schuhe knatschen bei jedem Schritt auf dem Linoleumboden, und ich merke, wie ein Gefühl von absolutem Unwohlsein in mir aufsteigt. Hinter der Dame, Gott weiß, wie sie geheißen haben mag, pendeln neugierige Patienten hin und her und beäugen mich. Die meisten tragen den Jogginganzug fast wie eine Uniform. Man scheint es sich hier bequem machen zu müssen. Fast alle Räume haben gläserne Türen oder zumindest Fenster in Kopfhöhe, alles ist in sauberem Furnier gehalten, die Farben unverbindlich. Es riecht nach Krankenhaus, was niemanden wundern sollte.

Frau Gottweißwer schiebt mich sanft in Richtung Chefarztzimmer. »Hier werden Sie aufgenommen. Das schaffen wir schon.« Irgendwelche Belanglosigkeiten gibt sie von sich, und ich möchte wirklich nicht unfair sein oder pauschalisieren, aber das könnte man eleganter lösen. Weniger Grüne Meile und ein Jot mehr Herzlichkeit. Aber, als ich mich umgucke, bemerke ich, dass hier unzählige Menschen durch die Gänge mäandern. Die meisten von ihnen wirken irgendwie neben der Spur und müde. Ein paar sehr wenige tragen das offizielle Klinikchic und dazu Namensschilder, aber das sind die großen Ausnahmen. Wenn dies das Verhältnis Patienten zu Personal ist, dann wäre ich auch pragmatisch und immer ein bisschen gestresst, im Geiste schon im nächsten Termin und bei den nächsten Aufgaben des Tages.

Frau Ichhabeihrennamenvergessen schiebt ab, und ich setze mich auf einen dieser Wartesaalstühle, helles Holz und Piqué-Polsterbezug. Mein Blick weicht aus, wem er begegnen könnte, und irgendwann, die Zeit ist nicht wichtig, weil sie sich eh dehnt wie beschcuert, geht die Tür neben mir auf.

Ein Mann in Sakko und Formlosjeans bittet mich herein, er trägt die Brille auf der Nasenspitze und lugt darüber hinweg. Herr Weißderteufelwie. Wie sollte ich mir all das merken? Damals wie heute? Ich weiß, dass er der Leiter dieser Anstalt ist und sie auch Anstalt nennt, als wäre das eine Auszeichnung. Er räuspert sich oft und spricht zu jeder Zeit mit bemüht gedämpfter Stimme.

Ihr Guten, es wird nicht wirklich spannend ab diesem Moment. Ernüchternd wird's in einem Maße, das ich nicht zu sehr beschreiben möchte, um euch die Suche nach Hilfe nicht zu verleiden. Wenn ihr denn Hilfe braucht. Wenn ihr denn Hilfe braucht, dann sucht sie bitte auch an Orten, die sterilisiert sind, wie dieser hier.

Es wäre vermessen zu behaupten, dass ich kranker werde in den nächsten Wochen. Gesünder aber auch nicht. Stabil heißt das dann wohl.

Herr Wohersollichdaswissen bietet mir den Platz gegenüber seinem Schreibtisch an und stellt ein paar routinierte Fragen. Was treibt mich hierher? Wer hat mich geschickt, wer die Diagnose gestellt? Wie geht es mir? Was erwarte ich? Will ich mich auf die Vorgänge hier einlassen? Bin ich freiwillig hier, oder hat mich irgendwer gedrängt?

Angst, Arzt, Arzt, beschissen, Hilfe, vielleicht, ja und nein und eigentlich jein. Ich rutsche und ruckele unbeholfen auf meinem Stuhl herum, höre von draußen das Gemurmel der anderen, ab und an werden Namen gerufen, es scheppert irgendwo blechern, irgendetwas ist vor der Tür umgekippt oder heruntergefallen. Meine Hände sind Seenplatten aus Schweiß, mein Herz ein getriebener Reiter, ich kann mich nicht konzentrieren. Auch nicht auf den Tagesplan, der mir in Form einer Tabelle über den Tisch geschoben wird, darauf festgehalten: Therapien und Essenszeiten, Beginn und Ende des Tages. Die Liste der Namen, die Zahl der Menschen, die mich in Zukunft betreuen sollen, ist überschaubar. Da haben wir Kunsttherapie, die Pflegeleitung der Station, die therapeutischen Gespräche, die wird mein Herr Jessasfragtmichbittenicht übernehmen. Einen Doktortitel trägt er laut Papier, der Geier weiß, worin. Medizin wird's sein. Mir auch egal. Wo bin ich hier gelandet? Draußen scheppert es schon wieder.

Lässt man alle Hoffnung in vorauseilendem Gehorsam fahren, dann nennt man das Katastrophisierung. Oder schlicht Pessimismus, wenn man's einfach und wortleicht möchte. Dafür bin ich ja nicht der Typ, weiß der Geier, warum. Manchmal suche ich die Schwere, wegen der Bedeutsamkeit, die das verleiht. Dann sagen mir die Menschen, ich solle mich mal klar ausdrücken. Sie haben meistens recht. Im verfrüht Nichthoffen bin ich seinerzeit ein Meister.

Liebe Freunde, sofern wir mittlerweile welche sind, ich habe es ja bereits angekündigt: Der Aufenthalt bringt, zumindest mir, und ich zähle mich nicht zu den Besonderen, überhaupt nichts bis auf ein wenig Struktur und somit halbseidene Stabilität. Zu Hause ist immer noch der Teufel los, was die Angst angeht. Mittlerweile täglich. Ich schieb den Frust wie einen Sackkarren voll Blei vor mir her.

Ihr habt es schon erraten, dieses Kapitel dient nur dem einen Zweck: Ich möchte mich gerne beschweren. Nein, nein! Nicht bei den Menschen in der Tagesklinik, Ärzten, Therapeuten, Pflegern, Patienten. Alle haben ihr Bestes getan. Aber das, was man zu leisten in der Lage ist – und das ist ja, was das Beste ausmacht –, ist immer abhängig von dem, was die Ressourcen hergeben. Stopft man gut vierzig psychisch labile Menschen in einen Krankenhausanbau, setzt zu wenig Pfleger hinzu, bietet ein halbstündiges Therapiegespräch pro Woche, wo der Kessel permanent kocht, was will man denn erwarten?

Die Gruppentherapiesitzungen gleichen dem Treffen in einem Seelenstriptease-Club. Alle Patienten vereint, alle in einem Raum. Wie geht's euch denn? Die, die überbordend gerne von sich erzählen, die haben ein Podium, und die, die zu schüchtern für ein Selbstgespräch sind, die würden am liebsten im Erdboden versinken. Die wie ich, die irgendwo dazwischen sitzen, die geben sich neutral und schweigen und setzen sich in den Biografiehagel. Jetzt bitte alle mal die Klatschen auspacken. Wie spezialisiert ist das denn wohl? Setzt man Psychotiker und Drogis auf Entzugstrauma neben endogen depressive Halbjugendliche und Sozialphobiker oder eben die Ängstlichen? Ohne Wertung? Ohne zynische Kategorisierung in Schlimm und Machbar? Egal, woher und wohin ihre Miseren rühren und führen? Ohne Schuld zu suchen, was den eigenen Zustand angeht? Ich glaube, eigentlich nicht. Und ich glaube, dass die, die das dann tun müssen, weil ihnen Kapazitäten und Fachpersonal und finanzielle Unterstützung fehlen, das wahrscheinlich auch nicht wollen. Dass auch sie sich irgendwie verarscht vorkommen müssen, wo sie doch hehre Ziele verfolgen, sonst hätten sie den Beruf ja vollkommen verfehlt. Was ja keiner so mit Absicht täte. Die wollen sicher auch kein unmöglich buntes Bouquet von Psychopharmaka verordnen müssen, mehr als nötig, als Staudamm oder eben allerletztes Rettungsboot, weil der Bär schon in den Buchweizen geschissen und alle Hähne aufgedreht hat, bis alles randvoll mit Problemen gelaufen ist. Muss, was gesellschaftliches Tabu ist, gleich in Krampf ausarten? Ist das so? Oder ist die Sache allen echt so scheißegal? Ich sage nicht pauschal, dass in derlei Einrichtungen nicht geholfen wird. Ich bin mir sogar sicher, dass das bei vielen geschieht, dass Hilfe geleistet wird. Was wiederum am müden, unermüdlichen Personal liegt. Ein Hoch auf die! Ein Hoch!

Aber ich erlaube mir den Status eines Autodidakten-Experten mit Reiseerfahrung und Stallgeruch. Und ich erwarte so viel mehr. Was mir zukünftig helfen wird, Spoiler-Alarm, sind ausreichend lange und häufige Gespräche ohne Stechuhr, sind Menschen, die nicht ob der schieren Anzahl von Patienten verzweifeln, weil die Lebensgeschichten durcheinandergeraten, an einem Ort, an dem es am Ende nur um Geschichten des Lebens geht. Es läuft beschissen. Wirklich.

Damals wie heute. Noch ein Freund, der sich den nächsten hohen Baum sucht, weil er einfach nicht mehr weiß, wohin mit sich und der Welt, und der sicher auch nicht mehr sechs Monate auf einen Therapeutentermin warten kann und Angst vor der Geschlossenen hat, weil er nicht aufgeklärt und all das ein riesiges Schreckgespenst ist. Noch ein Nachbar, der das Haus nicht verlässt, weil da draußen Monster lauern; noch ein Kumpel, der sich um Kopf und Kragen säuft, weil seine Medikamente nicht anschlagen und er sich die nächstlogische Lösung seiner Probleme erst erlaufen müsste; noch eine Methode, die dem Haushalt nicht entspricht und deswegen versagt wird. Und ich komm dahin, wo ihr seid, und frage euch nach EURER geistigen Gesundheit, und dann zünd ich eure Schreibtische an, weil ich nämlich verrückt geworden bin. High Five auf die Ironie.

Hiermit ist mein Tagesklinik-Alltag durchexerziert. Was soll ich euch denn noch davon beschreiben? Eine Aufzählung der täglichen Rituale? Wie ich im zugequarzten Raucherzimmer konserviere hinter Vollverglasung an weißen Seminarraumtischen mit silbernen Beinen? Wie ich mich permanent mit fremden Menschen unterhalte, egal wie alt oder wie weit wir im Leben voneinander entfernt sind? Weil wir das alle nötig haben? Wie wir dann stöhnen, wir hüftlahmen Greise, wenn wir aufstehen und zur nächsten Einheit schlurfen. Weil uns all das so müde macht. Die elendige Warterei. Wie ich mir mit meinen mittlerweile fünfundzwanzig Jahren beaufsichtigt vorkomme und mich das fuchst, weil ich mich fühle, als fräße die Langeweile mein Hirn wie ich die Auster.

Genau so fühlt es sich auch an, das alte Hirn. Glitschig und matschig. Als erste Amtshandlung, nach der Aufnahme, wurde mir ein Medikament in die Hand gedrückt. Ein Antidepressivum, genau gesagt: ein SSRI, ein Serotonin-Wiederaufnahme-Hemmer. Hackt das bei Google ein und wundert euch über den verwirrenden Namen. Ich vertrage das nicht allzu gut, was mit noch mehr Schwindel einhergeht. Zwischendurch ist mir kotzübel, aber der Appetit nimmt zu. Ich schwitze wie nichts Gutes und baue auf das Versprechen von Herrn Ichhabeswirklichvergessen, dass, nach Aufbau eines gewissen Spiegels im Blut, der Wirkstoff Gutes für mich tun wird. Ein weiterer Grund zu warten. Es macht mich noch bekloppt.

Im Lauf der Wochen sollt ich dann aber herausfinden, dass dieses Mittel mir wirklich hilft. Zumindest die ganz große Trauer wird geschluckt, und ich kann wieder lachen, ohne das aus Höflichkeit oder Verzweiflung zu tun. Nichts gegen ein gut gewähltes Medikament, aber der Rest liegt brach. Zu mehr als der Erklärung meiner Lage fehlt ja die Zeit, so etwas wie Klärung ist also nicht drin. Aber zumindest verstehe ich das abstrakte Angstding so weit, dass ich es den Menschen um mich herum und mir selbst ein bisschen erklären kann, was ein kleiner Trost ist: den Freunden, den Jungs aus der Band, all denen, die mich täglich begleiten. Ihnen kann ich jetzt sagen, dass sie sich nicht sorgen müssen. Und Vater bringe ich nun bei, dass er mich zwischendurch einfach mal machen lassen muss, damit ich mich freischwimmen kann, das Ganze versuche ich, ohne ihn vor den Kopf zu stoßen, was wohl gelingt, das ist wirklich tröstlich.

Andererseits, und es mag absurd klingen, aber die Angst

schleicht sich in den Hintergrund, weil sie fast immer da ist. Sie kommt mit ihren klatschnassen Schwitzeunterhemden und ihrem Herzgestolpere mittlerweile täglich. Immer öfter muss ich mich abstützen an allem, was mich trägt. Schlaf wird schwierig. Wachsein erst recht. Doch auf perfide Art und Weise kriecht das in den Hintergrund. Wie eine Narbe, die plötzlich da ist und die man irgendwann nicht mehr bemerkt.

Die Angst wird Alltag. Ich finde mich damit ab, ohne es zu bemerken. Die Sache ist erklärt und verstanden, nach einer Lösung frage ich erstmal nicht mehr, weil ich mir sicher bin, dass mein Status so bleiben wird und somit schon die Lösung ist. Wie eine Narbe bleibt. Resignation, könnte man sagen. Aber Resignierte rasten rastlos. Ich rase. Sechs Wochen ziehen so an mir vorbei. Nicht zwecklos, aber ...

Ach, bevor ich mich schon wieder echauffiere und am Ende die Falschen treffe: Sechs Wochen ziehen so von dannen. Punkt. Es hätte so viel mehr getan werden können. Punkt. Aber ich danke euch, euch guten Leuten dort. Ich Angsterzähler, der gerne so klug wäre, ich hab euch nichts zu erzählen, das steht mir nicht zu, noch stünde es mir. Macht weiter, und vielleicht könnt ihr irgendwann leisten, was ihr wirklich leisten wollt.

6.
Das Erste, was ich knutschte, war ein e-Moll

Music was my first love; and it will be my last
John Miles – Music

Jeder, der von dem musikalischen Schmalzbrocken unter der Überschrift dieses für mich sehr wichtigen Kapitels ein wenig irritiert ist, der ihn für zu käsig hält oder gar mit dem Kopf schüttelt, der war noch nicht dabei, wenn sich John Miles in seiner Garderobe warm macht, indem er in ohrenbetäubender Lautstärke einen Titel nach dem anderen von der Band Rammstein hört. Im Anzug, fein gemacht und wie gestriegelt und das Haar leicht an-onduliert. Mit einem smarten Grinsen und Bock für drei. Ich habe das schon erlebt bei der Night of the Proms 2012. Vier Wochen Arenatournee zusammen mit Anastacia, Mick Hucknell, Naturally 7 und eben John Miles.

Das war genau die Sorte Veranstaltung, die man nicht unbedingt in direkten Zusammenhang mit dem hals- und handtätowierten Restpunk bringt, der ich wohl bin. Und dann sieht man das Sonnenblümchen auf meinem Arm und das Mama-Herz an meinem linken Handgelenk und vermisst so oder so das eine oder andere Klischee. Jeder, der bei diesen Musiktiteln 'nen stets melancholischen Schiebeblueständzer in mir vermutet, der gern in steten Untiefen watet, der liegt nicht ganz falsch, aber auch nicht ganz richtig. Nur ein bisschen: Ich lache am herzlichsten über die dümmsten Witze. Fragt meinen lieben Freund Ingo nach der Ente und dem Stuckateur. Hin und wieder tanze ich sogar wirklich mit wilden Ruderbewegungen,

85

die an einen späten Elvis gemahnen, aber dann meistens allein in meiner Wohnung. Wie in diesem beknackten Film mit Tom Cruise, in dem er in Schiesser-Feinripp durch die Wohnung rutscht und in eine Bürste singt.

Im Ernst: Wer wegen Ausflügen in diese Super-Mainstream-Gefilde »Ausverkauf« schreit, lege sich bitte gehackt. Ist mir egal. Er ist mir so wichtig, dass es mir egal sein kann. Weil »Music« eben »my first love« war und eben auch meine »last« sein wird.

Schriebe man das groß und änderte die Aussprache ins Deutsche, also »Last«, dann läge man komplett falsch. »Music was my first love, and it will be my last.« Und nicht Last. Wobei ich mir selbst im Gewühl des Berufsmusikertums so manches Mal selbst zur Last wurde. Darum geht es hier ja auch. Aber ob's einen Unterschied gemacht hätte, wäre ich Bäcker oder Versicherungsvertreter oder Hirnchirurg geworden, die Frage kann ich nicht beantworten. Ich bin es schließlich. Berufsmusiker.

Doch auch wenn meine Angsterkrankung gemeinhin als Berufskrankheit gilt, dazu gibt es klinische Studien – gebt mal »Angst« und »Promi« bei Google ein –, so will ich das nicht exklusiv machen. Da stellt sich nämlich wieder die Frage nach der Henne und dem Ei, entschuldigt bitte, wenn ich mich wiederhole: War ich zuerst Musiker, und dann hat's mir die Seele zerschossen, oder bin ich gerade wegen meiner zerschossenen Seele Musiker geworden? Die Frage stellt sich mir zwar, ist aber müßig und mühselig zugleich, weil ich keine Antwort darauf finden werde, und selbst wenn, wäre sie reichlich unwichtig. Denn Angst blüht jedem, auch denen, deren Leben nicht auf Bühnen oder vor Kameras stattgefunden hat. In der Angst sind wir alle gleich, Adrenalin schießt durch jeden Körper.

Was sich aber feststellen lässt: Es waren verrückte Zeiten.

Sind es noch.

Von vorne.

Play >

Es ist 2002, und weil ich zu stinkfaul bin, um vom unteren Teil meines Dorfes die ganzen anderthalb Kilometer bis zum Haus der Eltern meines Freundes und Bassisten meiner Band »Inner Logic« zu laufen – bergauf und an der Bushaltestelle vorbei, an der die Spackos abhängen und pöbeln, gegenüber vom Edeka direkt am Kirchplatz im Kaff-Nukleus –, lasse ich mich von meinem Vater fahren.

Es wird eine dieser Gartenpartys, bei denen man ab einem gewissen Zeitpunkt vor Schmacht und aus rauschbedingtem Blutzuckerniedrigstand einfach Halbrohes vom Grill zerrt und direkt von der Plastikgabel frisst. Dazu leiern Kassetten, denn im Dorfladen waren mal wieder keine Rohlinge aufzutreiben, außerdem ist die Internetverbindung katastrophal genug, um auf jeden heruntergeladenen Song mindestens drei Stunden warten zu müssen. Alte Schule. Irgendwer kommt immer irgendwann auf die grandiose Idee, drei Billig-Spirituosen miteinander zu mischen, und macht dabei einen auf debilen Professor, der versucht, in Sachen Alchemie durchzustarten und Gold zu erschaffen. Das Ergebnis ist irgendwie immer ein wütender Vater, meiner nicht ausgeschlossen, der am nächsten Morgen mit dem Gartenschlauch das Erbrochene aus der Hecke spritzt, bevor es anfängt, in der Sonne zu gammeln. Ein paar Konstanten gibt es.

Ich setze mich auf eine klamme Holzbank, die hier schon steht, solange ich mich erinnern kann, und unterhalte mich mit den üblichen Verdächtigen, dem inneren Kreis aus Partners in Crime und Nervtötern, die aber irgendwie dazugehören. Man kann sich's nicht aussuchen in so dünn besiedelten Zonen. Es ist eine dieser Zusammenkünfte, die aus der Not heraus geboren sind: Keine der unzähligen Coverbands und Tanzkapellen spielt in einem der umliegenden Dörfer auf und bietet eine Alternative. Das wäre zwar genau die Sorte Band, die man gefälligst lautstark verurteilt, wenn man wie ich seinen Kajal aus Scham von der Mutter oder einer Freundin kaufen lässt, ihn dann aber mit Stolz trägt und dafür die dringend benötigte Häme, die einen zum legitimen Provinzpunker befördert, von einem der Karohemdenträger mit Tuning-GTIs einstreicht.

Dabei bieten solche Konzerte eigentlich eine Win-win-Situation. Die Bandmitglieder können sich ausleben, die Zuhörer fallen später zufrieden ins Asbach-Koma, und man selbst fällt ebenso zufrieden in sein weiches Bett aus maximal behüteter Rebellion und weiß zumindest, dass man nicht zu denen gehört, die passiv konsumieren, sondern dass man noch irgendwas bewirkt. Weil man Bambule ausruft, wo sich alle in ihre Suffroutine begeben wollen, sich vielleicht zu späterem Zeitpunkt auf die Mütze hauen, um dann zu noch späterem Zeitpunkt wieder, »Einer geht noch, einer geht noch rein« schantierend, Arm in Arm an die Theke zu schwanken und am nächsten Tag darüber zu lachen. Jedem sein Hobby.

Deswegen hing ich ständig auf solchen Veranstaltungen rum. Wider meine musikalische Natur und eigentlich im Zentrum der Uncoolness.

Damals war mir das noch nicht egal. Was jetzt genau cool war oder nicht. Sturm und Drang, das war das hier, genau diese Fete, und das war jetzt, und wir jubelten über jede neu entdeckte Band aus den Staaten oder Schweden oder England. Wenn sonst keiner je davon gehört hatte, dann war das der größtmögliche Triumph: »Kennst du ›Play the piano drunk like a percussion instrument till the fingers bleed‹ aus irgendwo in Amerika? Die sind nach 'nem Bukowski-Buch benannt, so wie ›Hot Water Music‹, und ich hab hier drei Songs aus dem Netz in gnadenlos schlechter Qualität. Hör dir das mal an!« Schepperschepperschepper. Geil!

Ich sitze also auf der ewigen Bank und fachsimpele, die Füße in löchrigen Skateschuhen, die ihre gerade noch vorhandene

Sohle in der Hitze des Grillfeuers einbüßen, als ein Song von den »Ärzten« aus dem Kofferradio kracht und ein Typ aufsteht, den ich nur vom Hörensagen kenne. Er spielt Gitarre in der bekanntesten Metal-Band im Umkreis, früher Legendenstatus inklusive. Lange Haare, Jogginghose, Sid-Vicious-Kette um den Hals, das daran angebrachte Vorhängeschloss hat ein Loch unter den Kragen seines verwaschenen T-Shirts geschubbert.

Sascha.

Er setzt sich zu mir und erklärt, dass er nicht der größte Fan meiner Band ist, was mich ein bisschen knickt, aber nicht wundert. Wir sind wirklich nicht so gut und musikalisch sicher nicht seine Baustelle. Aber, so sagt er dann, er habe den Hidden-Track unseres letzten Demos gehört. Das ist ein Song in deutscher Sprache, eigentlich ein Geschenk an einen sehr guten Freund, und der Song hat es irgendwie auf die Platte geschafft, aber eben versteckt, acht Minuten nach dem letzten Stück, irgendwo im Nirwana. Irgendwas mit der Textzeile »Captain Punkrock gegen den Rest der Welt« – ein recht buckliges Stück Lied.

Den Track findet Sascha richtig gut. Wegen des Textes, wegen der Aussage und weil's irgendwie Deutschpunk ist und er das schon ewig hört. Er hat Bock drauf: Ob wir uns nicht mal zum Proben treffen wollen. Der Schlagzeuger der Metal-Band ist bestimmt zu überreden, beim potenziellen Bassisten sitzen wir gerade im Garten, ein Proberaum ist vorhanden, alle sind gleich dabei, hängt ja erstmal nix dran.

Für mich schon, aber das lasse ich mir nicht anmerken. Ich bin blitzglücklich und überwältigt, dass einer wie er ernsthaft darüber nachdenkt, eine Band mit mir zu gründen.

Das könnte so richtig Sinn machen. Also, so richtig richtig.

Schepperschepperschepper. Geil!

Ich finde mich in einem mit Eierkartons verkleideten Raum wieder, in dem es so muffig riecht wie in jedem Proberaum der Welt: nach verschüttetem Bier, nach Schweiß, nach vergessenen Plastikpackungsbockwürsten. Wollte man unzählige Musiker ins Sentiment treiben, man müsste genau diesen Geruch extrahieren und in Flaschen abfüllen: Man würde Millionen damit verdienen. Flashback für alle! Auf dem Boden liegen zerlatschte Teppiche, auf denen schon ganze Generationen von Familienangehörigen rumgelaufen sein müssen, bevor sie schließlich ausgemustert wurden, um hier zu landen. Poster aus Metal-Magazinen hängen kreuz und quer verteilt an den Wänden. Hier fühl ich mich wohl.

Die Konstellation ist genau wie abgesprochen. Sascha an der Gitarre, Marco am Schlagzeug, Michael am Bass, und ich bin zuständig für Gesang und Rhythmus-Gitarre. Wir schmeißen uns gegenseitig Ideen zu, die Verstärker stehen auf elf, die Becken zerschneiden auf engem Raum das Hirn in Häppchen, und ich nöle zum leidlichen Gitarrenzupfen, das ich so anbieten kann, ins Mikrofon, als gälte es, das Dorf vor Feuer zu warnen.

Zu jedem Geschrei, zunächst der Einfachheit halber in absurdem Fantasie-Englisch, zähle ich die Silben ab und schreibe Zeilen auf, die irgendwie Sinn machen und wichtig klingen und sich dabei trotzdem noch reimen. Unser erster Song heißt »In dubio pro reo« und wird nach dieser Probe nie wieder gespielt werden, er reicht aber völlig für ein sehr gutes Gefühl an einem sehr guten Abend. Wir sind ein bunter Haufen aus Charakteren und Geschmäckern, wie sie verschiedener kaum sein könnten, und genau das macht den Reiz aus. Wir rumpeln uns ungestüm in einen Konsens, der sich kaum richtiger anfühlen könnte. Das spüren wir wohl alle und beschließen, dass man das hier ruhig weiterführen kann und sollte.

Fast Forward >>

Wir spielen unseren ersten Auftritt nach ungefähr fünf Proben und mit genauso vielen eigenen Songs und ein paar eilig einstudierten Coverversionen von Lieblingsliedern in einer abgehalfterten Kneipe, die gänzlich in Wurstfarben gestrichen ist, auf einer Art Balustrade, auf der sonst Menschen sitzen und Aufbackpizza essen. Die Begeisterung hält sich seitens des Publikums in Grenzen. Wir sind laut, ein bisschen deplatziert, aber wir haben unsere helle Freude daran.

Fast Forward >>

Wir proben wie die Irren. Wir sind überzeugt. Wir sind sicher, wir wollen das und machen das jetzt. Fast jede Probe bringt einen neuen Song hervor. Ich sitze bis spät in der Nacht in meinem Zimmer und schreibe Texte über Zweifel und Verzweiflung, über verschmähte Liebe und kurzes Glück dazwischen, über suizidale Fließbandarbeiter und gegen alles, was politisch von rechts drückt. Dann mieten wir uns im Studio eines Freundes ein und nehmen in Windeseile unser erstes Demo auf.
Eine Freundin malt das Cover. Darauf der Kopf eines Mannes, der sich mit vier Händen Mund, Augen und Ohren zuhält. Deeper Scheiß eben.
Sieht man das, liest man meine Texte, so könnte man glauben, dass ich ein Immerzweifler bin, eine verkrachte Existenz ohne Hoffnung auf Besserung der Umstände. In Wirklichkeit fühlen sie sich nicht so dramatisch an. In Wirklichkeit ist da massenweise Hoffnung in mir. Ungeachtet der Umstände.
Ja, meine Mutter hat die Diagnose bekommen, ja, das treibt mich um und lasst mich hin und wieder schlecht schlafen oder den Schlaf ignorieren, weil's Besseres zu tun gibt. Weil ich mein Leben, abseits der Ambivalenz zwischen »Wir schaffen das« und »Das Leben ist von jetzt auf gleich eine Anreihung von

bescheuerten Ungerechtigkeiten«, größtenteils auf Partys und danach auf den Sofas meiner Freunde verbringe. Nicht so dramatisch. Wirklich nicht.

Meine Augenringe trage ich mit Stolz. Meine Scheißegal-Klamotten auch. Der nie verwachsene Babyspeck hat sich über die letzten paar Jahre zu einer ausgewachsenen Plauze maximiert, im Gesicht bin ich noch zwölf. Kein Bart, nicht mal Flaum, das Rotbäckchen-Saft-Kind zwanzig Jahre später nach einer durchzechten Nacht mit dem Zwieback-Jungen und Kinderschokolade-Kevin. Ich bin sicher nicht der Archetyp eines Rockstars, und bis auf immens große Haschpfeifen, die ich rauche wie andere Leute Zigaretten, deutet auch nichts wirklich darauf hin, dass ich irgendwann einer werden könnte.

Aber mich macht das hier maximal glücklich.

Als wir beschließen, unser Demo kostenlos ins Internet zu stellen und über die spärlich vorhandenen sozialen Netzwerke zu bewerben, hat das eine Wirkung, die wir so nicht erwartet hätten. Vielleicht liegt's am Anfang daran, dass es was umsonst zu holen gibt, das wirkt ja immer. Dann werden die Musikmagazine auf uns aufmerksam, die wir selbst lesen – und das ist einigermaßen verrückt, das Gefühl, so viel über sich selbst zu erfahren, von echten Journalisten, in Zeitschriften, die ich seit Jahren abonniert habe. Wir werden ein bisschen gefeiert. Zwar bemerken alle den Rumpelpumpelfaktor unserer Songs, aber irgendwie hat das ja auch Charme, so schreiben sie. Das kann man sich anhören. Ein paar finden sogar, man sollte das tun. Auf einmal sind es Abertausende Downloads, Abertausende, Heiland, waren das plötzlich viele.

Einladungen zu Auftritten mehren sich. Zunächst nur im Umland, auf einschlägigen Veranstaltungen, kleinen Dorf-Festivals, von der lokalen Feuerwehr oder vom Junggesellenverein ausgerichtet. Immer die gleichen, viel zu kleinen Bühnen mit quäkenden Boxen ausgestattet, die die Blaskapellen gewohnten Dörfler in den Wahnsinn treiben. Wir stehen da oben und krachscheppern uns durch unser Set, und vor der Bühne schmeißen sich unsere Freunde und dazu noch eine stets wachsende Zahl an Menschen zu Körperhaufen zusammen und nennen das Tanzen, mit Frisuren, die man so Anfang der 2000er trug, wenn man weg vom Fasson wollte.

Was für ein herrliches Bild! Die Arme in die Luft gereckt, die Hüfte leicht nach vorne ausgestellt, stehen sie da, wenn sie gerade nicht hüpfen oder fallen, und grölen die Worte lauthals mit, die ich mir nächtens aus dem Hirn geschwitzt habe zu den Songs, die wir liebevoll gestrickt haben mit 'ner Mischung aus Stahlwolle und Pullundergarn.

Forward >>

So schön der Mikrokosmos hier im heimatlichen Hinterland auch strahlt, wir wollen gern die weite Welt sehen. Also kaufen wir einen alten, ausgemusterten Mercedes-Bus in bedenklichem Zustand, vom Lack zusammengehalten und nur mit viel gutem Willen durch den TÜV gewunken. Das Ding hat irgendwann mal einer ostdeutschen Straßenmeistereitruppe gehört, und dass der reichlich egal gewesen sein muss, wie katastrophal der Allgemeinzustand ihres Fahrzeugs war, das bemerkt man selbst mit schlechten Augen. Kritischer sein, das konnten wir allerdings auch nicht angesichts der finanziellen Lage. Es gilt, ein Vehikel zu finden, das uns von A nach B bugsiert, und da ist der Allgemeinzustand egal. Wir sind gerade eh unzerstörbar, da soll uns ein maroder Bus nicht aufhalten.

Irgendwie riecht es in dem Ding immer ein bisschen nach Ton und Erde, auf den Polstern sind Flecken, die man nur durch Verbrennen beseitigen könnte. Fragt man uns, so sind wir glücklich damit: ein ganz herziges Stück Blech. Blassbleiches Orange.

Zusammen mit einer uns im Herzen verbundenen Band aus dem Moselland namens »Springtime« beschließen wir, eine echte Deutschlandtournee zu spielen. Ortschaften wie Mügeln stehen auf dem Plan. Dörfer am Rand der Erde, da, wo man sie noch findet, die Enthusiasten, die sich freuen, wenn ein paar ambitionierte Musiker mit Spaß in den Backen sich dorthin verirren.

Ich habe die Bilder noch im Kopf von diesen Konzerten. Ein paar Mit-Dosenbier-Rumsteher, die gerade nix Besseres zu tun hatten. Gereckte Arme, taumeltanzende End-Adoleszenzler, Schweiß und Bier und Bierschweiß in der Luft, die Leute kennen unsere Texte, unsere Melodien. Herrlich ist das, herrlich, Freunde. Ich sag's euch!

Wie herzlich man willkommen geheißen wird, wenn man nicht verlegen ist, sich ins warme Gestrüpp zu werfen, abseits dieses Musikbusiness, von dem die meisten nur Schlimmes erzählen: Herrlich! Herrlich! Dieses Sich-am-Rand-Bewegen und trotzdem irgendwie populär sein bei den Freunden des Unpopulären.

Im Schnitt zähle ich dreißig Köpfe im Publikum, aber fleißig addiert, dann sind uns schon ein paar Hundert Leute wohlgesinnt. Nach den Konzerten drücken uns die Veranstalter kleine Summen in die Hände, die im Idealfall den Sprit für die nächste Etappe und den einen oder anderen geplatzten Reifen finanzieren. Manchmal reicht's auch nur für eine Kiste Bier, billigen Wodka und Selbstangebautes von der lokalen Kiffergröße. Das Essen besteht meist aus Undefinierbarem, aber es macht satt, und das reicht uns. Geschlafen wird in WGs oder gleich im Club, im Jugendzentrum, wo auch immer wir gerade sind und auftreten. Schlafsack auf die Bühne oder auf das abgewetzte Zweiersofa. Gelenke und Wirbel verbiegen, drei Stunden Schlaf, morgens aufstehen, den Staub abschütteln, die Instrumente über klebrigen Boden zerren – an dem unzerstörbar Getränke aus Dekaden kleben – und zurück ins Harakiri-Gefährt. On the road again, Spasemacken, on the road again.

Irgendwann verschlägt es uns auch in die große Stadt. DIE große Stadt für uns. Da, wo so viele Pioniere schon auf Polizei und Staat geschimpft und sich den Frust und die Liebe und die Trauer von der und wieder zurück auf die Seele gesungen haben.

Dort, wo's überall so wirkt und werkelt und schmeckt, wie wir uns innen drin fühlen.

Perle Hamburg. Wir spielen in einem Club mit eingebauter Sauna. Das ist kein Trugbild. Es gibt wirklich eine Sauna dort, die aber schon seit Jahren außer Betrieb zu sein scheint. Der Laden muss kurz nach unserem Besuch die Türen schließen, an uns allein wird's nicht liegen, aber wir haben vielleicht unseren Beitrag dazu geleistet. Ich zähle exakt zwei zahlende Gäste. Zwei Mädels, die eigentlich nur da sind, weil sie unseren Namen so cool finden. Dem Hörspiel »Die Drei Fragezeichen ???« entlehnt, heißen wir »Jupiter Jones«. So wie der erste Detektiv, der inoffizielle Chef der Bande im amerikanischen Original. Jupiter Jones.

Very Fast Forward >>>

Ihr wisst 's doch schon, dann fragt doch nicht. Zefix, fragt doch verdammt noch mal nicht! Fragt nicht nach Sensationen, ich liege doch hier eingeigelt in meiner Brühe aus Angst und Angst und Angst. Angst vorm Leben, vor der Zukunft, vor den Erwartungen. Und das hat nichts mit meinem Status zu tun und nichts mit meinem Job. Genossen hab ich das …

Es ist viel passiert, in all den Jahren. Unter anderem auch eine Stadiontour, Herrgott, liest sich das gut: eine Stadiontour mit vollständig besetztem Symphonieorchester. Maßanzüge. Hau doch mal 'ne Pose raus, morgen steht's in der Zeitung.

Ach, leck mich doch.

Nein, das ist nicht fair. Das schreibt der Frust, der weiß, dass er vermisst.

Jupiter Jones war mein Leben. Ich habe zwei Ausbildungen dafür abgebrochen, mit Freuden und freiwillig. Für den Glauben an höhere Ziele. Für den Geschmack vom Rockstar, wie auch immer der unter den Achseln riechen mag, was auch immer seine Aufgabe sein soll.

Oh! Es wird der Sache nicht gerecht.

Jupiter Jones war mein Leben.

Wir haben so viel geschafft. Das liegt an der grenzenlosen Liebe der Einzelnen, wenn's um diese Band ging.

Erfolg ist ein zweischneidiges Schwert. Er bringt Aufgaben mit sich, auf die man sich nicht vorbereiten kann. Selbst mit den besten Coaches und der Lektüre unzähliger Musikerbiografien nicht. Man kann sich halten, wie man will, so wirklich weiß man nie, wie es funktioniert.

Wahrscheinlich gilt das für jede Berufung.

Oh, ihr Berufenen! Lasst euch nicht blenden.

Erfolg bringt Platinauszeichnungen mit sich, bei denen man im Separee des feinsten italienischen Restaurants von München sitzt – da wo unsere Plattenfirma beheimatet ist. Gegessen haben wir, gesoffen für zehn, ich geb es zu: Ich verlier den Überblick.

Aber was soll's?!

Wir haben mit »Still« das meistgespielte deutschsprachige Lied im Radio 2012 geschrieben. Es erzählt die Geschichte von den ersten Stunden nach dem Tod meiner Mutter. Irgendwie ironisch, wenn der größte Absturz den größten Aufstieg im Leben generiert. Aber andererseits auch wieder richtig. Nicht etwa, weil wir Profit daraus schlagen wollten. Wir haben die Geschichte hinter dem Song erst erzählt, als er schon ein Hit war. Das Video dazu zeigt die Geschichte gescheiterter Beziehungen. Nichts lässt vermuten, dass hier der Tod die Geige spielt. Wir alle wollten nie die Befindlichkeits-Profiteure sein, wie man sie aus Casting-Shows kennt, wo die traurige Familiengeschichte den Mangel an musikalischem Talent kompensiert. Wir haben all das selbst geschafft, und das sollte klargestellt sein.

Darauf bin ich stolz, und ich glaube, das sind wir alle.

Ich könnte sie jetzt erzählen, die Geschichten von der Musikindustrie, die Menschen verheizt wie Pressspanpelletts, aber wie wichtig ist das?! Klar bist du so schnell abgemeldet, wie du angesagt warst. Willkommen im Business. Aber wisst ihr, ein jeder gibt sich da freiwillig rein. Ich kann sie nicht mehr hören, die Jammereien von Freibeuterei und mangelndem Ethos. Wir hatten großes Glück, sind an ein gutes Team geraten und waren gut umsorgt. Auf der anderen Seite, an anderer Stelle, habe ich einen Haufen oberflächlicher Vollpfosten kennengelernt, die sich in ihrem Klischee aus vergangenen Tagen suhlten, in denen noch alle »Koks und Nutten!« riefen und erst den Fernseher aus dem Fenster warfen, um dann die Couch anzuzünden. Die sich nostalgisch in dem damit verbundenen Dogma vom herzlosen Business-Arschloch suhlten, während sie in ihren Glasbüros vorm Computer saßen und zwischen der Designerschühchenbestellung auf Zalando und ihrem Facebook-Post vom Latte-Irgendwas im Berlinmünchhamburgkölner Barista-Hotspot mal eben das nächste, hoffnungsvolle, junge musikalische Talent verbrannten, weil sie es eben konnten. Das ist irgendwie schade, aber irgendwie auch Alltag. Wahrscheinlich machten sie nur ihren Job, aber dann wollte ich den nicht geschenkt, weil's echt ein Scheißjob ist. Aber: Ausnahmen. Nennt mich verklärt, aber ich glaube an das Restgute im Musikbusiness, und das Team um mich herum beweist mir das jeden Tag.

Bei uns, bei mir war das eben nicht so, das Verbrennen, das Verheizen. Deswegen behaupte ich es hier auch nicht, obwohl es sich bestimmt spektakulär lesen würde. Es wäre nur eine Entschuldigung und Rechtfertigung meiner selbst, und das sehe ich hier nicht.

Ich sehe das hier nicht.

Wie oft ich diesen Satz schon gehört habe. Von ebendiesen Heizern kam der Satz, damals, als wir auf dem Weg zum Berufsmusiker waren, als wir noch suchten und gegen Mauern liefen, weil wir nicht stereotyp oder nicht spektakulär genug waren.

Wir haben so viel gemeinsam geschafft, diese fabelhaften Freunde und ich. Vom Stinkebunker in der Eifel bis zur Bühne des Echo-Awards, dem größten Musikpreis Deutschlands und dem größten Witz, den irgendwer erzählen kann, weil sich der Preis zu neunundneunzig Prozent auf Verkaufszahlen stützt – was kein Garant für Qualität ist, keiner sein sollte. Das sollte jedem bewusst sein. Aber ich will jetzt hier nicht larmoyant werden und rumquengeln über dieses System. Das schreibe ich auf ein anderes Blatt zusammen mit den größten Herrenwitzen von Fips Asmussen und kritzel noch 'nen Pimmel dazu, dann hat's ungefähr die Schwere, die es in meinem Kosmos haben darf. Ich will nicht zu viel Zeit darauf verschwenden. Es gibt Wichtigeres zu tun.

Wichtigeres.

Ja, wir haben einen Echo gewonnen, und der steht jetzt im Flur meiner Dreizimmerwohnung. Wir haben den Echo gewonnen, und das war eine Publikumsentscheidung und damit nicht ein Spiegelbild der Verkaufszahlen. Wobei die fabelhaft waren. Irrational fabelhaft.

So weit weg von dem, wo wir gestartet sind.

Wir haben's geschafft.

Deswegen bin ich stolz darauf.

Weil wir den meistgespielten Song 2012 geschrieben haben, diese Reflexion über die dunkelsten Stunden meines bisherigen Lebens. Das hat sich merkwürdigerweise richtig angefühlt. Den Text habe ich in einer Viertelstunde Trauer rausgekotzt, aber im liebevollen Rückblick, so liebevoll, dass es wehtat. Verklausuliert und kryptisch genug, um denen, die diesen Song zu Recht lieben, eine Plattform für ihr eigenes »Traurig«

zu bieten. Eine universelle Form von »traurig«. Egal, was mir da gerade verloren ging, es sollte sich finden lassen in diesem Song.

Ich hab's so ehrlich gemeint, so ernst.

Und jetzt? Mein Auskommen gründet sich immer noch darauf.

Was für ein unwahrscheinliches Glück im Pech. Manchmal ficht mein Gewissen damit. Dann denke ich aber, dass meine Mutter den Daumen hebt und »Ist voll okay, Schatz!« sagt, bevor sie sich ein bisschen dafür schämt, dass sie der Mittelpunkt dieses Liedes ist.

Wir haben das gut gemacht. Alle zusammen. Mir wurde wunderbare Musik gegeben. Darauf habe ich getextet, was mein blasses Hirn zugelassen hat. So ehrlich wie irgend möglich.

Fast Forward >>

Ich sitze im Backstage-Bereich der Festhalle Frankfurt bei der erwähnten Night of the Proms. Zwischen dem zerschlissenen Zweisitzer in Sonstwo und diesem Abend bei der Nacht liegen Jahre. Es liegen Goldene Schallplatten dort und Platin-Schallplatten in feinen Zwirn gekleidet. Ein Sturz nach oben, mit dem niemand hätte rechnen können.

Für mich stellt diese Proms-Nacht eine Wegmarke dar. Eine ganz besondere. Vielleicht, weil's so absurd ist, dass diese Eifel-Kombo plötzlich im Glitzerschein steht und mit einem Symphonieorchester im Rücken ihre Schwitzesongs zum Besten gibt. Das ist nämlich das Konzept: Spielt eure größten Hits – wir haben nur einen – im gemäßigten Gala-Gewand, begleitet von Streichern und Bläsern und allem, was eine Gala in ihr Gewand kleidet.

Vorher haben wir drei Alben aufgenommen und uns etabliert. Wir haben geschluckt, was die Szene-Polizei uns zum Fressen gab, die uns vorwarf, wir hätten den Punkrock verkauft und wären weich geworden. Und dass früher sowieso alles besser war.

Bullshit.

Wir haben einfach geschrieben und aufgenommen, was uns einfiel. Viel ehrlicher und punkrockiger ging's eigentlich nicht. Wir waren und sind die Gemeinschaft von professionellen Dilettanten, die wir immer waren. Freunde, die gemeinsam Musik machen und sich durchgebissen haben. Die gemeinsam gelernt und dann verstanden haben, was wichtig ist und was nicht.

Meine Mutter ist nun schon seit einigen Jahren tot. Die Angst ist zum Zeitpunkt der Proms also auch seit einigen Jahren da.

Ich erinnere mich an die erste Tour. Kurz nach alldem. Vielleicht war es zu kurz danach, gibt man den Konventionen Raum. Aber ich bin mir sicher, Hohlphrasen außen vor, dass meine Mutter es so gewollt hätte. Nur zwei Wochen nach ihrer Beisetzung. Auch ich wollte es nicht anders. Nur raus, das wollte ich.

Wir waren mit Muff Potter unterwegs, alten Helden, die wir allesamt gleichermaßen feierten. Punkrock in verrauchten Clubs. Bei einem der Konzerte dieser Tour packte mich zum ersten Mal eine Panik auf der Bühne. Mitten im Song kletterte plötzlich ein eiskalter Schweiß über die gewohnte Lampenhitze.

Ich sollte vielleicht erwähnen, dass die Bühne immer eine Bastion der Sicherheit für mich war. So absurd das klingen mag. Während ich phasenweise nicht in der Lage war, einen normalen Einkauf im Supermarkt zu erledigen, weil Alltäglichkeit mir Sorge bereitete, hat ein Auftritt mit Jupiter Jones immer den Frieden geliefert, nach dem ich so sehr gierte. Da, wo die meisten ihren größten Kampf ausfechten – in der Ausnahmesituation –, war ich in Sicherheit. Ich habe mir nie die Mühe gemacht, nach einem plausiblen Grund dafür zu suchen. Warum sollte ich mir das Schöne totschwatzen?

Es gab also keinen konkreten Auslöser. Den muss es ja auch nicht geben. Sollte ich reproduzieren, was seinerzeit in mir vorging, es gäbe tausend und keine mögliche Option. Vielleicht packte mich damals ein kurzer Schwindel, den ich im Augenblick in die Katastrophe weiterdachte. Vielleicht war der Anlass so unterbewusst, dass er nicht hervorzugraben ist. Doch die Tatsache bleibt: Mitten im Lied griff mich die Panik beim Schopf. Ich wusste erst nicht, wie mir geschah. Ich pustete und hustete und blies mein eigenes Dreischweinchenhaus um. Mitten im Akkord ließ ich das Griffbrett los und klammerte mich an den Mikrofonständer, den man im Fachjargon Galgen nennt, oh Zynismus, als wär er eine Krücke, und stand durch. Zumindest stand ich. Heiser blies ich die letzten Worte des Songs ins Publikum, und dann fasste es mich so hart an den Kragen, der Schwindel, der Sprintpuls, die Zusammenfassung alles Fatalen, dass ich mich umdrehen und die Henker-Bewegung in Richtung meiner Kollegen machte. Daumen raus, am Hals vorbei. Vorbei. Alle schauten mich gleichermaßen erschrocken wie besorgt an, und wir erklärten unser Konzert für beendet.

Ich stolperte von der Bühne in die Eiseskälte, schließlich fror der Rest des Winters noch das Land zu, und versuchte zu erkennen, was in mir vorging.

Der Veranstalter eilte ins Publikum, weil einer seiner Freunde, ein Arzt, dort stand. Der kam raus zu mir und prüfte die Vitalzeichen.

Sprintpuls: Ja.

Tod? Nein.

Aber es fühlte sich so an.

Mein bester Freund kam um die Ecke, er war als Gast geladen, Falten aus Sorge durchfurchten seine Stirn, und er nahm mich in den Arm und drückte mich so fest, dass der Rest an Luft, der mir noch geblieben war, aus mir entwich und mit ihm eine Leere in mir wuchs, die keinem anderen Gefühl mehr Raum ließ. Auch nicht der Angst. Ich heulte wie ein Schlosshund.

Nicht!

Auch!

Noch!

Hier!

Nicht auch noch hier.

Forward >>

Festhalle Frankfurt.

Galazustände.

Am Tag zuvor waren wir in Köln, hatten dort einen freien Tag, und ich nutzte die Zeit, um meinem maladen Rücken ein bisschen Zuwendung zu schenken.

Wenn man als Hypochonder durchs Land reist und eigentlich immer irgendwas im Argen ist, dann baut man sich ein Netzwerk aus Vertrauensmenschen auf. Ärzte überall, am Telefon oder in Persona. Eine ganze Zeit war mein Portemonnaie von Visitenkarten ausgebeult, die mir wohlwollende Mediziner zugesteckt hatten. Nord, Ost, Süd, West, überall gab's eine Notfalllösung. Das hielt mich aufrecht, in meiner Zeit des Krauchens.

Ich besuchte also einen dieser Ärzte, der mir einen massiv verkrampften Rücken attestierte. All die Hotelbetten mit ständig wechselnden Matratzen waren wohl nichts für mich. So ein Luxusproblem!

»Herr Müller, Sie schlafen zu oft in noblen Etablissements, das macht Ihr Körper nicht mit.«

Ich erinnerte mich kurz zurück, als ich sieben Jahre zuvor

morgens nach einem Konzert auf einem Tisch wach wurde, den Blick schweifen ließ und Teile der Band auf der Theke liegend wiederfand, den Rest auf dem Boden, in Schlafsäcke gemummelt, und fühlte mich alt und gebrechlich.

Vielleicht hätte etwas Sport geholfen, aber das stand zu diesem Zeitpunkt nicht auf der Agenda. Ich war ja froh, wenn ich den normalen Alltag ohne Herzkasper überstand, und so erschien mir jede zusätzliche Anstrengung kontraproduktiv. Außerdem fehlte mir die Zeit, was mir zur Ausrede genügte.

Der Visitenkartenarzt, selbst Jazzmusiker in einer schicken Privatpraxis mit Designerstühlen in einem feinen Quartier Kölns, verschrieb mir ein Medikament zur Muskelentspannung. Viel mehr konnte er nicht tun.

So lieg ich also in meinem Frankfurter Hotelbett und nehme eine dieser Tabletten. Es sind noch rund vier Stunden bis zur Night of the Proms, und bis dahin soll das Zeug wohl wirken. Ich schaue mir Sinnfreies im Fernsehen an und reibe meine schmerzenden Knochen, als plötzlich etwas Blitzartiges in meinen Schädel fährt und ich seltsam benebelt bin.

Als ich das erste Mal besoffen war, damals im Haus der Jugend, da fühlte sich das ähnlich an. Damals gab's noch Schlecker, und die führten Schaumwein zu Discountpreisen. Ich entschied mich für Erdbeere und erbrach jämmerlich ins Waschbecken. Man muss ja nicht alles erzählen, aber würde ich dazu tendieren, dann käm hier einiges Würdeloses zum Vorschein. Heiland! Das war nicht schön!

So liege ich arg benebelt hier im Bett. Ich bin kein Kind von Traurigkeit, wie man so sagt, aber meine Toleranz gegenüber synthetisch hergestellten Mitteln ist gleich null.

Gut, das hat mir manche Erfahrung erspart und wahrscheinlich viele Jahre meines Lebens geschenkt. Genau genommen habe ich immer zu viel Schiss gehabt, um irgendetwas anzurühren, das nicht irgendwo gewachsen, destilliert oder fermentiert war.

Nein, ganz genau genommen war meine wüsteste Drogenerfahrung die, bei der ich mir im Internet geraspelte Muskatnussschale bestellte. Die konnte man in Fetthaltigem auflösen und trinken. Es war ein Samstagabend, nichts war zu tun, und der Forscher in mir spürte seinen Drang. Ich warf einige Löffel des Pulvers in Milch, trank den klumpigen Brei und setzte mich auf mein Bett, um »Wetten, dass?!« zu gucken. Damals noch mit Thomas Gottschalk.

Als die Welt noch ein sicherer Ort war.

Das finale Ergebnis: Nach dem Vorspann riss der Film, und irgendwann wurde ich wach. Mitten in der Nacht. Nur mit einer Boxershorts bekleidet, am falschen Ende des Bettes, im Badezimmer lief das Wasser seit x Stunden.

Ihr seht, ich bin nicht der Mensch für Experimente.

Das rächt sich nun. Unterschätze besser nicht die Wirkung von verschreibungspflichtigen Empfehlungen. Gute Güte, ist's mir blümerant. Der Gedanke treibt mich ans Telefon, ich rufe eine befreundete Ärztin an, wie ich's immer in Notsituationen mache, und das andere Ende der Leitung lacht sich erstmal herzlichst kaputt, als ich erzähle, dass ich in mittlerweile zwei Stunden auf der Bühne stehen soll. »Keine Chance! Bleib liegen, Dicker! Und lass den Quatsch aus dem Leib!«

Aber wisst ihr was?

Immer dann, wenn es keine Chance gibt, funktioniere ich trotzdem irgendwie. Weiß der liebe Gott, wieso. Ich sitze also völlig benebelt, frei von Körperspannung und in beinahe transzendentem Zustand auf einem Barhocker mit Rückenlehne, vor mir die Festhalle mit Lüstern an der Decke und gespannten Menschen in Tausenderschar, in Schale geschmissen, in holder Erwartung. Rechts auf der Bühne kniet mein Freund und Booker wie ein Balljunge und wartet auf den Moment, an dem ich hinterrücks saltiere und er mich irgendwie auffangen muss. Die Damen aus dem Background-Chor bemerken die Unwucht und legen sich doppelt ins Zeug, ich wiederum spare mir jede gelallte Ansage und gebe mich lässig wie ein Crooner, wie Sinatra, der wie ich dort zu sitzen hat.

Drei Lieder nur.

Mein Körper ist zu schwammig für Rebellion.

Drei Lieder nur.

Wie ein später Ozzy Osbourne wanke ich von der Bühne und lege mich im Backstage auf die Couch. –

Was haben wir gelacht!

STOP! ■

Was hab ich geweint!

Wie oft ich weine? Es geht. Eigentlich ist's gar nicht so häufig. Eigentlich bin ich eine Frohnatur. Eigentlich habe ich keinen Grund zur Beschwerde, sieht man sich mein Leben so an und vergleicht scharf mit dem anderer. Aber das ist ja totaler Quatsch.

Man vergleicht nicht. Man ist kein zynisches Arschloch.

Ich hab geweint, als gäbe es kein Morgen mehr. – Ich sitze mit den JJ-Jungs zusammen. Wir besprechen die Situation. Es wird eine Rede zur Lage der Nation, als hätte das Rote Telefon geklingelt.

Es geht nicht mehr. Es geht nicht mehr vor und zurück, und was voranging, hat mich derart erschrocken, dass ich nun hier sitze und das Unaussprechliche formuliere: Freunde, ich kann nicht mehr. So kann's nicht funktionieren. Wie sollte es, wenn ich nicht funktioniere? Die letzte Bastion ist eingerissen, das letzte Stück Normalität schwimmt auf dem Styx, und wenn ich hier nicht bremse, dann landet's vor der Mauer. In erster Linie für mich, in letzter Instanz für uns alle. Ich sagte es ja bereits: Aus irgendeinem verrückten Grund hat mich das Bühnenleben immer gerettet. Wir haben so viel erreicht. Haben auf Bühnen gestanden, die ein Leben lang Fantasterei waren, bis das Herz im Hals schlug und wir wirklich dort standen. Haben vor Publikum gespielt, das unsere wildesten Erwartungen übertraf in Anzahl und Diversität. Wir waren doch immer die kleine Punkrockband aus der Eifel, und plötzlich waren wir die mit dem Hit. Die im Radio. Die, die man erkennt, wenn man im Supermarkt auf sie trifft. Die, die plötzlich von dem leben, was sie lieben.

Und Schluss.

Die Jungs wussten natürlich von meiner Angst. Die war so allgegenwärtig, dass man sie nicht verleugnen noch kleinreden konnte. Sie haben mich unterstützt und getragen, was sie tragen konnten. In einer Band zu sein, ist meist näher an einer Beziehung, als es die Beziehung selbst ist.

Man verbringt Nächte in geteilten Betten und Bussen und hat vor all der Schnarcherei, vor all der Rumwälzerei noch nicht einmal miteinander geschlafen, als Trost und Sedativum. Man teilt Schicksale und Vergangenheit und Zukunft, vertraut sich Existenzen an, motiviert von Freundschaft und Musik.

Das sollte jetzt vorbei sein. Zumindest die Musik.

Ich hatte schon lange keinen Auftritt mehr gespielt, der frei von Sorge war. Irgendwann hatte ich den Punkt erreicht, an dem ich nur noch auf einem Stuhl sitzen konnte, weil ich Angst vorm Umkippen hatte. Die letzte Bastion. Der Punkt war erreicht, an dem ich nicht mehr vor Menschen stehen und der Frontmann sein konnte. Der Punkt, an dem Konzerte mittendrin abgebrochen werden mussten, weil das alte Arschloch Angst sich in meinen Körper schlich und mir jede Freude verleidete. Zumindest mir, zumindest den Jungs.

Man sollte nicht auf das hören, was das Internet erzählt. Die Ichhabsgewusst-Experten sollen schweigen.

Aber ich hab's gewusst, als ich erst auf einer Festivalbühne stand und dann, drei Songs vor Schluss, in Todesgewissheit von der Bühne schlich, um dort, gestützt von der Crew, zu den Sanitätern zu wanken. Zum abertausendsten Mal die Blutdruckmanschette.

Zum abertausendsten Mal kein Tod in Sicht, nur im Gespür.
Ich war eh nie der Typ in den engen Jeans, der über die Bühne stelzt und sich extrovertiert gibt. Das hatten wir ja schon. Aber all das war nie ein Problem. Wo kämen wir denn hin, gäbe es nicht auch die, die von der Norm abweichen? Ich war immer der mit den geschlossenen Augen und den elend langen Ansagen. Willkommen im Pop. Hier die Stirn von viern, fresst oder lasst es sein.
All dies hatten wir geschafft. Und nun das.

Ich sitze also dort, in einem Raum, den es nicht zu beschreiben gilt. Das Drumherum ist egal, weil das Innendrin zählt. Letzteres ist bei allen dunkelgrau bis schwarz. Jeder hat seinen Grund dafür, und jeder einzelne davon ist legitim. Hier gilt es nicht zu richten, sondern den Schaden zu begrenzen.
»Jungs, ich kann nicht mehr. Ich muss raus, ich muss gesund werden.«
Blicke zur Decke und zum Boden. Jedem sein eigener Film.
Wie gesagt, es geht hier gerade um Existenzen, irgendwie. Wie es sich anfühlt, wenn man seinen Traum begräbt, zumindest zeitweise, das könnt ihr alle Beteiligten fragen.
Trägt man Derartiges mit sich herum, wie ich es tat und hier und da noch tue, dann sind immer mehrere Menschen cokrank.
Die Sorge verteilt sich wie Öl, langsam und glitschig und schwer wegzuwischen. Gutes Wissen. Bitte merken.
»Es hilft gerade nicht. Wir müssen hier den Bär in den Weizen scheißen lassen und die Sache beenden. Zumindest ich. Zumindest zunächst.«
Es gibt kein Zunächst in diesem Gefüge. Zunächst hieße Abbruch, hieße ein rasches Ende für alle. Auch wenn ich mich nicht als Opfer des Musikbusiness sehe, was viel zu einfach wäre und der ganzen, großen Sache nicht gerecht würde, so weiß ich, so wissen wir, dass es wenig verzeiht und schnell ver-

gisst. Es gibt so viele Bands da draußen, und die Aufmerksamkeitsspanne wird immer kürzer.

Die Jungs wollen weitermachen, und das versöhnt mich. Die Band ist nicht ich, und ich bin nicht die Band, lass das Internet kommen, was es wolle.

Es wird Meinungen geben, Herrgott, wird es Meinungen geben.

Es könnte alles einfacher sein.

Aber hier wird jetzt gesundet. Auf allen Seiten.

Auf das Leben.

So hieß dann wirklich unser erster Song.

7.
Die Ranch

Erster Tag

This is the first day of my life –
swear I was born right in the doorway
Bright Eyes – First Day Of My Life

Die Ranch sieht von außen aus wie das, was sie mal war: ein Schwesternwohnheim des angrenzenden Krankenhauses, irgendwann in den späten Siebzigern gebaut. Waschbeton und darauf weitere Lagen aus Waschbeton, die in den Kiesel eingelassen sind. Das gibt ihr ein stets schmutziges Outfit. Du willst da nicht hin. Doch, du willst dahin, weil es die Sorte von Ranch ist, in die man nicht einfach zwangseingewiesen wird. Das hier ist so ein privates Ding, und alle haben es dir empfohlen, aber die ganze Fassade schreit: »Spaß machen wird das hier nicht, Wirrkopf. Hier wird aufgeräumt, Knallschädel!« Du hoffst auf ein komisches Fastfoodwerbungs-Umkehrprinzip. Auf den Plakaten sieht alles immer total lecker aus, und drinnen ist es Pappmaché mit grauen Fleischresten und bräsigem Fett an den Rändern. Hier klappt das vielleicht andersherum. Draußen Bräsigkeit, drinnen lecker. Du wirst sehen. Direkt gegenüber gibt es immerhin einen Wald, vielleicht darfst du ja ab und an mal spazieren gehen. Du hasst Spazierengehen. Sinnloses Rumgestapfe ohne echtes Ziel. Und dann jubelt immerhin dein Hypochonderherz, weil schließlich direkt nebenan dieses Krankenhaus steht. Wenn du hier stirbst, dann wenigstens in professionellen Händen oder eben gar nicht. Hilfe ist jedenfalls nicht fern.

Deine schweren Koffer, gepackt für vier Wochen, in den Händen, rumpelst du auf die Automatiktür zu, und als sie sich öffnet, du die ersten Stufen im Foyer nimmst, begegnet dir ein Mann, der aussieht, als würde ihm seine Mutter jeden Morgen die Klamotten rauslegen. Ein Poloshirt in die Karottenhose gestopft, die Turnschuhe versprechen Geländetauglichkeit, das Resthaar wirbelt sich in kleine Türmchen. Der Mann steht neben dir vorm Fahrstuhl, der Fahrstuhl summt heran, und, exakt getimt, noch bevor sich die Türen öffnen, klopft der Mann dreimal an die Metalltür. Und noch mal. Und noch mal.

Ihr steigt gemeinsam ein, und nach zehn Sekunden unangenehmen Schweigens, beide auf dem Weg in den siebten Stock, guckt der Mann dich an und sagt: »Ich mach das immer so. Das mit dem Klopfen. Dann bekomm ich keinen Stromschlag, und man weiß ja auch nie, ob da vielleicht noch jemand drin ist.« Dann lacht er herzlich und meint trocken: »Verrückt, ne?!« Du lachst verlegen zurück und sagst: »Ja, nu. Also. Verrückt. Weiß ich jetzt nicht.«

Und der Mann: »Ich schon.«

Mit dem letzten Ruckeln vorm siebten Stock klopft er wieder seine Morsezeichen an die Tür. »Man weiß ja nie, ob da noch jemand draußen ist.«

Verrückt.

Du blickst dich um und siehst überall Terrakotta. Getünchte Wände wie in einem der tausend Hotels mit drei Sternen und Aufbackbrötchen und Plastikbutterpäckchen zum Frühstück, in denen du in den letzten Jahren als tourender Musiker deine drei Stunden Anstandsschlaf genommen hast.

»Sie müssen Herr Müller sein, herzlich willkommen!« Mit diesen Worten fliegt die Tür zu deiner Rechten auf, und eine resolut wirkende Dame im adretten Hosenanzug streckt dir ihre Hand entgegen. »Ich bin Frau Doktor, bin hier Oberärztin, wir sehen uns gleich bei der Aufnahme, aber jetzt kommen Sie erstmal an.«

Ihr Jokergrinsen verrät alles und nichts, strahlt irgendwo zwischen Aussicht auf Rettung und »Einer flog über das Kuckucksnest«. Das magst du, denn genau so fühlst du dich.

»Ich stell Ihnen mal Frau Schneider vor. Die hat gerade Dienst und zeigt Ihnen alles. Wir sehen uns um elf Uhr in Zimmer fünf Punkt zwei, fünfter Stock, zur medizinischen Untersuchung.«

Dein Schädel brummkreiselt vor lauter Zahlen, du bist kurz versucht, dir drei mal drei Einheiten an die Stirn zu klopfen, um zu sehen, ob da noch jemand drin ist.

»Keine Sorge, Sie werden sich schon nicht verlaufen. Ach, hier, Herr Petri, Sie hab ich schon gesucht! Wir hatten vor fünfzehn Minuten einen Termin, das wissen Sie?!«

Du blickst nach links, und da sitzt ein Mann im Rollstuhl, und du weißt nicht, wie lange schon, denn er hat etwas verschwindend Leises an sich. Der Schrecken scheint ihm permanent ins Gesicht geschrieben. Er nickt nur still und rangiert seinen Rolli ungelenk in Richtung Zimmer 7.3.2. oder irgendwas, was weißt du schon?

»Wir müssen uns über den Rollstuhl unterhalten, Herr Petri. Aber nun erstmal wir zwei: ab zu Frau Schneider«, wendet sie sich dir zu und gibt dir einen Knuff auf den Oberarm, derweil ein Grinsen über ihr Gesicht huscht, das sie schon reichlich geübt haben müsste, um es vorzutäuschen. Frau Doktor gefällt dir, mit ihrer Art, die zwar Schmackes hat, aber irgendwie doch nie nassforsch wirkt. Sie scheint all das hier wirklich gerne zu machen, und du erinnerst dich, dass du all das hier auch wirklich gerne gemacht hättest, wäre die Möglichkeit dazu gegeben gewesen. Sprich. Hättest du nicht dein Abi abgebrochen aus Faulheit, und hättest du nicht selbst offensichtlich einen an der Murmel, was dich sicher für einen »Herr Doktor« disqualifiziert. Dann, ja dann hättest du Medizin und Psychologie studiert und würdest gerade nicht wie ein Schwein ins Uhrwerk glotzen, weil dir bewusst wird, dass all diese Strukturen und kommenden Prozedere hier dir ein großes Rätsel aufgeben.

Sprich: Du schnallst hier überhaupt nichts. Jetzt schon. Na, Glückwunsch.

»Huhu?!« Frau Doktor weckt dich aus deinen Gedanken. »Auf geht's!«

Frau Schneider ist eine Frau in ihren Vierzigern, trägt Praktisches am Leib und die Verantwortung für die Pflegeleitung an diesem Tag. Sie sitzt in einem Raum, dem Pflegedienstzimmer, mit Fenster zum Flur, hinter ihr allerlei Medikamentendöschen mit kleinen Namensetiketten darauf, und begrüßt dich herzlich. Sie drückt dir ein Klemmbrett mit einem Fragebogen in die Hand, mit allerlei Kästchen zum Ankreuzen und leeren Linien zum Ausfüllen. Deine Augen überfliegen die Zeilen. Wie geht's Ihnen eigentlich? Das fragt man ja aus lauter Höflichkeit, so wie man Türen aufhält oder den Typen, der sich nur eine Tiefkühlpizza und eine Halbliterpulle Feierabendbier kauft, während man selber den Wocheneinkauf vor sich herschiebt, an der Supermarktkasse vorlässt. Hier wird die Frage aber offensichtlich sehr ernst und wissenschaftlich genommen, denn die Beantwortung erfolgt in Zahlen, und immer dann, wenn Zahlen im Spiel sind, wird's in der Regel ernst. Also, wie geht's Ihnen eigentlich, auf einer Skala von 1 bis 10? Skalen noch und nöcher.
Wie viel wiegen Sie?
Parameter. Ist mir peinlich. Nun gut, erheblich zu viel.
Nehmen Sie Medikamente, und wenn ja, was und in welcher Dosierung?
Zu viel, zu hoch.
Nehmen Sie Drogen?

Nicht mehr. Manchmal würde ich aber gerne.

»Lassen Sie sich Zeit, und bringen Sie mir den Bogen einfach zurück, wenn Sie damit fertig sind. Heute noch wäre allerdings nicht schlecht. Ich zeig Ihnen erstmal alles.«

Dein Zimmer ist direkt gegenüber dem Pflegedienstzimmer, und als du es betrittst, bist du wieder in einem dieser Hotels, die du von deinen unzähligen Berufsreisen kennst und die nur einem Architekten zuzuschreiben sein müssen, weil sie alle gleich aussehen. Blumen und Obst auf dem Tisch vor der fleischfarbenen Couch, ein mikroskopisch kleiner Fernseher, Musterteppich auf dem Boden, Buchenfurniermöbel, ein Bett mit knallweißen, geruchlosen Laken in der Ecke. Aussicht auf den Parkplatz und den Wald, alles sauber und ordentlich und halb so wild. Hier sieht's nicht aus wie in einem Krankenhaus, und wenn, dann wie in einem dieser Nobelzimmer mit Standleitung zum Chefarzt und bevorzugter Behandlung. Das hier ist okay.

Frau Schneider nickt zur Tür: »Jetzt die Funktionsräume. Die sind im fünften Stock. Da müssen Sie gleich eh hin.«

Funktionsräume. Was auch immer das sein soll. Du funktionierst schon so lange nicht mehr, dass dir das Wort allein eine Gänsehaut macht.

Im Treppenhaus begegnest du zwei Männern, die sich angeregt unterhalten. Frau Schneider sagt fröhlich Hallo, und du stellst dir die Frage, ob das jetzt Patienten oder Mitarbeiter sind, weil hier niemand Kittel trägt. Allenfalls Namensschilder. Das gefällt dir irgendwie. Niemand scheint besonders. Du bist nicht gern besonders.

Bei den Funktionsräumen angekommen, siehst du Frau Doktor und Herrn Petri in absurder Aktion. Frau Doktor im Rollstuhl, Herr Petri dahinter, die Griffe fest umklammert, schweißnasse Stirn, im Schneckentempo schiebt er das Gefährt über den Gang und stöhnt dabei, als würde er einen Gizeh-Stein quer durch die Wüste schaffen.

113

»Sehn Se, so fühlt sich das an, wenn man jemanden durch die Gegend schiebt, der eigentlich laufen kann. Mir geht's nicht um Schuld, aber wissen Sie, Sie können laufen, und das machen Sie ab heute wieder. Das müssen Sie, sonst kommen wir hier nicht weiter. Okay, Herr Petri?«

Herr Petri hechelt und keucht: »Okay.«

Verrückt. Was zur Hölle machen die beiden da? Frau Schneider lächelt mild und führt dich weiter durch die Gänge. Therapieräume, Büros, Arztzimmer, ein Raum mit einem Sessel, der aussieht wie eine Aldous-Huxley-Installation. Gleichzeitig kann er massieren und audiovisuelle Beruhigungsangelegenheiten auf eine Kombination aus Brille und Kopfhörern senden. Braintower. Entspannung 2000.

Alles ist freundlich gestrichen, überall Bilder und Blumen und nichts, was irgendwie beklemmen könnte. Du erinnerst dich an deine Zeit in der Tagesklinik mit dem Seelenstriptease-Club und dem verquarzten Raucherkabuff und atmest auf. Du traust dem Braten noch nicht, aber du könntest das schaffen. Daran glauben, dass dir hier vielleicht geholfen wird.

Vor Raum 5.2 angekommen, lässt Frau Schneider dich kurz allein, und du wartest auf deine medizinische Untersuchung. Deinen Leibeszustand. Dabei könntest du den auswendig herunterbeten. Adipös, Puls 80, Blutdruck 130/80, so weit alles regelkonform. Bisschen krumm und schief alles, das rechte Bein im Eimer, Blutbild sauber, keine Drogen bis auf das Alprazolam zur Anxiolyse – oder als Angstlöser, was für ein seltsam schönes Wort, so wie Vollrausch oder Katastrophenschutz – was hier sicher nicht gern gesehen ist. Aber das ist ja einer der Gründe, warum du überhaupt hier bist. Mit der Angst müssen auch die Benzos, die Beruhigungsmittel, die eigentlich nur im Notfall von Ärzten in die Venen gepumpt werden sollten, ausgetrieben werden, sonst wirst du nie das Gefühl haben, ohne Krücken laufen zu können. Oder ohne Rollstuhl. So wie dieser Petri.

Das erklärt dir Frau Doktor jetzt auch noch einmal, und du stimmst zu, die Dosierung in kleinen Schritten herabzusetzen, in der Zeit, die du nun hier verbringen wirst. Dass das nicht einfach sei, nach so langer Zeit, sagt Frau Doktor. Und dass es aber wichtig und bedeutend für deine Genesung sein wird. »So machen wir das!« Ihr Jokergrinsen verrät alles und nichts.

Und dann bittet sie dich nach draußen, wo Frau Schneider gerade mit einer offensichtlich aufgebrachten Patientin, einer älteren Dame mit onduliertem Haar und einigen Ketten um den Hals, spricht. Darüber, dass ganz sicher niemand das stille Wasser einfach leer getrunken oder versteckt hat, nur um sie zu ärgern und fertigzumachen. Schließlich wüssten alle, dass sie von Kohlensäure Bauchweh und schlimmste Blähungen bekäme.

»Frau Schneider, Sie aaaaaahnen es nicht!«

»Frau Priol, ich ahne es, und ich werde mich um Nachschub kümmern, gut?«

»Frau Schneider, ich hab solchen Durst! Das sind Höllenqualen! Ich werde schon ganz heiser, hören Sie das?!« Ihre Stimme blecht in aufgeregtem Sopran gegen die Wände.

»Dann trinken Sie doch am besten einen schönen Salbeitee oder so, und ich kümmere mich, wie versprochen.« Engelsgeduld. Frau Priol dreht entnervt ab, Frau Schneider meistert irgendetwas zwischen buddhistischer Ruhe und Pokerface und führt dich zum Fahrstuhl, um in den achten Stock zu fahren, wo sich der Speisesaal befindet, den nur Patienten und Personal betreten dürfen. Wer hier nicht gesehen werden will, der wird auch nicht gesehen.

Dort angekommen, wenden sich erstmal alle Blicke dir zu. Der Neue ist da. Rund vierzig Augenpaare mustern dich teils, teils wenden sie sich wieder ab und starren auf Teller, Wände oder den Boden. Herr Petri bewegt sich tatsächlich ohne Rollstuhl durch den Raum, allerdings hangelt er sich dabei an der Wand entlang wie ein Bergsteiger am K2, ohne jede Sicherung, den

Tod stets vor Augen. Du gehst zu den Warmhalte-Behältern, die auf einem dieser Kantinen-Rollwagen stehen, nimmst dir ein Sellerieschnitzel, Salzkartoffeln und Leipziger Allerlei. Beim Blick durch den Raum siehst du, dass beim Fahrstuhl-Mann noch Platz ist, und setzt dich auf den Stuhl neben ihn, sagst: »Hallo«, und gleich wieder: »Tschüs«, weil er sofort aufsteht, seinen halb vollen Teller schnappt und den Raum verlässt. Na, schönen Dank.

Du blickst dich um, schaust in all die neuen, fremden Gesichter, und alles verschwimmt ein bisschen. Dort hinten, der große Dicke mit dem Bart, der sieht ganz nett aus. Das Mädchen im pinkfarbenen Shirt, gute Güte, die ist ja noch viel jünger als du. Die drei Damen da, die sitzen und quatschen, als sei's ihr Stammtischtreffen. Frau Priol zerzetert das Essen und prangert den Salzkartoffelüberschuss auf dem Speiseplan an, ihr gegenüber eine andere ältere Dame mit Turmfrisur, die leicht verstohlen, dafür mit vollem Mund »Joahjoah« murmelt und eigentlich gar keine Lust auf ein Gespräch und schon gar nicht auf ein Pamphlet hat. Der Schnauzbärtige und der mit der Porsche-Brille, beide im Jogginganzug. Du glaubst, das sind die beiden Herren, denen du schon im Treppenhaus begegnet bist. Wieder verschwimmt alles. Zu viele Eindrücke, zu viele neue Menschen. Du denkst kurz darüber nach, ob du auch deinen Teller schnappen, den Raum verlassen sollst. Aber darf man auf den Zimmern essen? Das wäre herrlich! Erstmal raus hier! Dir schnürt es die Kehle zu, dein Fluchtinstinkt setzt ein, deine Hände schweißnass.

Ganz in der Ecke sitzt eine sehr dicke Dame, die sich in regelmäßigem Turnus vor die Stirn schlägt, als sei ihr gerade etwas eingefallen, als hätte sie so eine Daniel-Düsentrieb-Idee, wie aus den Mickey-Mouse-Comics, bei der plötzlich eine Glühbirne über dem Kopf erscheint und sie »Heureka!« rufen sollte, aber dann blickt sie wieder ins Leere und kaut mit offenem Mund ihre Berge von Essen weg. So ziemlich alles, was die

Warmhalte-Front zu bieten hatte, liegt da auf ihrem Teller, ungeachtet ihrer Bestellung, die man jeweils am Vortag in eine Tabelle einträgt, die am Ausgang des Speisesaals hängt, hat sie sich einmal quer durchs Programm bedient. Vegetarisches, Fleisch, drei verschiedene Beilagen, Nachtisch und Obst. Hier steht gerade Quantität vor Qualität, wenn's um das Thema Soulfood geht. Aber da gibt's nichts zu verurteilen oder den mahnenden Gesundheitsfinger zu erheben. Wär's dir nicht so speiübel vor der Angst, die immer irgendwie da ist, sei's diffus oder mit Planierraupen-Mentalität, dann würdest du wahrscheinlich auch alles in dich hineinstopfen, was nicht bei drei auf dem Baum sitzt.

Das hier ist nämlich anstrengend wie Steinekloppen, weil es sämtliche Klischees so einer Verrückten-Klinik erfüllt und dann wieder keins. Rammdösig wirst du beim ersten Blick auf die Mischung aus Bilderbuch-Vollklatschen-Versammlung und vermeintlichen Cluburlaubern im Freizeit-Dress. Irgendwie trägt hier jeder seine Geheimnisse mit sich herum, aber weil du weißt, dass alle aus Gründen hier sind, alle zu Recht, hast du ein bisschen Angst, dich an ihren Problemen anzustecken, als seien es Schnupfen. Gut, gut. Das ist eigentlich totaler Quatsch, aber dein Körper hat in den letzten Jahren eine derartige Fähigkeit zur Mimikry bewiesen, dass es dich nicht großartig wundern würde, wenn er jetzt auch noch ein bisschen Schizophrenie oder Psychosen einsammeln würde.

Gibt es hier eigentlich Schizophrene? Wäre das nicht viel zu krass, für solch eine nicht-geschlossene Einrichtung? Du kennst das nur aus Büchern und Filmen, aber die Typen und Typinnen da sind immer ziemlich abgefahren und bringen die wüstesten Schoten. Das musst du nun wirklich nicht auch noch haben. Sieh erstmal ein, dass du weißt, dass du nichts weißt, sagst du dir, aber das beruhigt dich keinen Deut, keinen Meter weit.

Poah! Hast du Schiss vor diesem Ritt!

Poah! Ist dir eng um die Brust!

Dann drehst du dich um und erschrickst beinahe zu Tode. Weil ICH dort sitze. Weil ICH dort sitze, wie Tyler Durden, und mit einem Tip-of-the-hat sage: »Moin! Ich bin Nicholas. Bin jetzt seit 'ner Woche hier. Du gewöhnst dich dran, und es ist wirklich toll. Mir geht's jetzt schon besser.« Du bist ich, und ich bin du. Und dein größter Wunsch: In einer Woche hier sitzen und dem Neuen das sagen zu können, was ich dir oder mir oder uns gerade gesagt hab. »Mir geht's jetzt schon besser. Du gewöhnst dich dran.« ICH sitze da und trage mein Captain-Hoffnung-Cape und meinen Guter-Wille-Helm. Der Typ, wegen dem du hier bist. Der du sein willst und, so die Prophezeiungen all der guten Menschen, die dir den letzten Stups in diese Hallen gegeben haben, deiner Familie, deiner Freunde, deiner Therapeuten, auch sein wirst. Aber das ist Zukunftsmusik.

Jetzt willst und kannst du erstmal nicht mehr. Und das darfst du.

Das Gemurmel wird unerträglich. All diese Menschen. Teller schnappen, der Hunger ist so groß. Aber wohin damit? Hinlegen, atmen. Warten, bis das Flimmern aufhört.

Und Frau Schneider setzt sich zu mir und sagt: »Herr Müller, wenn Sie sich hier im Moment noch nicht wohlfühlen, dann können Sie gerne auf dem Zimmer essen. Sie haben für heute erstmal keine Termine mehr.«

Ich bedanke mich, schwanke am hangelnden Petri vorbei Richtung Treppenhaus, den Teller in der Hand, aber kein Besteck, schwanke die Treppen hinunter, schwanke in mein Zimmer, esse zwei Kartoffeln und das Sellerieschnitzel mit der Hand, schwanke ins Bett und lege mich hin.

So was Verrücktes!

8.
Life on the Ranch

Zweiter Tag

There is a young cowboy
James Taylor – Sweet Baby James

Augen auf. Schon der nächste Tag. Erstaunt registriere ich das.
Gestern muss mein Hirn den Pausenknopf gedrückt haben.
Als ich in diesen Schreckschlaf gefallen bin. Völlig überfordert,
habe ich vergessen, die Jalousien zu schließen. Verwirrt blinze-
le ich in die erste Morgensonne, und ein Blick auf die Uhr verrät, dass es gerade erst fünf Uhr ist.
Ich setze mich auf, mein Schädel schmerzt vom Nacken her,
und der schmerzt vom neuen Bett, so wie er von jedem neuen
Bett schmerzt, und weil mein Leben aus neuen Betten besteht,
sollte mich das eigentlich nicht wundern. Aber alle Sinne sind
auf Scannen gestellt. Durchsuchen wie immer jede Faser auf
Ungereimtheiten und machen aus allem eine Katastrophe, weil
mein Hypochonder mir das so vorsingt. Kopfschmerzen machen mir Sorgen seit der Sache mit Oma. Der Tod lauert
schließlich an jeder Ecke. So kriecht Angst zum Schmerz, und
mein erster Blick geht instinktiv zum Nachttisch, dorthin, wo
zu Hause immer die Beruhigungstabletten liegen. Einen Moment Ruhe gönnen, ankommen, nicht schon da raus in die
neue, zeitweise Wirklichkeit. Hier liegen keine Tabletten. Die
sind rationiert worden, und mein frühes Zubettgehen hat mich
die Medikamentenausgabe verschlafen lassen, so muss es sein,
und jetzt liegt da nichts. Die letzte Ration ist schon reichlich

lange her, aber mein Körper braucht das Zeug, und wenn es nicht mein Körper ist, dann vielleicht mein Geist oder meine Seele, jedenfalls zieht der Hypochonder in mir jetzt zusätzlich zu seiner Kopfschmerz-Scan-Serenade am Glockenseil und gibt Feueralarm.

Ich kralle mich am Bettrand fest und versuche, einen Punkt im Musterteppich zu fixieren, um des aufkeimenden Schwindels Herr zu werden. Das Herz im Hals, seh ich mich um und entdecke einen dieser Notfallschalter, wie man sie in Kliniken finden kann. Eines der wenigen Dinge, die hier überhaupt an Klinik gemahnen, und für ein paar Sekunden wähne ich mich in Sicherheit und nehm den Schalter in die Hand. Wie ein Sprengmeister sitze ich da, den Daumen auf dem roten Knopf, und versuche, mich zu entscheiden. Ich bin hier, um gesund zu werden, und oberste Prämisse ist es dabei, die Panik allein durchzustehen. Das hat mir Frau Doktor im Gespräch erklärt. Sie hat mir aber auch gesagt, dass Geduld geboten ist und ich nicht versuchen soll zu zaubern, weil das nichts werden wird. Ich soll bitte nicht den Helden geben. Aber will ich der Typ sein, der gleich in den ersten Stunden der Behandlung den Alarm auslöst, obschon er eigentlich wissen sollte, dass sich seine Feuer in der Regel bisher immer selbst gelöscht haben? Ich fühle mich wie unnötiger Ballast. Will ich viel Trubel um nichts machen? Aber das hier ist nicht nichts. Das hier ist der Grund, warum ich hier bin. Kaltschweißigkeit, Verlust- und Existenzangst, Körpersensationen. Ein Club aus Emotionen und Hormonen, wo ich mir immer wieder selbst das Streichholz reiche, wenn der Raum vom Rauch gelüftet ist. Ich soll also nicht den Helden geben? Nun gut. Mein Daumen schnellt auf die Taste, und mein Körper zurück in die Horizontale, die Lungen pumpen flache Luft in unmöglichem Tempo in den Kreislauf, kleine Punkte flimmern in und vor meinen Augen. Visual Snow nennt man das, glaube ich. Egal, wie man es nennt, es fühlt sich todesnah an. Über meiner Tür blinkt ein grünes Licht, das

Signal, dass mein S.O.S. abgesetzt wurde, und ich frage mich, was das für ein perverser Scherz ist, wo doch Code Red gegeben ist.

Die Sekunden strecken sich, bis sie sich stündlich fühlen, und niemand kommt. Vorerst, vorerst. Das muss ich mir jetzt immer wieder sagen. Vorerst kommt niemand. Atmen, atmen. Beruhig dich, Dicker. Spring über den Zaun, dreibeiniges Pferd.

Die Tür öffnet sich, und ein fremder Mann betritt mein Zimmer, ein Stethoskop um den Hals, eine Blutdruckmanschette über den Arm gelegt, ein kleines Becherchen mit Tabletten in der Hand.

Tabletten! Der Mann weiß, was er tut! Gib mir die verschissenen Tabletten, bitte.

Er legt den Kopf ein wenig schräg und guckt mich knopfäugig an. Ich werde ihn wohl geweckt haben, wo auch immer er herkommen mag.

»Herr Müller, was ist denn los, hmmm? Ich bin Herr Peters, habe heute Nachtdienst, wir haben uns gestern nicht mehr kennengelernt. Sie haben so fest geschlafen. Das ist ja aber auch anstrengend, so ein erster Tag! Nun sagen Sie mal, wo drückt denn der Schuh?«

Der Schuh drückt kein bisschen, aber wenn Sie sich nicht beeilen, dann werde ich in spätestens fünf Minuten zum letzten Mal welche getragen haben. »Ich sterbe!«

»Ach was, so schnell geht das nicht, und schon gar nicht, wenn man so gesund ist wie Sie.«

»Ich! Sterbe! Hilfe!« Atemlos. Und überhaupt: Gesund? Spinnt der?

Herr Peters kniet sich neben mein Bett, rollt mir den Ärmel hoch, schließlich liege ich noch in voller Klamotte dort, seit mich die Müdigkeit gestern überrollt hat, und bindet mir die Manschette um den linken Oberarm. Pump! Pump! Pump! Ich spüre meinen Puls unterm Luftkissen, spüre den kalten Stethoskop-Kopf, wie er sich auf meine Armbeuge legt, und

halte die Luft an. So, wie man im spannendsten Teil eines Films
die Luft anhält.

»Atmen Sie bitte ganz normal, Herr Müller.«

Hechel! Hechel! Hechel!

»Ganz normal, Herr Müller. Bitte.«

Es geht einfach nicht. Mit einem Dreh an diesem kleinen Edelstahlventil am Messgerät entweicht die Luft, und ich zähle meine Herzschläge. Hundertachtzig die Minute, Minimum. Die Manschette ratscht mit einem Klettverschlussgeräusch von meinem Arm.

Herr Peters steht auf, neigt wieder den Kopf und sagt: »Alles gut«, und nichts ist gut, wirklich nichts.

Was soll das eigentlich heißen, alles gut? Ich brauche Zahlen, Fakten. In den letzten Jahren habe ich jeden Parameter, den mein Körper verlangt, um weiterhin Dienst zu tun, auswendig gelernt. »Wie sind die Werte? Sagen Sie mir das, bitte!«

»Nun gut. Hundertvierzig zu neunzig, Puls hundertzwanzig, alles völlig unbedenklich. Ich würde schätzen, Herr Müller, dass Sie eine Panik…«

Das sind keine Normwerte. Nicht in meiner Welt. Das sind Werte, bei denen in meiner Welt das Herz explodiert, der ganze Körper, dass das Gekröse von innen die Wände rot streicht. Alarmrot und blutrot. Kein grünes Licht mehr. Mich schmeißt es ruckartig zurück ins Kissen, mein Atem beschleunigt weiter, der Schnee fällt mir vor den Blick, und Herr Peters nestelt endlich, endlich die Tablette aus seinem Becher und gibt sie mir in die Hand.

Ich greife danach, werfe sie mir in den Mund, suche nach Wasser. Mein Mund ist trocken und rau wie Sandpapier, ich kann nicht schlucken, und die Tablette löst sich bitter auf meiner Zunge. Die Tablette, die ist nicht nur ein Beruhigungsmittel. Ein Anxiolytikum, ein Angstlöser. In höherer Dosis enthemmt sie, in noch höherer Dosis wirft sie dich in einen Rausch und dann um. Sie wird auch als Rape-Drug, als Vergewaltigungsdroge genutzt, und deswegen wurden ihr irgendwann Stoffe beigefügt, die sie ungenießbar machen, dich augenblicklich spucken lassen wollen, wenn du das in deinem Cocktail oder deiner Cola schmeckst. Und diese Bitterkeit verteilt sich nun in meinem Rund, rinnt in die Kehle, und ich will augenblicklich kotzen, aber Überlebenswille und Angst sind stärker, und schließlich reicht mir Herr Peters eine Flasche Wasser, die ich in einem Zug leere.

Dann sitzt er noch zwanzig Minuten neben meinem Bett, in dem ich wie ein Karpfen an Land zappele und nach Luft ringe, bis das Mittel wirkt, mich flutet und gleichzeitig Druck ablässt. Warm wird, was bis vor Sekunden noch fror. Ein Gefühl ersetzt das nächste, und ich hab ihn hier schon einmal beschrieben, diesen unglaublichen Frieden nach der Panik: Zufriedenheit rauscht ins Hirn. Wieder überlebt. Keine Fragen für den Moment. Einfach überlebt.

Ich will vorgreifen. Seid euch gewiss, dass dies kein einmaliger Vorfall bleiben sollte. Wie denn auch? Seid euch gewiss, dass ich noch oft den Sprengmeister geben sollte, mit solch beißendem Geschmack auf der Zunge, zu jeder Tages- und zu jeder Nachtzeit.

Dies hier war exemplarisch. Jeden Attackenablauf zu beschreiben, das wäre Reißerei, und um die schere ich mich nicht. Einigen wir uns auf ein Codewort? Eins, das ich immer dann nutze, wenn es mal wieder so weit ist? Das die Geschichte erzählt? Dann nennen wir es Sauhatz. Denn so soll's nicht sein. Ich will nicht das Schwein sein, das sich selbst durchs Dorf treibt. Jede einzelne Panikattacke in jeder Konsequenz zu beschreiben, das würde sich irgendwann totlaufen. Wie so ein Michael-Bay-Film, bei dem alle zwei Minuten wieder irgendwas explodiert. Klar, genau dafür geht man ja ins Kino, aber das hier ist nicht das Kino, das ist Realität. Meine Realität, und sosehr sie mich schmerzt, so wenig möchte ich sie zum Actionfilm aufpumpen. Wie ich zuvor schrieb: In all seiner Ungewöhnlichkeit und irgendwie ja auch beinahe pervers, ist das hier mein Alltag geworden. Diese vermaledeite Angstscheiße. Da braucht's keinen Pyro-Effekt. Ihr wisst also alle Bescheid? Sauhatz. Merkt euch das.

Nach dem Frühstück, das wirkt wie im Hotel mit den abgepackten und verschweißten Zutaten, soll ich meine Therapeutin kennenlernen. Das Essen war an diesem Morgen weniger beklemmend, weil ich wenigstens nicht mehr der Neue war, aber gestresst hat es mich doch, das Gemurmel und die Krankengeschichten der anderen Patienten, die wie Panini-Bilder am Tisch getauscht wurden.

Genau danach fragt mich Frau Pesken, die Therapeutin, als Erstes: Wie ich denn so mit der Situation, der Klinik und meinen Mitpatienten klarkäme?

»Mäßig«, sage ich. »Mäßig, aber machbar.« Alles. Das sage ich schon nicht mehr.

Frau Pesken ist eine gut aussehende Frau mit der Eigenschaft, ihren bedingungslos verständnisvollen Blick binnen Millisekunden gegen riesige Fragezeichen zu tauschen, wann immer sie das für nötig hält oder sie vielleicht wirklich überrascht ist. Das kann man nicht wirklich deuten. Sie spricht mit ruhiger Stimme, verliert den Blickkontakt nie, sondiert unverhohlen mein Gemüt. »Sie werden sich sicherlich daran gewöhnen, und wenn nicht, dann finden wir eine Lösung. Erzählen Sie doch mal.«

Und ich erzähle. Erzähle von den drei tauben Jahren, in denen Mama und Oma gingen, erzähle von der Panik, der ständigen Angst im Nacken, erzähle. Alles.

Frau Pesken unterbricht mich selten, stellt dann aber kluge Fragen, die mich stutzen lassen. Sie analysiert scharf, aber liebevoll und empathisch und bohrt an teils eh schon blanken Nerven, bis es mir unerträglich schwindelig wird und meine Geschichte ihren roten Faden verliert, den sie dann jedes Mal aufsammelt und mir wieder reicht und mich weitersprechen lässt. Das ist anstrengend wie Kieselkloppen, mein Hirn dörrt in seinen eigenen Erinnerungen, bis es schmerzt, und unweigerlich klopft von hinten wieder jemand an meinen Kopf. Schweinehatz. Erster Güte.

Frau Pesken sieht sofort, was los ist. Es ist wohl schwerlich zu übersehen. »Gut«, sagt sie.

Gut! Ich kann es erst nicht glauben. »Was ist gut?« Ich keuche sie fragend an.

»Na ja, Herr Müller. Es wäre doch unpraktisch, wenn Sie genau hier panikfrei wären. Ich muss doch sehen, was in Ihnen vorgeht, und das sehe ich jetzt. Gut!«

Ich muss das erst verdauen. Ich bin hier, um endlich gesund zu werden, und die erste wirklich produktive Entwicklung seit meiner Ankunft soll sein, dass es mir gerade furchtbar geht? Wenn es eine Lösung gäbe, bei der die Angst und zuallererst die Panik gleich so weggepeitscht würden, dass sie sich vor lauter Respekt erst gar nicht mehr blicken ließen? Kann man mich nicht gleich zum Eisenmann machen, irgendwie?

Peske scheint das dritte Auge zu haben. Sie faltet die Hände über den übergeschlagenen Knien, lehnt sich nach vorne und sagt: »Wissen Sie?! Es kann Ihnen nicht sofort besser gehen, nur weil Sie hier sind. Wir machen, dass es Ihnen besser geht, das kann ich so gut wie versprechen, aber bis dahin wird eine Menge an Arbeit auf uns zukommen, die Sie zwischendurch sehr müde machen wird. Jetzt sind Sie müde, und deswegen legen Sie sich doch einen Moment hin. Wir sehen uns in zwei Tagen. Wenn was ist, dann melden Sie sich.«

Ich, immer noch mitten im Film, frage sie, wie ich denn nun bitte alleine nach oben kommen soll, so todesnah.

Sie sagt nur, dass ich das schaffe. Dass ich das sogar ganz sicher schaffe, und dann öffnet sie mir die Tür und präsentiert mir den Flur dahinter, mit anderen, wartenden Patienten besetzt. Präsentiert ihn mir wie ein Zauberer seine zersägte Assistentin: mit einem eleganten Wink.

Ich stolpere nach draußen, blicke starr geradeaus und kämpfe mich zum Fahrstuhl. Etage sieben, das Zimmer direkt gegenüber dem Pflegedienstzimmer.

»Blutdruck messen, bitte! Tabletten, bitte!«

Eine hochgeschossene Dame im Ethno-Outfit lugt um die Ecke und kommt auf mich zu. »Nu! Dann wollen wir uns doch erstmal vorstellen. Oder nicht?! Ich bin Frau Brecht und arbeite hier. So viel zu mir. Und Sie so?«

»Müller, Patient, Angststörung.«

»Wusste ich natürlich, aber schön, dass Sie es selber auch wissen. Jetzt setzen wir uns erstmal, ich mach Ihnen 'nen schönen Tee, und dann gucken wir mal, ob Sie wirklich noch Ihren Blutdruck wissen müssen. Ich muss das nämlich nicht, der ist voll in Ordnung. Aber wie gesagt. Erstmal setzen. Keks?«

Ich will nicht bemuttert werden! Allein das Wort krampft mir den Rücken zum steinharten Klumpen. Ich will Fakten und Zahlen und meine Medikamente. Ich hab noch ein Milligramm gut. Ein bisschen Trost vielleicht in schweren Zeiten, aber bitte nicht bemuttern. *Der* Zug ist abgefahren und hat gut die Hälfte von mir mitgenommen.

Ich lasse mich in einen blauen Drehstuhl sinken, und Frau Brecht brüht an unserem Tee herum. Ich hasse Tee, von Tee wird mir schlecht, aber wenn es sie dazu bringt, mir dann doch das Leben zu retten, dann soll sie halt welchen kochen. Aber beeilen soll sie sich und mir endlich meine Tablette geben.

Macht sie aber nicht.

Stattdessen setzt sie sich zu mir, drückt mir eine Tasse in die Hand und sagt: »Erzählen Sie mal.«

Was und wie viel zum Teufel soll ich hier eigentlich noch erzählen? Sprecht Ihr alle nicht miteinander oder ist euch langweilig? »Darf ich bitte meine Tablette haben? Es geht wirklich nicht mehr!«

»Erzählen Sie doch erstmal. Wer fragen kann, kann auch erzählen.«

Gerade als ich anhebe, um mal wieder meine Krankenge-schichte herunterzubeten, unterbricht sie mich und sagt: »Das weiß ich natürlich schon. Erzählen Sie mal, was gerade in Ih-nen vorgeht. Und atmen Sie zwischendurch mal. Das soll hel-fen. Hab ich neulich irgendwo gelesen.«

Jetzt wird sie auch noch witzig. Na, schönen Dank. Wut krab-belt in mir hoch, und ich will mich gerade lauthals beschweren und auf mein Recht pochen, da sieht sie mir in die Augen und sagt: »Das ist alles fürchterlich traurig, das glaube ich Ihnen sofort. Will's gar nicht wissen, glauben reicht mir. Aber wissen Sie …«

»Ich brauche meine Tablette, verdammt!«

»Wissen Sie, da müssen wir jetzt mal gemeinsam durch. Frau Peske meint auch, Sie sollten erstmal nichts nehmen. Frau Doktor sieht das gleich. Wenn Sie die Angst immer nur verste-cken, dann bleibt sie ja immer unterm Deckel und kann da weiter treiben, wonach ihr der Sinn steht. Und den Deckel, den haben Sie gerade erstmal angehoben, und jetzt kommt alles Eklige nach oben, und dann kann es raus und irgendwann ganz gehen. Verstehen Sie? Stellen Sie sich die ganze Sache mal als Monster vor …«

Ihre weiteren Sätze überhöre ich. Frau Peske sagt? Frau Dok-tor auch? Den Deckel angehoben? Wie, beim Leibhaftigen, kann diese Brecht das alles jetzt schon wissen und geklärt ha-ben? Die paar Minuten Zeit, die dafür blieben, auf dem Weg aus dem Behandlungszimmer hoch in den siebten Stock? Und wie die sich hier absprechen! Macht mir das nun Sorge oder Hoffnung? Machen die mich hier gläsern? Schon am zweiten Tag?

»Worauf hab ich mich hier nur eingelassen? Kackladen!« Das wollte ich gar nicht laut sagen. Ich unterbreche Frau Brecht in ihrer Geschichte vom Monster, und die guckt einigermaßen verdutzt. »Tut mir leid!« Ich vergrabe das Gesicht in den Händen und fange schlagartig an, wie ein getretener Hund zu heulen. Es schüttelt mich lauthals, und Frau Brecht schließt die Tür, greift hinter sich in eine Schachtel und reicht mir ein Taschentuch.

»Herr Müller, Ihre Augen schwitzen. Machen Se das mal weg.« Mit einer Mischung aus Lachen und Rotz und Husten, weil mir die Tränen den Hals gefüllt haben, weicht der letzte Rest Panik aus meinem System, ich lehne mich erschöpft im Stuhl zurück und kann nicht anders, als »Scheiße auch!« zu sagen.

»Das mag stimmen.« Frau Brecht lacht mich an. »Aber jetzt erzählen Sie mal.«

In den nächsten Tagen lasse ich das Ankommen zu. Ich besuche meine Therapieeinheiten – Psycho, Physio, Kunst, Gruppentreffen – und verlaufe mich auch nicht mehr ständig auf der Suche nach irgendeiner Nummer.

Meine Mitpatienten sind zum allergrößten Teil echt nett, einige sogar von ganz hervorragender Sorte. Ich finde einen Freund in einem katholischen Priester aus Hamburg, der nur zwei Jahre älter als ich ist und mit seiner Profession hadert wie ich mit meinem Alltag. Wir haben den gleichen Humor, und das hilft ungemein an dunklen Tagen, was uns zu ständigen Gemeinsamrumhängern macht, bis wir, beide ziemliche Brocken, irgendwann als »die schweren Jungs« durchgehen, weil unser stets leicht neben der Spur wirkender Kunsttherapeut Herr Breul das sagt, ohne sich des Wortspiels bewusst zu sein, als wir gemeinsam seinen Raum betreten.

Nur Rollstuhl-Petri, den habe ich jetzt schon länger nicht gesehen. Ab und an höre ich ihn sprechen, wenn ich auf dem Raucherbalkon stehe, der sich direkt neben meinem Zimmer befindet, welches wiederum direkt über seinem liegt. Zu sehen ist er nicht.

Aber eines Nachmittags, lass es Tag zehn oder elf oder zwölf sein, ich liege nach einem Gespräch mit Frau Peske auf meinem Bett und starre erschöpft den Kalk von der Decke, da höre

ich durchs offene Fenster, wie jemand Gitarre spielt und herzergreifend dazu singt. »Leaving on a jet plane«, John Denver.
Ich geh zum Fenster – das sich nur kippen lässt, aus Gründen, die sich wohl selbst erklären, bedenkt man das Krankheitsspektrum einer psychosomatischen Klinik – und lausche. Woher das kommt, lässt sich nicht ausmachen, aber es scheint nicht weit weg zu sein, also laufe ich über den Gang meiner Station und suche, aber die Musik entfernt sich. Der Raum für Musiktherapie ist irgendwo im Keller, viel zu weit weg. Das muss aus einem der Krankenzimmer auf der Etage unter meiner kommen. Ich flitze nach unten, ganz aufgeregt, und dort schleiche ich wieder über den Gang und lausche an den Türen. Aus dem Zimmer neben dem zweiten Raucherbalkon, dem für die Bewohner des sechsten Stocks, da schallt es: »So kiss me and smile for me, tell me that you'll wait for me!« Petri. Der Mann, der sich nicht sicher war, ob er überhaupt laufen kann, der stetig schweigende Hangelmann, der sich an Wände und Möbel stützt, obwohl doch seine Beine völlig gesund wirken, der sitzt jetzt da und singt sich die Seele aus dem Leib. Ein bisschen atemlos, ein bisschen schief, aber schön. »Cause I'm leavin' on a jet plane. Don't know when I'll be back again.«
Ach, hab ich das vermisst! Mir fällt auf, dass ich meine eigene Gitarre in den letzten Tagen nicht ein einziges Mal angefasst habe, dabei war der ursprüngliche Plan, die Zeit hier zum Songschreiben zu nutzen. Ein romantischer Gedanke. Das hat er in der Klapse geschrieben. Eine tierische Headline.
Ein Herz gefasst, laufe ich zu meinem Zimmer, schnapp mir mein Instrument, das achtlos neben einem Haufen Bücher steht, die ich auch noch nicht berührt habe, und gehe zurück. Da, wo eben noch von Heimweh und Fernsucht gesungen wurde, herrscht jetzt Stille.
Ich klopfe trotzdem. Ist das jetzt übergriffig? Bei einem offensichtlichen Eremiten klopfen? Macht man das?
Keine Reaktion.

Ich versuche es ein zweites Mal, ganz sacht, und als ich mich gerade enttäuscht umdrehen und wieder nach oben gehen möchte, höre ich ein angestrengtes Schlurfen in meine Richtung.

Die Tür knirscht, Petris Gesicht erscheint im Spalt und wird plötzlich ganz käsig, als müsse er jeden Moment Fallschirm springen.

»Äh. Jo?«

»Moin! Ich bin Nicholas, wir haben uns ein paarmal kurz gesehen, und jetzt hab ich gehört, wie du hier musizierst. Sorry, hab nicht gelauscht, aber wir hatten beide das Fenster offen, und da hab ich gedacht?!« Ich hebe meine Gitarre und zeig sie ihm.

Sein Gesicht zuckt von Lächeln zu Schreck zu Lächeln zurück, ein paarmal geht das so, und dann sagt er: »Komm rein. Ich heiß Peter.«

Peter Petri? Ernsthaft? Ich versuche, nicht zu grinsen. Das scheint nicht zu klappen.

»Peter Petri. Denk einfach nicht drüber nach.«

Ich betrete sein Zimmer, in dem allerlei Andenken an zu Hause stehen. Zumindest ist das hier nicht die Standard-Einrichtung. Genesungskarten, Blumen, ein Bild von einem großen, schwarzen Mastiff.

Wie ich so auf seiner Bettkante hocke, meine Gitarre aus der Hülle nehme und versuche, nicht zu neugierig zu wirken, schaut er mich an und fragt: »Was hast'n du?«

»Wie meinst du?«

»Na, warum bist du hier? Muss doch 'nen Grund geben?« Ein bisschen zittert er. Das hier ist ein Seiltanz, den er schon länger nicht geübt hat, und da macht er auch keinen großen Hehl draus.

»Angst«, sage ich. »Angst und Panik und Depressionen.«

Peter nickt. »Mmhmm.«

»Und du? Ich hab nur gesehen, dass du im Rollstuhl unterwegs warst, als ich hier angekommen bin. Das scheint ja besser geworden zu sein. Glückwunsch.«

Peter zupft ein e-Moll. »Ach ja, besser …« Und dann erzählt er. Peter war im Consulting tätig. Er erklärt nicht weiter, was das heißt, und ich habe, ehrlich gesagt, nicht die geringste Ahnung, aber es klingt anstrengend und mit vertrauensschweren Aufgaben verbunden, deswegen nicke ich bedeutungsschwanger und mache ebenfalls »Mhhmhm«. Jetzt, wo er schon mal spricht, möchte ich ihn nicht in seinem Redefluss unterbrechen. Der Fluss ist ein bisschen spärlich, das muss ich zugeben. Nach jedem Satz wandert sein Blick zu meinem Gesicht, und scheinbar versucht er, mich zu lesen, unsicher, ob ich ihn wirklich ernst nehme. Das wird diesem großen Typen gar nicht gerecht, dem Mastiff-Herrchen mit dem Kerlebart, aber Ähnliches haben die Menschen auch von mir gedacht. Wie kann denn einer mit so 'ner Stimme und den ganzen Tätowierungen so 'ne weiche Pflaume sein? Gibt's ja gar nicht. Hätte ich nicht gedacht. Als könnte ein Betonhaus nicht von innen mit Hochflorteppich ausgelegt sein, von der schmutzempfindlichen Sorte, bei der der Hausherr sagt: »Öööhmm, wärt ihr vielleicht so gut, die Schuhe auszuziehen, das wird hier so schnell dreckig?!«

Consulting also. Peter erzählt, dass er in einem Meeting saß, als ihm plötzlich eine Armada gefühlter Spinnen oder Ameisen oder seinetwegen gemeine Stubenfliegen den Rücken hochkroch und er sich unwohl fühlte. Noch unwohler wurde es, als die Spinnfliegmeisen in sein Hirn krochen und da ein Jamboree mit Lagerfeuer abhielten, was ihm den Schweiß auf die Stirn trieb. Panikattacke, ums weniger bildlich zu machen. Da saß er also in seinem seriös genähten Maßanzug, und der Schweiß troff ihm von der Stirn. Käsebleich muss er gewesen sein, da ist er sich sicher. So etwas kommt nicht allzu gut in seinem Job, weil's ja naturgemäß Unsicherheit signalisiert, und das kommt beim Gegenüber nicht so gut an, eigentlich gar nicht, schließlich legt der gerade die Geschicke seines Unternehmens in Peters Hände.

Gut, ich muss nun doch fragen: »Consulting? Ich bin da nicht so im Thema.«

Unternehmensberatung. Wie optimiere ich meinen Betrieb, wen stelle ich ein, wen entlasse ich, wo investiere ich, wo streiche ich Ausgaben?

»Ach so. Ja, gut. Ich verstehe.«

Dass Peter auf den ersten Blick gar nicht der Typ für den Job ist, das weiß er selbst, und er gesteht, dass auch der zweite Blick nicht trügt. Aber sein Vater hat das schon gemacht und sein Vatersvater, und irgendwie ist er da reingerutscht. Studium, Familienbetrieb, dann selbstständig, Unzufriedenheit. Consulting also. Nur sich selbst konnte er nicht so recht beraten. Seine Füße scharren auf dem Sisal-Teppich vorm Sofa, seine Hände nesteln am blassroten Couchkissen. Offensichtlich ist ihm unwohl, aber irgendwie will er da jetzt wohl durch, weil er ja was zu erzählen hat.

Soll er erzählen. Vielleicht beantwortet es auch ein paar der Fragen, die ich mir selbst stelle. Wie konnte ich eigentlich hier landen? Wie konnte die Normalität sich so schnell selbst löschen, mal abgesehen vom Drama, das ich erleben musste, das aber ja dann doch irgendwie alltäglich ist. Würde jeder, der das oder Ähnliches erlebt, ins Bodenlose gerissen, dann wären die Straßen voller keuchender Schwitzezitterer. Kann ja irgendwie nicht sein.

Peter erzählt, dass er damals unter fadenscheinigen Begründungen aus dem Meeting verschwand. Er tat so, als klingele sein Telefon, hielt es ans Ohr, betete, dass in der Zwischenzeit niemand wirklich anrufen und sein Alibi auffliegen lassen würde, und sagte ganz oft: »Jajaja. Ja, ich komme. Ja. Keine Sorge. Ich komme.« Seine Frau sei angeblich am Telefon, der ginge es gar nicht gut, so seine Geschichte, und er müsse schnell nach Hause. Er hatte ein schlechtes Gewissen, weil er sich in der Not eine dramatische Geschichte ausdachte, fühlte sich deswegen schuldig und rechnete mit einer Klatsche vom Karma. So etwas macht man doch nicht! Wie früher, in der Schule. Wenn man schnell wegwollte und erfand, dass der erfundene Onkel mittlerweile wahrscheinlich zum dritten Mal gestorben war. So fühlte er sich. Froh, aus der Situation flüchten zu können, mit einem Biss ins Gewissen verbunden, weil er gelogen hatte.

Ich erinnere mich, dass ich das auch schon Dutzende Male gemacht hatte, in letzter Zeit. Sei's bei Bandterminen oder Privatem, immer musste ich mir Abstruses ausdenken, um abhauen zu dürfen.

Dabei war der wirkliche Grund so real und eigentlich verständlich, wie er verständlicher nicht hätte sein können. Und doch gleichzeitig so schwierig zu erklären: »Hey, Leute! Ich glaube, ich geb den Löffel ab. Ich müsste mal kurz weg, um aus der Nummer wieder rauszukommen.« Das muss man ja erstmal können oder lernen und vor allem verstehen, bevor man es macht. So weit sind wir beide noch nicht.

Peter jedenfalls erzählt weiter. Spricht von einer Spirale abwärts. Obwohl es gilt, sein Business zu verwalten, gelingt es nicht, weil sich seine Krabbelviecher immer öfter ins Hirn stehlen und den Alltag so schwer machen, dass er irgendwann gar keinen mehr hat. Er wacht morgens schweißgebadet auf, und jeder Blick in den Spiegel scheint ihn ein Jahr älter zu machen. Immer mehr Termine muss er absagen, der Vaterssohn, wegen erfundener Grippekrankheiten und Familienangelegenheiten. Familienangelegenheiten. Seine Frau hält es nicht mehr aus. Sie bittet ihn, irgendwelche Maßnahmen zu ergreifen, um die Sache unter Kontrolle zu bringen. Sie hält das einfach nicht mehr aus. All die Fragezeichen, die Zukunftsnot, weil das Geld knapp wird und weil sie deswegen doppeltes Pensum arbeiten muss als Altenpflegerin bei einem privaten Pflegedienst. Und Peter sucht und forscht nach Ursachen.

Mittlerweile war er, genau wie ich, bei unzähligen Ärzten, und keiner hat irgendetwas Pathologisches finden können. Am Ende ist's die Traurigkeit über seinen Zustand, die ihm Aufschluss gibt. Und irgendein Artikel zum Thema Burn-out im Wartezimmer irgendeines Facharztes. Dort stand das Wort, das seine Malaisen erklären konnte: Burn-out. Dieses Ding, bei dem man derart übertrieben viel arbeitet, dass irgendwann der Körper streikt. Ganz sicher musste es das sein! Berufskrankheit. Mitte vierzig, Herzinfarkt, Zackbummbonjour. Held der Arbeit, vielen Betrieben aus der Misere geholfen, dann hat's ihn zerrissen. Salutschüsse für diesen Teufelskerl! Und dann guckt ihn sein Therapeut an, kneift die Augen zusammen, so erzählt Peter, und fragt: »Sind Sie eigentlich sicher, dass Sie das können? Leuten empfehlen, wen sie entlassen und befördern sollen? Kann es sein, dass Sie dafür zu sensibel sind oder, formulieren wir das mal anders: Sind Sie einfach Menschenfreund und wollen über Derartiges nicht entscheiden?«

Da hat es Peter umgerissen, genau in dem Moment. Er verstand kein Wort. Diagnose: Panikstörung. Vordergründig: Stress. Ursprung: Das müssen wir herausfinden.

Er wollte eine Diagnose, nun hat er eine, aber die stellt nicht zufrieden. Wem soll er das erzählen: doch kein Teufelskerl. Ein Weichei, unterm Strich. Familienschande. Schwarzes Schaf. Was da nicht alles durch den Kopf schießt! Die Frau, die kann auch nicht mehr. Peter wird von Tag zu Tag weniger. Alle paar Stunden fasst er sich ans Herz und schreit und zappelt, als ginge es um sein Leben, was es gefühlt ja sicher auch tut. Er will nicht darüber sprechen, will aber ständig davon erzählen.

Der Notarzt wird zum regelmäßigen Gast im Hause Petri. Die Leitstelle stellt schon gar keine Fragen mehr, wenn seine Nummer im Display erscheint. Die schicken den Rettungswagen raus, weil sie eh wissen, worum es geht. Petri stirbt schon wieder. In seiner Vorstellung wird er zum Running Gag, sein Therapeut gibt sich die größte Mühe, sagt aber nur, was er eh schon weiß, aber nicht umsetzen kann, so glaubt er. »Sie müssen da raus, so weh es tun mag. Müssen Ihr Leben neu formieren.« Ja, aber wie denn? Peter stirbt und stirbt und stirbt. Und versteht kein Wort mehr. Die Frau, die kann nun wirklich gar nicht mehr, und weil sie nicht mehr kann, weil sie nicht mehr fähig ist zuzusehen, wie Peter leidet, weil sie so hilflos ist, packt sie drei rote Koffer mit Klamotten und dreiundzwanzig Kartons mit Habseligkeiten und zieht aus. Den Mastiff lässt sie da. »So kiss me and smile for me. Tell me that you'll wait for me. Hold me like you'll never let me go.«

Weg isse. Unter Tränen und Entschuldigungen, mit dem schlechtesten Gewissen der Welt: Weg isse. An dem Tag hat Peter zum letzten Mal für lange Zeit auf den eigenen Beinen gestanden. Nicht seinen Mann, nicht seine vermeintliche Schuld. Schlicht: gestanden. Peter will nicht mehr gehen, nicht mehr stehen. Er ruft ein letztes Mal den Krankenwagen, die Sanitäter wissen schon, wo der Ersatzschlüssel versteckt ist, und das ist gut so, denn Peter kann nicht aufstehen. Sobald er es versucht, packt ihn ein Drehschwindel, der ihm jede weitere Bewegung unmöglich macht. Er sitzt da in schweißgerändertem Shirt und Jogginghose, sein ganzes Leben fällt in Scherben, der Mastiff leckt ihm das Gesicht und erleichtert sich dann auf den Teppich, weil Peter nicht die Tür öffnen kann, um ihn in den Garten zu lassen. Die Tür fliegt auf, zwei Männer in Uniform betreten das Wohnzimmer, schnappen Peter und bringen ihn ins Krankenhaus. Dort wird wie immer nichts gefunden, aber weil das mit dem Nichtstehennichtgehen-Können neu ist, landet er zur Beobachtung auf der Stroke-Unit, zwischen Schlaganfallpatienten im Land der Halbtoten. Und weil das mit dem Nichtstehennichtgehen-Können neu ist, an und in seinem Hirn aber nichts zu finden ist und sich alle recht ratlos anschauen, landet er schließlich im Rollstuhl. Dort sitzt er zwei Wochen voller Diagnosen und Anamnesenerhebungen ohne konkrete Befunde, bevor er schließlich in einen Krankentransporter geschoben wird und dort landet, wo er jetzt vor mir sitzt. Weil's dann wohl die Psyche ist. Es ist der Geist, der sich den Körper baut.

Der Geist ist ein irrer Architekt. Er kann machen, dass zierliche Mütter riesige Steine verschieben, weil ihr Kind darunterliegt, was einem Wunder gleichkommt. Er kann aber auch machen, dass ein stämmiger Peter Petri, ein Consultant in dritter Generation, gesunder Mittelstand mit Eigenheim am Rand von Denkteuchirgendeinestadt, plötzlich nicht mehr laufen kann. Aus Angst davor. Aus Angst, einfach umzukippen. Nicht mal auf den harten Boden, sondern ins Nichts.

Was wunderlicher ist, das dürft ihr entscheiden.

Kennt ihr die Geschichte vom Rattenkönig? Wenn sich ein Rudel – sagt man da Rudel? – eben ein Haufen Ratten, die im Verbund leben und sich bei Kälte gegenseitig wärmen, um nicht zu erfrieren, bei diesem Versuch mit ihren Schwänzen so verknoten, dass sie nicht mehr voneinander wegkönnen und einen einzigen Haufen chaotischen Rattengewühls bilden? Sternförmig hängen sie aneinander und versuchen, verzweifelt und panisch, zu flüchten, jede Ratte in die eigene Richtung, bis sie schließlich vor Erschöpfung der Reihe nach verenden und ein klägliches Bild aus kleinen, grauen, madenzernagten Körpern bilden. So ähnlich können das Synapsen. Sie verenden nicht, sie bilden sich neu und verknoten sich dann zu unmöglichen Achterbahnen, die die wirrsten Informationen durchs Hirn schießen. Katastrophenmeldungen, für die die Bildzeitung Unmengen hinblättern würde, weil sie so reißerisch und absurd sind. Ein Lernprozess, wenn man so will, aber wir alle wissen, dass man auch den größten Scheiß lernen kann, wenn der Lehrer das für richtig hält. Peter und ich, wir beide tragen Rattenkönige im Schädel. Aber wir sind beide gewillt, sie zu entwirren.

136

Ich weiß, nachdem ich ihn zu Ende angehört habe, dass meine Geschichte so alltäglich wie einzigartig ist, und spare sie mir deswegen. Ein kurzes, viel zu langes Schweigen kriecht durch den Raum. Peters Blick, der die letzte halbe Stunde im Monolog am Sisal haftete, hebt sich nun, beinahe scheu und wohl in der Erwartung, dass er mich erschreckt haben könnte, wieder auf zu meinem Gesicht. Ich weiß auch nicht so recht. Was sagt man da? Willkommen im Club, ich erklär dich zum Vorstand? Wird schon? Ich greife ein G-Dur und sage: »Leaving on a jet plane, oder wie?!«

9.
Marianengraben

Let's call me a baptist,
call this a drowning of the past
Frightened Rabbit –
Swim until you can't see land

Die Tage schleichen wie renitente Rentner. Die Sorte, die immer zur Rushhour einkaufen geht, obwohl sie den ganzen Tag Zeit dazu hätte, und dann mittig in Gang zwölf steht und sich zufällig mit Kriegsveteranen trifft, um über künstliche Hüften und Klosterfrau Melissengeist zu referieren. Meiner Seele geht es da ähnlich. Sie hätte immer Zeit, sich zu verbiegen, aber sie tut es gerne dann, wenn es gerade nicht passt, wie ich finde. Meine Therapeuten sehen das ein wenig anders. Sie finden Progress in jeder Heulerei und Fortschritt in jeder neuen Baustelle, die sich auftut. Das Prinzip habe ich mittlerweile verstanden, will es aber nicht: Die Angst und zuvorderst all die zahllosen Attacken sind ein Symptom dessen, was mich wirklich beutelt. Scheinbar liegt das zeitgleich in Vergangenheit, Gegenwart und Zukunft, und das verwirrt mich maßlos. Ich habe Steine mitgenommen, trage sie bei mir und sorge mich um mein Fortkommen, da Steine schwer und spitz und scharfkantig sind und Handschmeichler selten. Ich würd sie gerne flippen lassen, so wie ich das damals an unserem Teich tat, aber das ist ein romantischer Gedanke, und zwischen den therapeutischen Einheiten ist wenig Zeit für Romantik. So zweifele ich mich durch den Tag und halte zwischenzeitlich jeden für bescheuert, der mir erzählen will, dass gerade alles besser wird.

Stellt euch das so vor: Alles, was ich bisher für durchschaubar hielt, wird undurchsichtig. Es ist ein Schlag vor die Stirn zu erfahren, dass man sich selbst das größte Rätsel ist. Das einzige Territorium, das man für erschlossen hielt, wird zum Marianengraben mit urzeitlichen Monstern und fremdem Gefisch, und die Therapeuten und Pfleger geben die Tiefseetaucher mit dem Anspruch, Proben einzusammeln und sie zu erforschen. Sie tauchen in die Kindheit, in die Jugend und in die jüngste Vergangenheit und wirbeln dabei so viel Sand vom Grund auf, dass ich nichts mehr blicke. Die glubschäugigen Mistfische wirbeln stumm um mich herum, sind unbekannt und neu, dabei schwimmen sie doch schon so lange in meiner Tiefsee.

All diese Bilder. Ich erfahre, dass es dem Hypochonder in mir wohl geholfen hat, dass meine Mutter mir damals, so gegen sechs Jahre alt, als ich ständig mit Halsentzündungen durch die Gegend lief, erklärte, dass ich nun dringend an den Mandeln operiert werden sollte. Ich wollte das auf keinen Fall und hab mich mit Händen und Füßen gewehrt. Mama wiederum brachte mir bei, dass so eine permanente Entzündung nicht nur wehtut, sondern auch zum Herzen wandern und sich da einnisten und am Ende tödlich sein kann. Sie hatte ja recht. Aber musste ich das wissen? Herzphobie. Angst vorm Tod.

Dazu mein Uropa im hohem Alter, der war so verwirrt, dass er mich damals fragte, lass mich acht gewesen sein, warum ich denn Rollschuhe trüge, und zeigte dabei auf meine Walkman-Kopfhörer. Der Arzt lachte ein bisschen versöhnlich und meinte: »Der Opa, der ist ein bisschen komisch im Kopf. So etwas passiert nun mal, wenn man alt wird.«

Hirnphobie. Bloß nicht eklig alt werden, aber bitte trotzdem ewig leben aus Angst vorm Tod. All die wilden Lieben und Nichtlieben haben sich tief in meine Biografie geschrieben und nicht nur Gutes hinterlassen. Mein Leben als Musiker, das ständige Reisen, Heiland Sack, mein Traum vom Leben geht einher mit einem Mangel an System und täglicher Routine, und eigentlich bräuchte ich beides.

Mir wird bewusst, dass ich über weniger Alltäglichkeit verfüge als jeder Schiffsschaukelbremser. Wie geil ich das ursprünglich fand. Jetzt macht es nur Schwirrschwindel. Sicher gibt es ein Konstrukt, aber das scheint aus der verträumten Luft gegriffen, und ich scheine aller Wahrscheinlichkeit nach einfach nicht dafür geschaffen zu sein. Wie wenig ich das möchte: so zu sein; die guten Pläne zu durchkreuzen, sei es die der anderen oder meine. Sauhatz am laufenden Band. Die Schnauze voll, Oberkante Unterlippe.

Es fällt schwer zu lernen, dass die dunkelste Stelle im Leben, in meinem Fall ist das die Angst, bloß überpinselt, was darunter lauert. Irgendwann fühlt sich alles falsch an, lässt sich alles infrage stellen. Damit habe ich nicht gerechnet. Frau Peske krempelt mich auf links, alle krempeln mich auf links, und mit jeder neu aufgeworfenen Falte in meinem Dasein werde ich mir unsicherer. Ich wollte hier bloß gesund werden. Doch gerade bin ich nicht mal mehr die Summe der einzelnen Teile, sondern eine lose Sammlung von Unzulänglichkeiten und offenen Wunden, und so bewege ich mich auch durch den Tag. Ich erahne, wo Peter stand, als er nicht stehen und nicht gehen konnte.

Zumindest habe ich mich mittlerweile in den Rhythmus gefunden. Ich sitze am Mittagstisch mit meinen Mitpatienten und unterhalte mich. Ich bin zu höflich, um Scheiße zu schreien, wenn mal wieder jemand sein Leid klagt, und jetzt im Nachhinein, diese Zeilen schreibend und mein Leid klagend, bin ich glücklich darüber. Die traurigsten Menschen der Welt und so: Hier sind sie versammelt und haben kein offenes Ohr für die Hungernden in Afrika und die atomunfallverbrannten Favela-Waisenkinder der Welt, weil sie so schwer an sich selbst tragen. Es ist okay. Fragt nicht, ob ich das nur sage, weil ich einer von ihnen bin. Und einer von euch.

Ich steh auf dem Raucherbalkon und denke mir Geschichten zu den Leuten aus, die auf dem Parkplatz vorfahren, caste mir neue Wunsch-Kumpanen auf die Station und hänge mit meinem Priesterkumpel rum oder dudele auf der Gitarre. Einmal fahre ich sogar mit ein paar Leuten in die Stadt, um dort ein paar DVDs für lange Abende im Gruppenraum zu kaufen.

Das tut mir nicht allzu gut. Die Reize im Elektromarkt sind überstark. Musik, Surren, vier verschiedene Programme auf vierzig verschiedenen Fernsehgeräten. Sauhatz.

Und weil Schweine sich am Gang erkennen, schnappt mich der Priester und setzt mich zwischen zwei Stapeln Resterampen-Ware ab und klopft mir auf die Schulter. »Mängelexemplare« steht da in roten Lettern, und ich muss so unvermittelt, so beinahe manisch lachen, dass ich mich vor mir selbst erschrecke.

»Bleib bitte hier, ja?!«

»Klar!«

Ich bin nicht allein. Und zum ersten Mal in all den Jahren, hier zwischen Steven-Seagal-Filmen, billigen Tischventilatoren und sonstigem Tinnef, scheint sich irgendetwas zu regen. Ein Ventil scheint sich zu öffnen, langsam und noch ein bisschen zaghaft, aber ein wenig Druck entweicht schon. Ich atme tief in die Furcht und denke mir, dass ich jetzt schon so oft nicht gestorben bin, dass es ein verdammter Zufall sein müsste, wenn es hier geschähe. Kein falsches Bild, bitte, das Zucken und Zittern in mir ist gleich, aber ich lass es kommen und wirken. Frau Peske hat gesagt, dass ich zulassen muss. Frau Doktor und die Leute aus der Pflege, sie alle haben mir gesagt, dass ich nicht sterben werde. Ich sag mir, dass ich vertrauen muss. In erster Linie: mir selbst.

Kennt ihr das, wenn ein Lied so schön oder ein Satz so ergreifend ist, dass es euch schaudern lässt, weil ihr euch fragt, wie man so etwas fabrizieren kann? Wie man so tief in sich blicken kann, um Unsichtbares sichtbar und Unglaubliches glaubhaft wachsen zu lassen? Man muss es einfach kommen lassen.

Wirklich. Wie sonst soll das funktionieren? Alles muss einfach immer kommen. Nichts lässt sich erzwingen. Erlernen, okay. Lernen ist unabdingbar. Zwang ist es nicht.

Ich vergesse die Zeit, da im Marianengraben zwischen meinen Schrotthaufen, und warte ab, bin beinahe gespannt, was eigentlich passiert, wenn man nicht vom Schlimmsten ausgeht. Das kenne ich ja so gar nicht. Ich dämpfe doch sonst mit Medikamenten alles oder lasse mich gesund untersuchen. Hier und jetzt nicht. Mein Blick streift durch den Laden und entdeckt das gleiche Blutdruckmessgerät, das ich auch zu Hause habe, das ich zeitweise wie ein Accessoire trug, an den wirklich schlimmen Tagen, die überwacht und zu erfassbaren Bilanzen gestaucht werden wollten.

Nein! Nein! Nein! Ich schließe den Tod aus und übe mich in Fatalismus. Nein! Nein! Nein! Hier und jetzt wird weder gestorben noch weggerannt, und mit schönem Schaudern fasse ich mich. Weg. Einfach weggegangen. Unfassbar.

Ein paar Heureka-Tränen rollen, und erst da bemerke ich, dass der Priester am anderen Ende des Ladens steht und zu mir rüberblickt. Ein Gewinnerlächeln huscht ihm übers Gesicht, und lautlos deutet er Applaus an. Allein war ich nicht, aber ich hab's allein gemacht. Wie ein Kind, das Radfahren ohne Stützräder lernt. Es besteht immer die Chance, dass es vor lauter Schreck gegen den nächsten Baum scheppert, wenn es bemerkt, dass Papa nicht mehr anschiebt, aber ebenso groß ist die Chance, dass alles gut geht. Man wird's nie erfahren, wenn man es nicht versucht.

Ich bin so froh, nicht angeschoben worden zu sein. Ich bin so froh, nicht vom Baum gekratzt werden zu müssen. Ich bin so froh. So froh, dass ich aufspringe, zum Priester renne, ein bisschen wackelig noch, und ihn umarme – und ihn dann einen treulosen Arsch schimpfe, mit Schnodder an der Nase schimpf ich seine Methoden einen perfiden Bullshit, und wir beide wissen, dass ich es nicht so meine. Dann sag ich Danke und: »Lass uns Funkgeräte kaufen. Ich weiß, wo's günstig welche gibt. Da hinten ist so 'n Rappelkistenverkauf.«

»Warum denn, bitte, das?«

»Weil's geht. Und wenn ich das nächste Mal sterbe, dann würd ich dir gerne Bescheid sagen. Dann kannste wieder zugucken und auf Gott vertrauen, oder was auch immer du da gerade gemacht hast.«

»So ähnlich, ja. Aber gut. Deal!«

Ich bin wieder in der Klinik, mein Körper ruft nach Bett, weil er heute ja ganz ordentlich gepumpt hat. Vielleicht sogar ordentlicher als sonst. Ich bin maßlos müde, aber irgendwie merkwürdig glücklich und zufrieden. Morgen, ja, morgen zieh ich mir die Flossen an, und dann schwimm ich einmal um den Marianengraben, und wenn's mich ganz verwegen hinreißt, dann tauch ich noch mal runter.

Neben mir knackst und rauscht es kurz, und ein kleines blaues Licht leuchtet auf.

»Schon tot? Over.«

»Nö. Du? Over.«

»Nö. Na, denn is' doch alles tutti. Over and out.«

»Over and out. Nacht.«

»Nach over and out sagt man eigentlich nix mehr. Over and out.«

»Halt die Klappe.«

143

10.
Keiner flog übers Kuckucksnest

After all we can only do our best
Hot Water Music – Drag My Body

Es gibt Aspekte in meinem Leben, da zähle ich mich zu den Unbelehrbaren. Rauchen ist zum Beispiel eine dieser Angelegenheiten. Ich kann noch so krank sein, mir kann der Hals noch so kratzen, die Bronchien können pfeifen wie ein krummer Teekessel: Ich rauche trotzdem weiter wie Blücher an der Katzbach. Ich sprach ja schon einmal davon: eigentlich völlig panne für jemanden, der hinter jedem kurzen Herzgestolper einen Infarkt vermutet. Aber ich krieg diese schlechte Angewohnheit einfach nicht aus mir raus – und irgendwie macht sie Spaß. Die Raucherei, nicht das Hypochondern.

Also gehe ich jeden Morgen als Erstes auf den Raucherbalkon unserer Station, noch in karierter Pyjama-Hose, mit zerzaustem Haar und mit Filzschlappen an den Füßen.

Da ich meine Behausung direkt gegenüber dem Dienstzimmer habe, erwartet mich durch das Fenster zum Gang, das dort eingelassen ist, meist ein freundlich tadelndes Kopfschütteln und ein ebenso freundlich sarkastischer Spruch vom Frühdienstpersonal.

»Erstmal schön eine durchziehen, ne, Herr Müller?! Das können Sie jetzt bestimmt gut gebrauchen. Frisch wie der Morgentau!«

Das ist völlig okay, denn sie haben ja so dermaßen recht.

Mir ist meist diffus schlecht dieser Tage, vor allem nach dem Aufstehen, und außerdem ist mir eigentlich permanent schwindelig. Die sukzessive Reduktion meiner Beruhigungsmittel im Laufe meines Aufenthalts tut ein Übriges, ich aste und giere danach, das merke ich nur allzu häufig und erschrecke mich dann über die Macht von Verschreibungsdrogen. Da bringt so eine Portion Nikotin auf nüchternen Magen für das halb schläfrige Hirn bestimmt keine Linderung, aber irgendwie muss das sein, es ist ein Ritual, und so ein bisschen Restsucht werde ich mir wohl erlauben dürfen.

Während ich wackelig da stehe auf dem Gitterbalkon mit Parkplatzpanoramablick, kommt meist kurz darauf Pascal um die Ecke. Er ist eigentlich Mechatroniker, hat sich aber dem Schamanismus verschrieben und verdient sein Geld damit, Seminare anzubieten, bei denen Schwitzhütten gebaut werden. Darin hocken ein Wochenende lang nackte, erwachsene Menschen aus reichlich unindianischen Teilen Deutschlands – also eigentlich allen – und lassen sich die Brühe aus dem Leib tropfen. Sie trinken Kräutergebräu und warten darauf, dass sie von ihrem Totemtier besucht werden. Dieses Prozedere findet gewöhnlich in Weidenhütten statt und endet spätestens, Totemtierfindung hin oder her, wenn der Adler über den Hütten kreist. Da es dort, wo Pascal wohnt, weder Weiden noch Adler gibt, improvisiert er mit Haselnussgehölz und dem nächstbesten größeren Vogel, der in der Gegend heimisch ist. Meist ein Falke, erzählt er. Auch schön!

Ich finde das ein wenig schräg, aber weil jeder glauben soll, was er gerade möchte, und weil er damit niemandem wehtut, mag ich Pascal. Er ist gar nicht mal wegen des Schamanismus hier – was ja auch reichlich falsch wäre, weil eben jeder glauben soll, was er mag. Er ist hier, weil er immer wieder mit garstigen Phasen einer tiefen Depression zu kämpfen hat. Vom Schamanismus hat er sich Linderung erhofft, doch das hat bisher noch nicht funktioniert. Seine Frau hat ihn überredet, sich in westlich-konventionelle Behandlung zu begeben.

»Gar nicht mal so schlecht«, murmelt er und scheint enttäuscht, aber eben auch erleichtert, denn es geht ihm mittlerweile wirklich besser.

Mir übrigens auch.

Mir ist zwar immer noch »kodderig« – wie meine Oma gesagt hätte – und schwindelig noch dazu, aber mittlerweile habe ich verstanden, dass das Teil des Ganzen ist, und verstehe die Logik dahinter.

Ein Vergleich kommt mir in den Sinn, wie ich so neben dem Mechatroniker stehe: Die haben hier meine Haube geöffnet und reparieren am laufenden Motor. Der lief jetzt so lange unrund, dass es zwar unendlich genervt, aber trotzdem irgendwie funktioniert hat. Mit ein paar Ausnahmen: Ich bin einige Male liegen geblieben. Aber jetzt, wo die mit ihren Schraubenschlüsseln und Zangen zu Werke gehen, da spritzt und spuckt es an allen Ecken und Enden altes Öl aus mir heraus, und der Rost fliegt weg, bis jemand vom Fach die Dichtungen erneuert und 'ne Motorwäsche macht. Das ist grundsätzlich großartig, aber für so 'nen ollen Motor eine reichliche Anstrengung und Umgewöhnung, schließlich hatte er sich an seinen unsteten Stotterdienst gewöhnt.

»Die vom Fach« – das sind meine Therapeutinnen und Therapeuten hier.

Das Pensum wurde über die letzten Wochen Stück für Stück gesteigert. Ich habe Sitzungen in kognitiver Verhaltenstherapie, wie sich die Gespräche mit Frau Peske schimpfen. Sie bringen mich jedes Mal näher an den Kern und den Ursprung meiner Probleme heran. Das ist wichtig, denn nur so können wir gemeinsam meine Krankheit von der Wurzel her bekämpfen. Wie man das mit Unkraut so macht.

Wir arbeiten uns aus der wunderbaren Kindheit durchs Dorfleben als Jugendlicher und die Fernsucht, die ich damals verspürte, bis hin zum Leben in der Band, dem Reisefieber und dann, final, zu den Toten, die ich zu beklagen habe, und dem Heimweh nach alten Tagen, das mich seitdem quält.

Bei der Ankunft im Totental zeigt mir Frau Peske eine Technik, die EMDR heißt. Das klingt hoch wissenschaftlich: »Eye Movement Desensitization and Reprocessing«, oder ein wenig holprig auf Deutsch: Desensibilisierung und Verarbeitung durch Augenbewegung.

Das kommt mir zunächst ganz merkwürdig vor. Wir sitzen uns, etwas seitlich versetzt, in zwei Sesseln gegenüber, und ich soll mich an den Punkt begeben, der mich am meisten schmerzt. Der Punkt, an dem ich alle Hoffnung fahren lassen habe und sie gegen Panikattacken und ständige Angst getauscht habe.

Die Bilder, die ich in mir finde: die Klinik, die Kirche, die Notaufnahme, der Friedforst, die matschigen Schuhe auf dem Weg zum Auto, der lange Weg nach Hause. Diese Bilder einer neuen Ära, einer friedlosen Zeit.

Ich lasse mich drauf ein und begebe mich da rein, visualisiere nach der Anleitung von Frau Peske. Das dauert einige Minuten und strengt mich tierisch an. Ich grabe mich in diese Zeit zurück, und dabei fliegt mir so viel Dreck um die Ohren, dass ich mich am liebsten sofort waschen würde, um das loszuwerden.

Vorher haben wir ausgemacht, dass ich mich melden solle, stumm und durch ein kurzes Nicken, wenn meine Gedanken in den schmerzhaften Tagen angekommen sind, und von einem Schaudern begleitet, nicke ich ihr zu. Ich bin da. Es tut weh.

Sie beginnt, mit zwei Fingern vor meinen Augen herumzuwischen. Wie ein Uhrenpendel bewegt sich ihre Hand, und sie weist mich an, mit meinen Augen diesem Pendel zu folgen und in der Erinnerung zu verharren.

Mir tritt der kalte Schweiß auf die Stirn, Schwindel krawallt in mir, mein ganzer Körper ist ein Knoten aus Schmerz.

Bis eben habe ich das noch für New-Age-Mist gehalten, aber irgendetwas passiert gerade, und ich kann es nicht genau erklären.

Frau Peske wischt und wuscht weiter und sagt mir, dass ich die Erinnerung behalten darf, aber dass sie mir nicht mehr jeden Tag verleiden muss. Dass all das jetzt vorbei ist und somit Vergangenheit. Dass es nicht mehr das biestige Ding ist, das mir täglich auf der Schulter hockt.

Ja, es passiert etwas. Laienhaft, und anders ist es mir ja nicht möglich, kann ich's nur so erklären: Meine beiden Hirnhälften, die ich zwar als eine graue Masse im Schädel trage, die sich aber die Arbeit teilen, die unterschiedliche Fähigkeiten und verschiedenes Wissen beheimaten und dabei oft die Antagonisten geben, schalten sich gleich durch das Gewusche, funktionieren plötzlich im Gleichtakt. Verlieren ihre Pingpong-Gedanken-Allüren und sind somit gleichzeitig schwächer und stärker als je zuvor. Schwach deshalb, weil meine Traumata sich selbst in kleine, unzerstörbare Safes verschließen, um sich aufzuheben für ein Später und immer wieder. Und stark genug, den Gedanken an ein Vergangenes in Umzugskartons zu verpacken und dadurch endlich die Türen für Zukünftiges zu öffnen.

Meine Synapsen schwingen wie ein Kettenkarussell, und es ist, als führe ein Blitz mir in den Kopf. Ich denke, dass ich jetzt dringend aufhören muss mit dieser Sitzung, doch bevor der Wunsch in mir zu Ende formuliert ist, sagt Frau Peske: »Das reicht jetzt auch«, und sie verlangsamt ihre Pendelei, wodurch sie mich langsam zurück in ihr Zimmer, auf den Sessel und ins Jetzt holt.

»Entspannen Sie, Herr Müller. Sie sind hier, es ist alles gut. Sie müssen jetzt ausruhen. Wir beenden die Sitzung für heute. Sie gehen jetzt schön auf Ihr Zimmer und legen sich hin. Die Pflege weiß Bescheid. Die werden Ihnen Essen bringen und was Sie sonst so brauchen. Bleiben Sie liegen, schlafen Sie, wenn Sie wollen und können, und strengen Sie sich heute nicht mehr an. Wirklich nicht. Versprochen?«

Ich nicke stumm und torkele aus dem Zimmer, so wie damals, nach unserem ersten Gespräch. Aber dieses Mal nehme ich meine Mitpatienten, die im Flur auf ihre Therapieeinheiten warten, gar nicht wahr.

Ich will erst über die Treppe hoch, aber die kommt mir bei der ersten Stufe vor, als würde sie auf einen dieser endlos hohen Maya-Tempel führen, die man aus National-Geographic-Sendungen kennt, also wähle ich den Aufzug. Oben angekommen, nimmt mich Frau Schneider in Empfang und führt mich in mein Zimmer. Mit beinahe identischem Wortlaut wie Frau Peske – der Flurfunk tut's also offensichtlich wirklich – sagt sie mir, was ich am besten machen soll: Nichts. Liegen. Ausruhen. Es wird sich um mich gekümmert.

Das ist einfacher gesagt als getan, dieses Nichtstun, denn in mir summt sie noch, die Erfahrung von eben. Ich verstehe nicht wirklich, was gerade mit mir passiert.

Zum Glück habe ich in all unseren fruchtbaren Gesprächen der letzten Wochen, die mich so weit gebracht haben – weit genug, um zum ersten Mal eine Panik alleine durchzustehen und das mitten in diesem dämlichen Elektromarkt –, verstanden, dass mein Mulm und mein Allzeitschwindel tatsächlich Zeichen der Wundheilung sind, sonst wäre ich in dem Moment oberskeptisch geworden. Dieses EMDR fühlt sich an, als wäre eben der Versuch gelaufen, mich umzuprogrammieren. In Wahrheit soll es aber wohl eher eine Art Anti-Viren-Software gewesen sein, wenn denn ein Vergleich sein muss.

Oha, mir ist echt seltsam.

Aber Schlaf, nein, Schlaf finde ich dennoch nicht. Musik hören möchte ich nicht, fernsehen nervt, also liege ich da und starre die Decke an, bis ich der Meinung bin, dass ich wieder ein bisschen Kraft fühle.

Und überhaupt, wer bin ich denn? Ich bin doch kein Pflegefall! Essen bringen lassen ... Ich glaube, es hackt! Das mach ich gleich wie immer oben im Speisesaal, mitten im Biografiehagel aus den Geschichten der anderen und im albernen Gespräch mit meinem Priesterkumpel. Außerdem brauche ich dringend eine Kippe! Die letzte ist jetzt mindestens drei Stunden her, und das macht mich allein beim Drandenken nervös.

Also, auf in die Puschen, ab auf den Balkon, und dann mal sehen, ob es wieder Salzkartoffeln gibt. Das wär ja mal was!

Ich schwinge die Beine aus dem Bett und setze mich auf, was mir einiges an Blümeranz beschert, aber die ist mir, wie ihr wisst, nicht unbekannt. Also denke ich mir nicht viel dabei und stehe auf.

Kurz.

Sehr kurz stehe ich, bevor ich mit plötzlicher Schwärze vor den Augen und einer sehr uneleganten halben Schraube in Richtung Boden segele und auf meinem Weg den Couchtisch mitnehme, sodass der darauf stehende Obstteller im hohen Bogen durchs Zimmer fliegt und Äpfel und Weintrauben sich gleichmäßig auf dem Teppich verteilen. Obstsalat. Ich mittendrin, einigermaßen verbogen und in hohem Maße erschrocken.

Ich greife nach dem Notfallruftaster, der lose neben meinem Bett baumelt, und drücke drauf, woraufhin Frau Schneider erscheint, die äußerst besorgt dreinblickt und mir mit demselben Blick ein unmissverständliches »Hab ich's nicht gesagt?!« signalisiert.

Ja, hat sie.

Vielleicht sollte ich doch schlafen.

Sie hilft mir hoch, fragt mich, ob ich mich irgendwie verletzt habe, und ich verneine.

»Alles noch dran.«

Ganz sicher sollte ich jetzt schlafen.

Ist euch eigentlich aufgefallen, dass ich gerade zum ersten Mal eine wirklich bedenkliche Situation erlebt habe, geht man allein von der körperlichen Konstitution aus?! Das war eine echte Ohnmacht. Die erste und einzige in meinem Leben. Ein Zustand, der mir in der Vergangenheit, die nun schon so lange währt, dass ich mich an fast nichts anderes mehr erinnere,

fürchterliche Sorgen bereitet hat. Wie oft habe ich mir die Frage gestellt, was wohl passierte, wenn ich jetzt ohnmächtig würde? Für jedes Mal einen Heller, und ich wäre Millionär.
Tatsächlich war das gerade echt, es ist wirklich passiert, und ich weiß nicht genau, warum. Meine Fantasie spielt mir jedes Szenario vor: kurzer Herzstillstand, ein kleiner Schlaganfall, irgendein Vorbote aufs Lebensende. Ein echter Grund zur Panik.
Aber die bleibt aus.
Sie hebt hier und da kurz den Finger, wie ich so da liege und nachsinne, aber wirklich zu Wort meldet sie sich nicht.
Das ist alt und neu zugleich. Alt, vergleiche ich's mit Zeiten, in denen die Welt noch in Ordnung war, und neu im Hier und Jetzt, wo ich ständig einen Beutel voller Sorgen mit mir rumschleppe, auch dahin, wo es eigentlich keine Sorgen gibt.
Ich lerne.
Diese Software, diese vor den Augen-Wischerei, hat mein System überlastet, daher ein kurzer Absturz, aber wenn die Theorie stimmt, dann wird danach alles schneller, besser und stabiler. Die Funktionen werden wiederhergestellt.
Ich lerne.
Aber erst einmal schlafe ich.

Als ich nach etlichen Stunden tiefster Ruhe am nächsten Morgen wieder aufwache, scheint mir der Schwindel milder zu sein beim obligatorischen Schlappengang in Richtung Morgenzigarette. Das freut mich und ist eine willkommene Abwechslung zu dem, was ich sonst so morgens durch die Gegend schleppe und schiebe.
Allerdings ist mein Hirn dem Gefühl nach ordentlich matschig. Ich erkläre mir das als Mischung aus den gestrigen Erlebnissen, einigen intensiven Träumen, die ich in der Nacht durchlebt habe, die aber tüchtig wirr waren und an die ich mich nur blass erinnern kann, und einem ordentlichen Loch

im Bauch. Die letzte Mahlzeit war das Frühstück vor der Therapiesitzung, und das war nicht sonderlich üppig, weil's mir doch arg flau war.

Aber ich kann wieder stehen und gehen und lebe noch.

Dieser Morgen fühlt sich besonders an. Es hat sich was geändert. Der Motor läuft wieder runder, rumpelt hier und da, aber er tut seinen Dienst.

Ich befinde: So gut ging es mir schon lang nicht mehr, Matschehirn hin, Sturzblessuren von meinem Ausflug Richtung Boden her. Sicherlich hat Frau Peske keine Wunder vollbracht, mit ihrem ersten EMDR, aber vielleicht hat sie den Deckel aus Furcht und Sorge, der auf mir lastet oder – hallo, Hoffnung – *lastete*, so weit angehoben, dass Ballast entwichen ist und ich mich endlich verblüffend leicht, ja beinahe unbeschwert fühlen kann. Der Deckel saß so fest, dass er erst einmal gelockert werden musste.

Obwohl ich an all das hier, an das Konzept Psychotherapie und Klinikaufenthalt, von Anfang an geglaubt habe, waren mir zwischendrin einige Momente doch sehr suspekt. Und ganz besonders diese Hirnschalte gestern, das war wirklich exzeptionell.

Aber auch die Kunsttherapie war einer dieser Momente. Ich sollte meine Gefühle aufmalen. Da hab ich kurz geschmunzelt und aus reiner Höflichkeit nur innerlich mit dem Kopf geschüttelt. Was für ein Bullshit, bedenkt man, dass ich Musiker bin und meine Emotionen schon immer irgendwie in Kunst verpackt hab, nur in einem anderen Gewerk. Einem, das mir irgendwie cooler vorkam und nichts mit Wasserfarbenklecksereien und der späteren Interpretation ebenjener zu tun hatte. Gott weiß, ob ich am Ende nicht doch ein kleines Stück vom Puzzle da aufs Papier gekrakelt habe, das dazu beitrug, mein Innerstes ein bisschen besser ausleuchten und interpretieren zu können.

Gute Güte, ich war ganz schön großkotzig.

Ich hab immer nur die Gespräche in der Verhaltenstherapie als wirklich, wirklich wichtig angesehen. Weil ich das aus Filmen und Büchern nicht anders kannte. Aus »Good Will Hunting« und weiß der Geier, woher noch.

Dann dieses Genusstraining, das in einer unserer Gruppentherapiesitzungen stattfand. Kleine Schüsselchen mit allerlei verschiedenem Obst und Gewürzen, an denen wir schnuppern und die wir schmecken und ganz bewusst wahrnehmen sollten. Eine ellenlange Prozedur war das. Jede dieser Schüsseln wurde beäugt und berochen bis zum Gingnichtmehr, und ich wollte nicht verstehen, was mir oder uns das tatsächlich bringen sollte.

Ich habe keinen Gedanken daran verschwendet, wie lange ich Dinge einfach in mich hineingeschaufelt, geschüttet und geraucht hatte, ohne darüber nachzudenken, dass die ja eigentlich einen Geschmack und einen Effekt haben, für den sich das Schaufelnschüttenrauchen lohnt – oder eben nicht. Dass vielleicht genau diese Geschwindigkeit, die mir jeglichen Genuss beim Essen verwehrte, genau die Geschwindigkeit war, die mich krank bleiben ließ. Die Ungeduld, das Nichtwartenkönnen.

Ach, idiotisches Ich: Ganz am Ende bekam jeder ein Stück Schokolade, und wir sollten das einfach auf die Zunge legen und zergehen lassen, bis es ganz geschmolzen war. Nicht mal lutschen, einfach zerlaufen lassen. Das fand ich dann spitze, weil ich Schokolade echt gerne mag, lutschte heimlich doch daran herum und tat für den Rest der Zeit so, als sei das Stück noch in meinem Mund, bis der erste andere Patient meinte, bei ihm sei jetzt alles geschmolzen und lecker gewesen. Ich nickte eifrig, sagte: »Bei mir auch«, und wünschte mir heimlich noch ein Stück oder besser: die ganze Tafel. Spätestens da hätte ich was merken sollen.

Ich hatte viel mehr verlernt, als mir bewusst war.

Das herrliche Ausnahmsweise-Stück Süßigkeit aus Kindertagen war der Erwartung an ständige Zuckerbombardements und Belohnungssalven des Lebens gewichen, und weil die ausblieben, nahm ich die schönen Ausnahmen nicht einmal mehr ansatzweise wahr.

Da stehe ich mit der Morgenzigarette in der Hand auf dem Balkon und weiß: All diese Erfahrungen waren nötig und haben den Deckel gelockert. All die Therapeuten haben ihre Stemmeisen angesetzt und ihren Beitrag geleistet.

»Besser spät als nie«, sagt die Einsicht und lässt mich auf die Uhr blicken.

Holla! Will ich noch frühstücken, bevor ich meinen nächsten Termin wahrnehme, muss ich mich beeilen. Katzenwäsche, Brötchen auf die Hand, und ab in den untersten Stock, wo sich der Raum von Frau Kasler befindet.

Frau Kasler und ihr Steckenpferd: Körper- und Emotionstherapie. Auch so ein Konstrukt, das mir reichlich spanisch vorkam, als ich sie das erste Mal besuchte. Da hockte sie auf einem Holzstuhl inmitten eines Raumes, der mit grünen Sportmatten ausgelegt war, und ringsum an den Wänden und in den Ecken entdeckte ich Bälle in allen möglichen Größen und Farben, Hula-Hoop-Reifen, kleine Säckchen mit Sand gefüllt und sonstiges Gedöns, das man eher in einer Grundschul-Turnhalle vermutet hätte. Ich spulte meine innere Achduscheiße-Routine ab und war zu diesem Zeitpunkt so entnervt und müde, dass ich nichts erwartete, außer dass man mir meine Ruhe ließ. Bitte keine Ausflüge in Rudolf-Steiner-Gefilde mit Ausdruckstanz und runden Ecken oder ähnlichem Geseier. Gleich war ich dagegen.

Aber so sollte es nicht werden. So gar nicht. Nein, so gar nicht. Sagen wir's mal so: Ich hab nicht schlecht gestaunt und einiges an Respekt gewonnen, damals in der ersten Sitzung.

Von solch unerwarteter Demut erfüllt, mache ich mich auf den

Weg in die Kasler-Halle, wo sie schon steht und auf mich wartet. Natürlich bin ich leicht verspätet, aber das findet sie nicht schlimm. Wir haben Zeit. Es geht ans Eingemachte. – Wir gehen ans Eingemachte.

Frau Kasler ist eine kleine, aber recht resolute Dame, die mich an meine Oma erinnert. Ja, sie ist energisch, aber gleichzeitig unheimlich feinfühlig und scheut sich nicht, Dinge auszusprechen, die im Kern berühren können, bis der schmerzt und man ihn am liebsten ausspucken wollte. Aber sie weiß das aufzufangen, und sie weiß zu trösten. Die Strategie ihres Schaffens besteht darin, Emotionen zu visualisieren und sie somit greifbar zu machen. In verletzlichen Momenten kommt einem die Ansammlung an Kinderspielzeug nicht mehr albern vor, die Sachen wirken gefährlicher und bedrohlicher, als man sich das wünschte, repräsentieren Feinde oder Bedrängnisse. An starken Tagen aber spenden sie Kraft, wenn sie für Freunde und Liebe und Hochmomente stehen.

Nun bin ich zu spät dran und hänge prompt irgendwo dazwischen mit meinen Gefühlen, bin noch im Hoch, gewonnen aus Erkenntnis und spürbarem Erfolg, doch die Anstrengung steckt noch immer in jedem meiner zweihundertundsechs Knochen. Das kann ja was werden.

Frau Kasler manövriert mich in die Mitte des Raumes, dorthin, wo ich sie beim ersten Mal antraf, und platziert einige dieser Sitzbälle, die ihr wahrscheinlich auch zu Hause habt oder zumindest aus Rückenschul-Broschüren kennt, um mich herum auf Stühlen, die sie dort aufstellt. Dann sagt sie mir, dass die Stühle meine Lebenspfeiler darstellen, die Dinge, auf die ich baue und setze. Alles, was mir lieb ist. Die Bälle, die stünden für die Schuld, die ich spüre und die auf diesen Pfeilern lastet. Dann rückt sie die Stühle ein Stück näher. Dann noch ein Stück und noch ein Stück, bis ich in einem engen Zirkel aus Schuld stehe und mich nicht mehr bewegen kann, ohne einen der Stühle dabei umzustoßen und somit ein Stück Leben. Davor habe ich Angst. Ein Stück Leben zu verlieren. Es einfach umzustoßen. Sie sagt, ich solle mir eine Lösung überlegen, wie ich aus dieser Misere herauskomme.

Ich stehe vollkommen ratlos da und verstehe nicht, was sie von mir erwartet. Ich kann unmöglich über einen dieser Stühle springen, ich komme nicht daran vorbei, aber alles ist fürchterlich eng und beklemmend. Ich weiß mir keinen Rat. In mir aber rebelliert alles gegen dieses Bild.

Was ist denn eigentlich meine Schuld? Ich bin unzuverlässig, faul, ich kann nicht so, wie ich gerne möchte, weil ich ständig irgendwas habe, ich funktioniere nicht – und am schlimmsten: Damals, als es Mama so schlecht ging, da konnte ich nicht so für sie da sein, wie ich es hätte sein müssen. In meiner Welt, in meiner Wahrnehmung, in meinem Wunsch. Das lässt sich nicht wieder gutmachen. Die Chance ist verwirkt.

Ich bin steif vor Entsetzen.

Frau Kasler blickt mich an, nimmt einen der Bälle vom Stuhl, drückt ihn mir in die Hand und sagt: »Werfen Sie den weg!«

Ich bin perplex. So einfach? Ehrlich?

Ich werfe den Ball im hohen Bogen durch den Raum. Er springt von der Wand ab und rollt dann in irgendeine Ecke.

»Immer noch eng, hmm?!«, sagt Frau Kasler und dann: »Nur zu!«

Und Ball für Ball schleudere ich Schuld für Schuld durchs Zimmer, es ist ein einziges Durcheinander von herumfliegendem Ablass, von allem, was mich unbändig quält. Ich schreie lauthals Schimpfwörter jeder Gattung dazu, bin völlig außer mir und tobe.

Die Schuld, die rollt dahin und legt sich ab, und als die letzte Kugel zum Stillstand gekommen ist, sagt Frau Kasler: »Und jetzt, jetzt setzen Sie sich.«

Ich falle ganz und gar und ausgelaugt auf einen der Stühle und beginne das alte Heulen. Sintflutheulen, Sturzbachtränen. Raus damit.

Wie war das? Wasser ist zum Waschen da? Gut. Aber ich wasche mich schon ein bisschen zu lang für meinen Geschmack. Ich bin inzwischen runzelig davon, von innen wie von außen. Aber das soll wohl so sein. Den ganzen Weg vom Erdgeschoss und dem Schuldraum hoch in mein Zimmer heule ich und kann das vor Mitpatienten und Besuchern nicht verbergen. Ich husche am Pflegedienstzimmer vorbei und hoffe, dass mich niemand dort bemerkt. Ich möchte gern alleine sein und mich leer laufen lassen. Katharsis soll das werden. Ich will endlich sauber sein.

Aber das wird nichts mit der Unauffälligkeit. Frau Doktor sitzt argusäugig am Schreibtisch, und wie ich so husche, bemerke ich, dass sie es bemerkt. Dass sie genau weiß, dass da etwas nicht stimmt. Sie sagt dennoch nichts und lässt mich gewähren, lässt mich in mein Zimmer gehen.

Ich werfe mich bäuchlings auf das Bett, in dessen Laken ich in den letzten Wochen so manche Panik ausgeschwitzt habe, aus dem ich herausgepoltert bin, als mich die Schwäche nicht stehen lassen wollte, war das erst gestern?, werfe mich auf das Bett, in dem ich tausendundeine Grübelschleife geknotet habe. Ich vergrabe das Gesicht im Kissen und lasse kommen, was kommt. Ein Liter nach dem nächsten, so fühlt es sich zumindest an. Zeter und Mordio ruf ich.

Und: Mama.

Ich, der ich nun schon über dreißig Jahre alt bin, ruf nach meiner Mama.

Schön und gut, ich habe meine Schuld herumwerfen dürfen und Einsicht in so vielen Dingen gefunden. Unter anderem die, dass nicht alles mit Schuld zu tun hatte, was ich für solche hielt. Vielleicht kann ich das zukünftig einfach unter der Überschrift »Marotte« oder sogar gleich unter »Nichtigkeit« abheften. Das wäre herrlich! Ganz herrlich wäre das.

Was ich wirklich ändern sollte, habe ich vielleicht längst geändert oder kann es in Zukunft einfach tun. Dafür ist es nie zu spät. Die Bälle, die kann ich immer wieder wegschleudern. Aber die Sache mit meiner Mutter, die hängt mir im System, ist – wie bemerkt – unwiderruflich schiefgelaufen. Das, so bin ich mir sicher, werde ich zu Lebzeiten nie mehr los. Der Dreck haftet an mir und ist mittlerweile ein Teil meiner selbst geworden. Unwaschbar.

Ich komme gar nicht mehr zu mir und schluchze wohl derart gruselig laut, dass es irgendwann an meine Tür klopft. Ich wische mir hektisch übers Gesicht, nicht dass ich mich schämen würde, aber ich muss aussehen, als wäre ich gerade von einer Horde Tobsüchtiger verprügelt worden. Ich spüre meine aufgequollenen Augen unter den Fingern. Als wäre ich vom Bus überfahren. Von einem Bus voller Tobsüchtiger. Irgendwie so.

Frau Doktor betritt den Raum.

Ich halte mit aller Kraft die Tränen im Zaum, weil ich jetzt wirklich nicht sprechen will. Vielleicht bemerkt sie meinen Zustand doch nicht, und ich kann einfach warten, bis sie wieder raus ist aus dem Zimmer, bis das hier endlich vorbei ist.

Ich will jetzt nicht sprechen müssen.

Sie tritt an mein Bett.

»Mhm, mhm. Ihre Mutter, ja?!«

Zu spät. Der Schlosshund ist wieder aus dem Zwinger. Wann läuft so ein Mensch eigentlich leer? Das kann doch nicht wahr sein!

»Wissen Sie, Herr Müller?! Ich bin selbst Mutter, und ich weiß, dass ich hier niemals von Schuld sprechen würde …«

»Woher wissen Sie denn das schon wieder?«

»Weil wir miteinander sprechen, Herr Müller. Das müssten Sie aber mittlerweile gemerkt haben.« Sie grinst kurz ihr Joker-Grinsen und blickt mich dann mit einer Mischung aus Ernst und Verständnis an. »Also, ich würde hier niemals von Schuld

sprechen. Aber selbst wenn ich das täte, dann würde ich Ihnen
spätestens jetzt vergeben.«
Und der Sturzbach versiegt.
Nur ein paar Worte.
Keine Schuld?
Habe ich nie wirklich so getrauert, wie ich's gern gewollt hätte?
Hat sich alles unter diesem beschissenen Deckel angesammelt
und konnte nicht raus, bis jetzt? Wenn das stimmt, ist er dann
wirklich weg, der Deckel? Und ich, bin ich gewaschen?
Keine Schuld.

11.
Komfortzonen

Where the days have no numbers
Fionn Regan – Abacus

Herr Müller, wenn Sie gerne möchten, dann würden wir Sie am Freitag entlassen. Also, nicht dass wir Sie loswerden wollten, aber in unseren Augen sind Sie ... Ja, nu, wie sagt man da?! Gesund! Also, größtenteils, ne?!«

Frau Doktor wieder. Joker höchstselbst. Sie strahlt mir entgegen, und ich strahle zurück.

Ernsthaft? Entlassung? Die meisten anderen hier sind zu einer zweiten Runde gebeten worden, zu einer Verlängerung ihres Aufenthalts, weil sie eben noch nicht größtenteils gesund waren, und somit bin ich fast ein bisschen stolz, dass das bei mir anders laufen soll. Gut, nicht nur fast ein bisschen. Ich bin stolz.

Das ist für mich ein Zeugnis von Willen und Chuzpe und total sinnstiftend, weil ich wohl offensichtlich nicht so zerschossen sein kann, wie ich es anfangs dachte. Okay, ich war jetzt sechs Wochen hier. Das ist eine verdammt lange Zeit, aber rechnet man die Jahre gegen, in denen ich angesammelt habe, was ich nun hier losgeworden bin, dann erscheint mir das lächerlich kurz.

Ich habe in diesen Wochen einige kommen und gehen sehen. Klar, viele waren schon lange da, als ich ankam, und die gingen peu à peu zurück in ihren Alltag, unter anderem leider auch mein Priesterkumpel in der vergangenen Woche. Das war ein sehr sentimentaler Abschied, und wir versprachen uns, wie zwei Jungs, die sich im Ferienlager kennengelernt haben, dass wir uns gegenseitig besuchen und anrufen würden.

Andere kamen dafür, erst gestern wurde ein neuer Patient aufgenommen, ein junger Mann, noch keine dreißig, und man merkt ihm an, dass er noch vollkommen planlos über die Flure tapert, sich orientieren muss. Ihm steht eine Grundskepsis ins Gesicht geschrieben. Sein »Was mach ich eigentlich hier?« kann er nicht verbergen. Er erinnert mich an mich selbst, wie ich mich fühlte an Tag zwei und auch noch in Woche zwei. Aber mittlerweile habe ich mich längst eingelebt, finde mich zurecht und fühle mich sogar wohl hier, stelle ich fest.

Mit dieser Feststellung ploppt eine völlig neue Frage in mein Hirn. Eine Frage, die ich mir bisher noch gar nicht gestellt habe, weil sie nicht nötig war.

»Was wird denn eigentlich jetzt?«

Ich habe in der Klinik neue Strukturen gefunden, die mir unheimlich guttun. Die Tagesroutinen, der geregelte Ablauf, die alltäglichen Verpflichtungen. All das, was ich bisher nicht kannte, weil ich eher ein Typ bin, der in den Tag hineinlebt und aufsteht, wenn er wach wird, und schlafen geht, wenn er müde ist. Mein Job erlaubt das ja auch zumeist, mal abgesehen von Promo-Reisen durch Radiosender und Fernsehstationen und den paar Wochen Studioaufnahmen alle zwei Jahre, hab ich Spielraum, was die Zeit angeht, und muss selten vor dem Mittag irgendwo parat stehen bei Konzerten oder Proben. Dafür arbeite ich dann bis spät in die Nacht und immer woanders. Das gefiel mir bisher gut, aber ich denke, ich werde wohl das Immergleich vermissen, jetzt, wo ich es kennengelernt habe. Es ist irgendwie wunderbar, Konstanten zu haben. Zu wissen, was als Nächstes passiert und wann. Zu haben, was man gemeinhin als geregelten Tagesablauf bezeichnet. Werde ich das zu Hause reproduzieren können? Es hat ganz bestimmt zu meiner Gesundung beigetragen und mir ein wenig von der Sicherheit gegeben, die mir so schmerzlich gefehlt hat.

Klar, ich war an den letzten zwei Wochenenden quasi auf Heimaturlaub. Das macht man hier so. Zunächst verbringt man die ersten Wochen komplett in der Klinik, und dann, wenn man stabil genug dafür ist, schläft man ein paar Nächte zu Hause, um sich daran zu gewöhnen. Man gliedert sich quasi wieder in den täglichen Betrieb ein. Ich habe einige meiner Mitpatienten dabei beobachtet, wie sie von diesen Kurztrips gar nicht so begeistert in der Klinik aufschlugen. Das waren meist die, die dann in Runde zwei gingen. Weil es zu Hause noch nicht ging.

Bei mir war hingegen alles prima. Ich freute mich über meine Frau, über unsere Couch, Freundesbesuch und Pizzaservice am Sonntag, so wie es Tradition im Hause Müller ist. Aber das war diese Quality-Time, in der man alles auskostet, was es auszukosten gibt, und sei es, dass man bis in die Puppen schläft und dann in Jogginghose und Schlabbershirt den lieben Gott 'nen guten Mann sein lässt. So eine echte Alltagsprobe war das nicht.

Nach dem Gespräch mit Frau Doktor schlendere ich grübelnd über den Flur, als mir Peter begegnet. Ganz blass ist er im Gesicht, als wäre ihm gerade der Leibhaftige begegnet. Auf jeden Fall ist ihm der Schreck in die Glieder gefahren, das sieht man sofort. Mit ihm ist's steil bergauf gegangen in letzter Zeit. Vom Rolli auf die Beine und dann irgendwann sogar zu Ausflügen in die Stadt, wieder unter Menschen. Zunächst in der Gruppe und dann irgendwann, an einem glorreichen Tag, sogar allein. Als er wieder zurückkam, war er derart stolz, dass ich ihm am liebsten einen Orden gebastelt hätte, mit der Aufschrift »Klinikheld«.

Und genau das ist die Krux:

»Peter! Was'n los? Du guckst so betreten.«

»Ich werde entlassen. Nächste Woche Freitag schon.«

»Ja, Mensch! Das is' doch spitze! Ich werde diese Woche Freitag entlassen, Glückwunsch! Aber was macht dich so … bestürzt?«

»Ich hab keine Ahnung, ob ich zu Hause überhaupt noch klarkomme. Da passt doch keiner mehr auf!«

Peter schlurft weiter und schüttelt kaum merklich den Kopf. Der Klinikheld, der uns vorgemacht hat, wie man vom schweren Fall zum Leichtfüßigen wird, hat nun Angst vor dem Alltag.

Wir nagen also offensichtlich am gleichen Knochen, er wohl ein bisschen mehr als ich, aber der Grundgedanke ist der gleiche: Wir wollen beide nicht über unsere Hausflure tapern und »Was mach ich eigentlich hier?« denken müssen.

Einen weiteren Punkt hat Peter da angesprochen. Einen, den ich erst gar nicht weitergedacht habe, obwohl er doch schon wirklich bedenklich ist:

Da passt doch keiner mehr auf!

Das klang für mich erst wie Selbstironie, wie ein kleiner Scherz, aber plötzlich wird mir die Tragweite dieses Gedankens bewusst und, noch viel harscher, mir wird bewusst, was wir uns hier selbst eingerichtet haben könnten: eine Komfortzone. Wir zwei, die wir ständig Angst vorm Sensenmann hatten oder davor, dass uns der Himmel auf den Kopf fallen könnte, wir wussten uns hier in Sicherheit. Bei all den Pflegern und Ärzten und Therapeuten. Wir konnten uns bis zu diesem Moment stets in Sicherheit wiegen, weil im Ernstfall immer jemand da gewesen wäre, der uns hätte retten können, aus welcher Situation auch immer, seelen- oder lebensbedrohlich. Bestimmt geht es auch all den anderen so, auch wenn sie nicht von der Angst gebissen werden. Die Traurigen haben hier immer jemanden, dem sie ihre Traurigkeit und ihren Weltzweifel vortragen können. Jemanden, der sich das anhört, weil er's sich ausgesucht hat, dazu ausgebildet ist und dafür bezahlt wird. Die Zwanghaften finden hier jemanden, der ihnen mit wachem Auge auf die Finger schaut und quasi draufhaut, wenn's nötig ist.

Das hier ist so etwas wie ein Zauberschloss, in dem wir mit ein wenig Anstrengung alle gesund und glücklich leben können.

Aber was, wenn wir in die weite Welt hinausgeschickt werden?

Nun, ich kann es euch beantworten, werte Freunde: Das weiß kein Mensch. Aber den Versuch ist's wert, und die Katastrophe ist erst da, wenn die Sirenen heulen und nicht schon dann, wenn man vorsichtshalber welche an die Wände schraubt. Wir alle hier leben mit diesen Sirenen, aber wir haben gelernt, sie stumm zu schalten, und wir hoffen, dass das auch so bleibt.

Diese Gedanken begleiten mich durch die ganze Woche. Meine letzte hier soll es sein, und so mache ich vieles zum letzten Mal. Zum letzten Mal Gruppentherapie, zum letzten Mal Schamanen-News von Pascal, zum letzten Mal Salzkartoffeln – zumindest für sehr lange Zeit, wenn es nach mir geht – und zum letzten Mal Therapiesitzung bei Frau Peske.

Meine Frau wird dazu geladen. Ich weiß, Freunde, da sollte ich vielleicht noch was erzählen zu mir und dieser Liebe, nicht allzeit einfach, aber immer wichtig. Keine Angst, kommt noch.

Jedenfalls wird sie von Frau Peske gebrieft:

»Im Panikfall – alleine durchstehen lassen, auch wenn er jammert, auch wenn's schwerfällt. Das ist ganz wichtig, und das müssen Sie beherzigen. Nicht wieder neue Räume für alte Probleme öffnen. Einfach das Zimmer verlassen und warten, bis es vorbei ist. Es wird vorbeigehen. Die Panik, die kann wieder vorkommen, aber die Wahrscheinlichkeit, dass sie es mit derartiger Wucht tut, wie sie es früher tat, ist weniger als gering. Haben Sie ein Auge darauf, dass er nicht in alten Trott verfällt. Mehr können Sie nicht tun, und mehr müssen Sie nicht tun. Er hat eine Menge erreicht, und ich bin allerbester Hoffnung. Viel Glück Ihnen beiden! Herr Müller, es war mir eine Freude!«

Das tut gut. Ich bedanke mich für alles und habe eine Träne im Knopfloch, als ich dieses Zimmer verlasse, in dem ich so viel von mir erzählt habe. Und oft war ich fest überzeugt, dass ich nun alles losgeworden war – nur um festzustellen, dass da noch viel mehr ist. Verzweiflung und Triumphe, alles auf diesen paar Quadratmetern mit Schreibtisch und zwei Sesseln.

Das letzte Mal.

Das Ende der Woche rückt näher. Ich werde schwermütig, weil ich hier so viele lieb gewonnen habe. Freundschaften im Schützengraben, der Club der Entrückten. Wie das Leben es wollen wird, weil's das meistens tut, werden wir uns sicher nicht alle wiedersehen, und wenn, dann nicht so bald, weil jeder erstmal weiter seiner Wege gehen oder schleichen muss. Ich beschließe, dass dieser Abschied irgendwie zelebriert werden muss, und gehe die Treppen hinunter zu Peter Petris Zimmer. Dorthin, wo ich ganz zu Anfang leise klopfte, um mir seine Geschichte und seine Lieder anzuhören.

Ich war schon länger nicht mehr hier, denn seitdem er wieder zurück ins Leben gefunden hat, trifft man ihn eigentlich regelmäßig da, wo wir anderen rumhängen, um uns zu unterhalten: im Gemeinschaftsraum, im Speisesaal oder auf den Parkbänken vor der Klinik.

Ich klopfe wieder, diesmal laut und selbstverständlich, und jetzt braucht es keine halbe Ewigkeit, bis er die Tür öffnet. Er scheint gefasster, hat Farbe im Gesicht und kann mich sogar angrinsen.

»Ja, bidde?!«

»Peter, Bock auf'n Konzert?«

»Häh? Wie?«

»Na ja, ich mach ja morgen den Abgang hier, und da hab ich gedacht, wir könnten uns vielleicht morgen Abend alle im Speisesaal treffen, und wir zwei singen denen einen vor. Das wär doch was!«

Das Grinsen wird breiter und sagt mir, dass das wirklich was wäre, und beim Abendbrot sagen wir allen Bescheid, dass es am nächsten Tag Hausmusik geben wird. Zieht euch was Bequemes an, es darf geschwoft werden!

Und so ist er, mein letzter Donnerstag vor meinem letzten Freitag vor meinem ersten Tag wieder zu Hause. Mein letzter Abend, bevor meine Frau mich am nächsten Morgen abholen wird, mit viel Süßkram im Gepäck, den ich im Gemeinschaftsraum in die große Holzschale schütten werde, weil das so Sitte ist, ein bisschen Seelenfutter für die dazulassen, die es in den nächsten Wochen sicherlich noch gebrauchen können.

Wir sitzen im Speisesaal, beide ein bisschen nervös, und stimmen unsere Gitarren. Vor uns fläzen unsere Kumpanen, auch der Neue ist da. Ein paar haben alkoholfreies Bier besorgt, es gibt Chips und Käsehäppchen-Spieße mit Obst obendrauf, und ich fühle mich wie auf einer Familienfeier. Und dann wir zwei, immer abwechselnd. Peter spielt John Denver, ich Damien Rice, er Simon and Garfunkel, ich die Counting Crows – und dann als Zugabe wir zwei zusammen die schrägste Version von »Stairway to heaven«, die ich jemals gehört habe. Vielleicht aber auch die schönste.

Ich verabschiede mich von allen, weil ich am nächsten Morgen früh loswill und sicher alle irgendwo gerade im Gespräch, in der Kunsttherapie, bei Frau Kasler oder vielleicht sogar beim Genusstraining sein werden.

Einige werden sich fragen, was sie da eigentlich machen. Ich würde sagen: das Richtige!

Ein letztes Mal mein Bett, ein letztes Mal höre ich: »Schlafen Sie gut, und wenn was ist, ich bin um die Ecke« von der Pflege, und ein letztes Mal Gegrübel zwischen diesen Laken hier.

Was, wenn ich morgen die Komfortzone verlasse? Was passiert dann? Ich habe eine Ahnung, wie mein Leben in Zukunft aussehen könnte. Mehr werde ich nie haben, weil, wer Gewissheit verspricht, stets ein potenzieller Lügner ist. Gewissheit gibt es nicht. Aber ich habe so viel gelernt hier, dass es mir reichlich schwerfallen sollte, es zu verlernen. Ich werde sicher sein, da bin ich sicher. Und außerdem bin ich ja gesund. Also, größtenteils, ne?!

Ein Nachtrag: Gestern habe ich mit Peter telefoniert. Nach wirklich langer Zeit. Es geht ihm gut. Obwohl keiner aufpasst.

Damit das irgendwann endet

Du hast mich in die Welt getragen
Und ab diesem Moment
Jede einzelne Sekunde
Deines Lebens geschenkt
Du warst eine, die wusste
Wie man Menschen versteht
Wann man lieber noch bleibt
Oder besser einfach geht

Und es war alles so sicher
Meine Kindheit, meine Jugend
Denn bei jedem meiner Fehler
Blieb Geduld Deine Tugend
Und doch warst Du nicht einfach
Ich weiß, ich darf Dir das sagen
Du warst mehr Mensch als die meisten
Und Du stelltest diese Fragen
Die mich wahnsinnig machten
Weil sie nach Antworten verlangten
Die ich nicht abgeben wollte
Die mich in die Knie zwangen
Wir ham' uns immer gefunden
Waren ein Konsens aus Liebe
Ich dachte, wir wären unzerstörbar
Und dass alles so bliebe

Damit zurück zur Geschichte
Es gibt noch viel zu erzählen

So viele Zeilen in mir
Die mich immer noch quälen
Da war der Tag, den ich nicht ahnte
Ein hundsgewöhnlicher Morgen
Du sagst »Sie haben was gefunden,
doch mach Dir bitte keine Sorgen«
Ich sagte »Klar geht das gut!
Hey komm, wir machen das zusammen!«
Nur um dann hilflos und verwirrt
»O. K., Ich muss dann jetzt« zu stammeln
Ich war schon länger erwachsen
Zumindest auf dem Papier
Und hatte trotzdem keinen Plan

Dass so was wirklich passiert
Es folgten einige Jahre
Voller Spritzen und Prognosen
Ganze Schränke voller Ratgeber
Und schlauer Diagnosen
Die Chemie nahm Dir die Haare
Und Dein halbes Gewicht
Aber nie Deinen Mut
Nie das Lächeln vom Gesicht
Du warst der Inbegriff von Stärke
Du hast keinen Tag bereut
Dann der Anruf nach dem Check-up
»Tut uns leid, es hat gestreut«

Ich erinnere mich daran
Wie die Traurigkeit kam
Und als wär's ihr gutes Recht
Dein ganzes Leben mitnahm
Der ganze Himmel voller Wolken
Voller Rotz und Wasser

Mit jeder Stunde fiel mehr Regen
Und wir beide wurden nasser
Bis Deine Seite des Bettes
Dieses Meer aus Tränen war
Das ich doch eigentlich kannte
Ich war ja selber schon da
Doch ich stand nur am Ufer
Keine Ahnung, wie man schwimmt
Wenn die Wellen so hoch
Und so bedrohlich sind
Also hab ich mich betäubt
Meine Augen geschlossen
Meine Ängste erdrosselt
Die Synapsen zerschossen
Wenn das Leben schon zusticht
Dann mit stumpfem Messer
Vielleicht wird's dadurch erträglich
Vielleicht verheilt es dann besser
So hab ich Stunden verschenkt
Die mir keiner mehr gibt
Ich habe Dinge getan
Die nur verzeiht, wer mich liebt
Du hast das alles gewusst
Das ist mir mittlerweile klar
Dass meine Schuld, wie selbstverständlich
Nie ein Thema für Dich war
Dann kamen die Schmerzen
Und mit ihnen das Morphin
Das war wie Watte voller Splitter
Kein »Wir kriegen das schon hin«
Es war ein »Gönn ihr den Frieden«
Es war die kleinste Form von Trost
Es war »Verlier jetzt nicht die Hoffnung,
doch lass besser schon mal los«

Und beim letzten Besuch
Wir haben beide nicht gesprochen
Weil Du's einfach nicht mehr konntest
Bin ich innerlich zerbrochen
Das war die Antwort auf die Frage
Die ich nie zu stellen wagte
Die ich, mal laut und mal heimlich
Immer noch in mir trage
Gibt es ein Leben ohne Dich?
Ich wollte nicht mal daran denken
Ich wollte meinen Körper öffnen
Und Dir all die Teile schenken
Die dieser elende Bastard
Diese Krankheit, dieses Schwein
Einfach weggefressen hat
Doch das konnte nicht sein
Nein, das sollte nicht sein
Du hättest eh nicht akzeptiert
Dass Deinem einzigen Sohn
Das gleiche Elend passiert
Und zurück in der Heimat
Was davon übrig war
Warf ich dann alles über Bord
Nur die Angst war noch da
Und das Telefon klingelt
Und mein Vater geht ran
Und ich höre Gemurmel
Aus dem Zimmer nebenan
Dann die Schritte, das Klopfen
Dieses Zittern in der Stimme
Blass wie Kalk und so hilflos
Ich riss die Fäuste Richtung Himmel
Ich hab Gott angeschrien
Hab gefragt, was das soll

Hab drauf gewartet, dass er sagt
»Ich hab das auch nicht gewollt«
Dass er sich irgendwie entschuldigt
Dass er Regeln für mich bricht
Doch ich schätze, nein, ich weiß
Das ist wohl nicht seine Pflicht

Das mag schon so lange her sein
Fast ein ganzes Jahrzehnt
Doch ich sag's Dir ganz ehrlich
Ich hab mich nicht daran gewöhnt
Ich bin daran gewachsen
Und darunter versunken
Bin in Erinnerungen getaucht
Und dabei fast ertrunken
Ich hab den Faden verloren
Auf der Suche nach dem Zweck
Und die Bilder wirkten blasser
Unter all diesem Dreck
Drum schreib ich all diese Wörter
Um nach all diesen Jahren
Deine Nähe, Deine Weisheit
Und Dein Leben zu verwahren
Ich schreibe all diese Wörter
Denn ich möchte es nicht
Dass meine Tochter irgendwann
Nur von der Frau im Himmel spricht
Ich schreibe all diese Wörter
Damit sie lernt, wer Du bist
Und dass die Trauer nur ein kleiner Teil
Vom großen Leben ist
Sie soll lernen, dass ihr Vater
Wenn er traurig erscheint
Um die guten und nicht wegen

All der schlechten Stunden weint
Ich will ein Buch darüber schreiben
Mit dem allerschönsten Titel
Und die Sache mit dem Tod
Bekommt ein winziges Kapitel
Ich schreibe all diese Wörter
Damit ich selber versteh
Dass selbst die bissigsten Monster
Am Ende irgendwann gehn
Damit ich endlich erkenne
Dass das Blatt sich längst wendet
Ich schreibe all diese Wörter
Damit das irgendwann endet.

Teil 2:
Wie ich lernte,
mit Angst zu leben

Vorwort:
Angst zum Frühstück

I am your pamphleteer
The Weakerthans – Pamphleteer

Keine Angst! KEINE ANGST! KEINE! ANGST! Verdammt noch mal. Wir verkümmern doch dabei. Da stellt sich irgendein verrücktes Arschloch, aus welchem Grund auch immer – sei's Gott, sei's Gier und Missgunst, sei's Stolz oder der blanke Hass oder schierer Irrsinn –, mit einem Bombenrucksack irgendwo hin und drückt auf irgendeinen Knopf und schließt irgendeinen Schaltkreis, den er vorher irgendwo im Internet recherchiert und nachgebaut hat mit Kupferdraht und Heißkleber und einem Schalter, den er im Elektrofachmarkt gekauft oder aus einer alten Stehlampe ausgebaut hat. Und dann verteilt er sich und seinen zerfetzten Körper mit einem lauten Bumm an umliegenden Mauern, schreibt sich in Blut daran und wird dadurch ewig. Er reißt Dutzende, vielleicht Hunderte mit sich in seine Unterschrift hinein. Und in den Tod. Diese Dutzenden und diese Hunderte haben Familien und Freunde, alles potenziert sich dadurch. Das Leid, das Elend, die Trauer. Es werden Tausende, die Abertausende beschissene Träume vom Bumm haben in unendlich vielen Nächten, in denen sie schlecht schlafen und sich fragen, ob es einen Gott gibt, und wenn, was der gerade mit ihren Lieben macht. Ob er sie wieder zusammenklebt, oder ob man das da, wo sie sind, vielleicht gar nicht braucht. Aber erstmal sind sie eh im Nichts und in der Leere. Und die Überlebenden sind in einer Traurigkeit, die so schwarz ist, dass man nichts mehr sieht, und machen Zimmer leer, die erst einmal so bleiben sollen, wie sie waren, bevor es sie von der Erde fegte. Damit da Erinnerung in den Möbeln haften bleibt und Geruch in den Laken. Leer sind sie trotzdem, die Zimmer, und leer bleiben sie, bis irgendwann ein bisschen Frieden in die Erinnerung zieht und dann Gäste in die Zimmer, die umgebaut und neu gestrichen werden, um ihnen wieder Sinn zu geben nach all der Sinnlosigkeit des Geschehens. Kein Duft mehr in den Laken, dafür ein paar Bilder aus guten Tagen an der Wand, im Badeanzug am Strand von Rimini und im feinen Zwirn auf dem Geburtstag vom Opa, der Hochzeit, der Kommunion oder Konfirmation. Und ja, vielleicht hat der Lichtschaltermann, bevor er das Licht löschte, auch ein Glaubensbekenntnis gesprochen, gerichtet an irgendeinen Gott, und wenn ja, dann war es wohl im Hass getan, aber vielleicht mit dem Wunsch um Erlösung vom Weltlichen und von der Suche nach dem Sinn, den er Sekunden später so vielen nehmen sollte. Ja, vielleicht hat er mit irgendeinem Gott gesprochen, den wir nicht verstehen, weil die Logik uns sagt, dass er ja Hass und Angst gepredigt haben muss. Das sagen wir uns immer wieder und schwingen die Faust zum Himmel und verspüren: Hass. Und Angst. Und dann erziehen wir uns selbst dazu, zu Hass und Angst, so wie der Lichtschaltermann dazu erzogen wurde, bis er sich entschloss, sich dem Wahnsinn zu opfern. Kein Gott schwang je den Federkiel und schrieb Bombenbauanleitungen. Das waren die Menschen.

Weil uns das irgendwie bewusst ist – und der Mensch so greifbar, wo das Göttliche unbegreiflich ist –, sind wir dem Menschen gegenüber skeptisch, und das macht uns zum Ouroboros. Verwandelt uns in diese sich selbst verschlingende, mythische Schlange, die ihren eigenen Schwanz im Maul hat und sich selbst frisst. Sie ist damit zwar autark, weil sie ja sonst nichts braucht, außer sich selbst, um zu überleben, aber schrecklich allein ist sie damit auch.

Allein sein wollen wir nicht. Also spucken wir uns selbst wieder aus und suchen nach Feindbildern, nach Gräben, die uns derart weit und tief erscheinen, dass sie uns zum Abgrund gereichen. Und dann verallgemeinern wir, reißen Gräben auf und schütten diese Gräben zu mit unserer Skepsis und unserer Furcht, schütten weit darüber hinaus, bis wir regelrechte Bollwerke aus Furcht angehäuft haben, und plötzlich ist da nicht mehr das eine Arschloch mit dem Bombenrucksack, plötzlich ist da ein ganzes Volk, eine Glaubensgruppe, eine Ethnie, die schuldig sein soll. Wir nehmen unsere Kinder beiseite und sagen ihnen, dass sie sich in Acht nehmen sollen, wenn sie draußen sind, weil so viele von denen dort sind, die allesamt nichts Gutes wollen und denen befohlen ist, sich Sprengstoff umzuschnallen und sich im Namen von irgendwas an Wände zu schreiben. Das erzählen unsere Kinder ihren Kindern, und mit jedem Mal wird die Geschichte lauter. Und dann haben wir uns doch selbst gefressen. Sind allein. Und bleiben allein. Wir werden eine Gesellschaft der Angst.

Das ist keine Anklage, sondern eine Feststellung. Jüngste Zahlen belegen, dass die Angst vor dem Fremden langsam, aber sicher zur Volkskrankheit wächst. Die Medien sind voll davon, die Wege zum Wissen – oder besser: zum Halbwissen – werden immer kürzer, weil zwischen Katzenbildchen und lustigen Memes immer wieder Katastrophenberichte im Social Media-Web aufpoppen. Was früher den Tageszeitungs-Abonnenten und den Nachrichtenguckern vorbehalten war, wird uns nun allen auf unseren Smartphones zum Frühstück serviert und bringt den Kopf zum Schwirren. Zu jeder Geschichte gibt es zehn Quellen, die von zwanzig Berichterstattern multipliziert werden, und auch, wenn man keinen Aluhut trägt und eigentlich nichts Böses will, so muss man sich doch die Frage stellen, wo eigentlich die Wahrheit zu Hause ist. Wir werden eine Gesellschaft der Angst.

Wir fühlen uns instrumentalisiert, unsere Worte drehen sich

mittlerweile von selbst im Mund um, irgendwie ist nichts mehr richtig. Irgendwie fühlt sich nichts mehr richtig an. Die Angst lässt sich jetzt anfassen. Die Angst lässt sich jetzt greifen und wird gegriffen, von Menschen, die sie als probates Werkzeug für die Durchsetzung ihrer eigenen Interessen und Bedürfnisse nutzen. Geschichtsrevisionisten, verdammte Opportunisten, mahnen zur Umkehr in Richtung alter Untugenden und fordern Exklusivität. Fordern Parzellen, in denen sie sich komfortabel bewegen können, ohne sich mit dem Unbekannten auseinandersetzen zu müssen. Sie sehen sichere Herkunft nicht als Privileg, sondern als Gesetzgebung, quasi als Naturgesetz, wo der Stärkere den Schwächeren frisst und die natürliche Auslese das Gleichgewicht erhält. Sie tun so, als schriebe die Genetik uns das Leben vor. Sicherlich tut sie das ja grundsätzlich, aber an wem ist es, wenn nicht an uns, etwas daran zu ändern für uns Menschen? Wir sind keine Tiere. Wir müssen nicht unsere eigene Spezies vor uns selbst erhalten. Wir haben nur die eine.

Hass ist das Gegenteil von Liebe. So war es schon immer, und so wird es immer sein. Es gibt das bitterschöne Wort »Hassliebe«, aber das soll hier nichts gelten. Es umschreibt allenfalls, dass etwas gleichzeitig kratzen und streicheln kann, erklärt aber nicht den krassen Gegensatz zwischen wohltun und zerstören, zwischen erhalten und zerbrechen. Aus Hass ist noch nie irgendetwas geboren worden, sondern immer nur in die Welt gestorben worden.

Aber, Freunde, seid euch dessen gewahr: Mut ist nicht das Gegenteil von Angst. Es gibt kein Gegenteil von Angst. Wenn ich ein Wort dafür finden müsste, dann wäre es wohl Neugier. Neugier aufs Leben, auf die Menschen und auf die Menschheit. Auf jeden neuen Tag und die Möglichkeiten, die er bringt, dass die Nachrichten was von Liebe erzählen. Neugier darauf, dass ihr selbst gesundet, dass die Menschen, die euch am nächsten stehen, nicht sterbenskrank werden oder bleiben. Dass es eine

Chance auf Frieden gibt und auf satte Bäuche, auf Staatsmenschen, die das Wort »Staat« für einen gesunden Moment vergessen und die Idee »Welt« weiterdenken.

Der Gedanke muss nicht mal so groß sein. Der nächste Tag reicht. Kein Stress im Job, kein abgewandtes Einschlafen mit grimmiger Stirn, weil der Partner mal wieder doof oder unsensibel oder irgendwie seltsam war. Kein rotes Minus auf dem Kontoauszug. Wacht nicht auf in der Erwartung an die nächste Katastrophe. Seid nicht wach und schleicht durch den Tag, weil ihr überall den nächsten Knall erwartet. Wenn's dann doch geschieht, dann werdet ihr es früh genug bemerken und mit ein bisschen Glück ausweichen können. Weil ihr nicht in einer Blase unterwegs seid, die euch unbeweglich und plump macht. Albträumt euch nicht die Nacht um die Ohren, weil der Tag euch schreckt. Nehmt ihm den Schrecken. Mut. Mut ist die Fähigkeit, an einem Fallschirm aus dem Flugzeug zu springen. Mit dreihundert Sachen über eine Rennstrecke zu kacheln oder Feuer zu spucken. Der Rest ist Neugier.

Seid neugierig. Ihr müsst nicht mutig sein. Aber habt keine Angst. Ein bisschen hadere ich jetzt hier, in meiner gut klimatisierten Wohnung im Mittelstandsbereich von Münster. Wem erzähle ich das eigentlich? Sicher nicht dem, der täglich schleicht, weil er auf jedem Meter die nächste echte Tellermine erwartet, weil so eben sein Zuhause aussieht. Sicher nicht dem, der hirngewaschen den nächsten Kupferdraht anlötet oder, ebenso hirngewaschen, die Stiefel schnürt und gegen alles Fremde marschiert, mit Hass an den Sohlen. Aber dann fällt mir ein, dass ich die Welt nicht reparieren kann. Ich kann einen Tropfen Kleber, ein winziges Quäntchen Mörtel in die Risse schmieren und mich fragen, ob das reicht, um am Ende auf keine Antwort zu kommen.

Dies ist eine Einleitung zu dem Teil, der den wichtigen Titel »WIE ICH LERNTE, MIT DER ANGST ZU LEBEN« trägt. Eine Einleitung, die nicht mehr und nicht weniger will, als anhand von Beispielen – die derzeit heißer und heller brennen, als sie es lange Zeit taten und uns somit alle betreffen – versucht, das, was vielen von euch absurd vorkommen mag, zur traurigen Alltäglichkeit zu erklären. Ob ihr nun selbst betroffen seid oder aus reinem Interesse lest: ständige Angst, hier ist sie. Zum Anfassen für jeden. Wie in einem sehr, sehr merkwürdigen Streichelzoo. Sie will aber auch nicht mehr und nicht weniger, als zu erklären, dass es Lösungen geben kann.

Liebe heißt die eigentliche Lösung, weil ich gerade merke, dass ich mich vielleicht vertan habe und die Liebe vielleicht das Gegenteil von Angst ist. Irgendwie erscheint mir das logisch. Euch nicht?! Nun, ich werde versuchen, das mal zu erklären. Ich bin neugierig, ob das klappt.

12.
Komm du mir nach Hause.

Everybody knows – it sucks to grow up –
but everybody does
Ben Folds – Still fighting it

Das WWF-Logo auf dem Bio-Brokkoli versichert mir, dass im Anbaugebiet Landkreis Uckermark keine Pandas bei der Produktion gestorben sind, und das beruhigt mein Gewissen gegenüber der Welt ein bisschen. Es gilt ja, Verantwortung zu übernehmen und einen guten Ort aus dieser Erde zu machen. Jawohl! Ich habe neuerdings Großes vor! Beziehungsweise Kleines, denn ich werde Vater. Die letzte Voruntersuchung sagte sogar: Ganz sicher werde ich Vater, wenn nichts beträchtlich Unvorhersehbares schiefläuft. Das ist ungemein schön, denn ich wollte irgendwie schon immer Vater werden. Schon mit vierzehn. Also, nicht zu diesem Zeitpunkt, aber der Wunsch war bereits damals da. Für später mal.
Aber wann ist der richtige Moment für dieses »später«. Gerade noch saß ich in dieser Klinik rum und zerbrach mir den Kopf, wie und wo ich mir mein Refugium suchen soll, meine Routine und Konstanten, wenn ich nicht mehr jeden Tag durch einen festen und gesicherten Ablauf geleitet werde. Und kaum dreh ich mich um, schon steh ich auf einer Terrasse, vor mir ein Rasen von der Größe eines Viertel-Fußballfeldes, und versuche, dieses vermaledeite automatische Bewegungsmelderlicht so zu programmieren, dass es nicht ständig anspringt, wenn die Katze des Nachbarn durch unseren Garten schleicht.
»Unser Garten«. Die Frau, von der ich schon so viel erzählte, ohne großartig von ihr gesprochen zu haben. Wir trafen uns

zum ersten Mal am Hafenbecken von Münster. Saßen einfach da und erzählten uns Albernheiten und Kluges, oder das, was wir dafür hielten. Ich war sofort unendlich verliebt und erzählte das einem meiner damaligem Mitbewohner beim Frühstück, ich wohnte in dieser Fünfer-WG an der Kneipenmeile der Stadt. »Die werde ich mal heiraten! Pass mal auf!« Er lachte sich kaputt und hielt das für Spinnerei, so wie ich eigentlich auch, einer dieser Scherze, die man so macht, wenn man vor lauter Sturzliebe gar nicht weiß, wohin mit seinen Gedanken. Kurz darauf küssten wir uns das erste Mal, diese Dame und ich, und ab da sollten wir ein Paar sein. Ich konnte mein Glück gar nicht fassen. Ja, seht sie euch an! Die kluge Schönheit hat sich den krummen Halunken ausgesucht. Wir waren echt glücklich miteinander. Besuchten uns in unseren WGs und verbrachten die meiste Zeit des Tages im Zusammensein. Irgendwann konnte man Liebe dazu sagen, und das taten wir auch, uns lieben.

Ein bisschen mehr als ein Jahr später, wir hatten gerade unseren Plattenvertrag mit »Jupiter Jones« unterzeichnet – welch unwahrscheinliches Glück, allerdings nüchtern betrachtet, immer noch kein Garant für echten Erfolg und ein geregeltes Einkommen –, taten wir das Romantischste, was man wohl so tun kann. Im Nachhinein vielleicht auf die unromantischste Weise, nämlich am Telefon. Ich war in Geschäftsdingen unterwegs in Berlin und saß in der späten Abendsonne im Innenhof unseres Band-Stammhotels, eine Mischung aus Hipster-Hauptstadt-Unterkunft und Hostel. Wir zwei telefonierten miteinander, und irgendwann, aus heiterem Himmel und ohne Ankündigung, beschlossen wir zu heiraten. Einfach so. Weil es richtig war. Klingt verrückt, aber es war irgendwie selbstverständlich. Wir suchten uns sogar einen Monat aus, der kommende Januar sollte es sein. Das war mit einem herrlichen Schlag gesetzt. Wir waren beide ein bisschen perplex, aber wir waren uns auch sicher.

Nach dem Telefonat ging ich nach oben zu meiner Band und verkündete die Neuigkeit. Die wussten jetzt auch nicht so genau, ob sie skeptisch oder erfreut sein sollten, aber auf ein kurzes Räuspern und ein »Das ging aber flott!« folgten dann Umarmungen und Glückwünsche. Von den paar Euro, die ich bei mir trug, ging ich in den nächsten Späti und kaufte Bier für alle, und wir stießen an auf diese wunderbare Halsüberkopf-Entscheidung.

Wir, meine Frau und ich, sind dann durch ein, zwei Wohnungen gezogen, bevor wir, lass es zwei Jahre nach der Hochzeit gewesen sein – die Zeit und ich –, in einem Örtchen im Münsterland ankamen.

Das Örtchen war schön ruhig, die Wohnung war frisch renoviert und unheimlich großzügig geschnitten – im Wohnzimmer hätte man locker den lokalen Musikverein proben lassen können –, aber wirklich heimisch sind wir dort nie geworden. Das war nicht das Münster, das wir beide, meine Frau und ich, so liebten, egal, wie man es drehte und wendete: Über die Autobahn bis zur Lieblingskneipe locker eine halbe Stunde Fahrt, das war intolerabel. Dorfdynamik rundum, dazu Flashbacks in die Langeweile der eigenen Landjugend. Für unsere Freunde war es zu weit im Outback, um uns zu besuchen. Das verstand ich gut, aber da konnte man schon mal einsam werden. Nicht der richtige Ort fürs »später«?

Hinzu kam, dass ich mit meiner Band gerade ordentlich voranschritt, und das blieb in diesem Örtchen, in dem die größte Attraktion das jährliche Schützenfest war, natürlich nicht lange unbemerkt. »Das ist doch der mit dem Lied! Der aus dem Fernsehen!«, und – zack – plötzlich klingelten jeden Tag Mädchen und Jungs zwischen fünf und fünfzehn, um aufgeregt nach Autogrammen zu fragen. Das war zwar putzig, aber irgendwie nicht das, was wir uns vorgestellt hatten. Wirklich glücklich würden wir hier nicht, wir wohnten eher nur noch, statt zu leben. Wie ein Gegenentwurf zum Ikea-Gedanken. Wohnen statt leben und so weiter.

So kam es, dass ich irgendwann zu meiner Frau sagte – sie setzte mich gerade nach nervig langer Fahrt am Münsteraner Bahnhof ab, da ich zu einem Bandtermin musste –, dass wir gerne wieder umziehen könnten, von mir aus, und sollte sie eine Alternative in Münster finden, bei wir uns räumlich nicht groß einschränken müssten und die vom Mietpreis her unserer aktuellen Bleibe zumindest ähnlich wäre.

Was soll ich sagen? Ich kam von diesem Termin ein paar Tage später wieder zurück, meine Frau sammelte mich am Bahnhof ein, und als ich einsteigen wollte, fand ich auf dem Sitz ein Exposé zu einer Doppelhaushälfte, die zur Miete stand. Bei dem Wort Doppelhaus lief es mir zwar erst eiskalt den Punkerrücken runter, aber das sah genau genommen gar nicht schlecht aus. Mit schönem Garten und genug Platz für unsere Möbel und dem, was wir uns am meisten wünschten: wieder heimisch werden in der Stadt. Endlich! Die Haushälfte wäre zwar im Randbezirk gelegen, aber wenigstens stünde noch Münster auf dem Ortsschild, und es gab eine Busanbindung direkt ins Zentrum.

»Ja, gut, lass uns das mal angucken.«

Und dann stand ich da auf meiner kleinen Trittleiter und versuchte, diese verflixt kleinen Schrauben an der Unterseite der Automatiklampe so zu justieren, dass das Katzenvieh uns nicht ständig Diskobeleuchtung ins Wohnzimmer zauberte, wenn es nachts nichts Besseres zu tun hatte, als irgendwelchen Spitzmäusen und anderem Getier hinterherzujagen. Wir wohnten fast ein Jahr dort, und das Geflackere nervte seit Tag eins. Die neue Spießigkeit – war das der Ort für ein »später«?

Die Frage steht im Raum, und eins ist mir ganz klar: Ich habe gefunden, was ich beim Auszug aus der Klinik befürchtete zu vermissen: einen schönen, sicheren Alltag und einen Ort, an dem ich wirklich gerne bin. Die ersten Wochen nach der Therapie funktionierte das auch in der alten Wohnung, aber das Dorfleben mit seinem Mangel an Angeboten hatte mich schnell da, wo ich nicht sein wollte: im Hohlraum zwischen Langeweile und den Adrenalinschüben, die in mir tosten, wenn ich mit Jupiter Jones auf der Bühne stand. Eine gesunde Mitte war da schwer zu finden. Man liegt eben nur so gut, wie man sich bettet, und das auf dem Land war einfach nichts.

Wann ist der richtige Moment für »später«. Im Nachhinein bin ich überzeugt: genau im Hier und Jetzt. Denn jetzt ist später, das ist mir klar, auch mit der Brokkoli-Packung in der Hand: Vor sieben Monaten hat meine Frau mich angerufen und gesagt, dass sie zwar noch zur Frauenärztin fahren wird, aber es schon mit dem Teufel zugehen müsse, wenn die zwei Schwangerschaftstests versagt hätten – einmal der günstige und nach dem ersten Freudenschreck und der Aufregung der teure aus der Apotheke. Ihr Anruf erreichte mich in einem Probenraum in Hamburg, wo ich mit Jupiter Jones unser gerade aufgenommenes Album probte (für die Tour, die wir dann ein paar unbestimmte Monate später absagen mussten wegen meiner Angst ... Daran erinnere ich mich nicht gerne, vielleicht gibt es deshalb so viele Lücken in meinem Gedächtnis, die ich nicht zu stopfen weiß und die ich möglicherweise gar nicht stopfen möchte. Wie Scott Hutchison von Frightened Rabbit singt: »I can't un-sink the things I've sunk«.) Ich hab's eh nicht so mit der Zeit und ihrer Abfolge und Messung gehabt, Chronologie ist mir ein Rätsel, ich bin fürchterlich darin, mir Gesichter und Namen zu merken, aber diesen Anruf, den werde ich niemals aus meinem Gedächtnis streichen. Und gewiss auch nicht die Freude, dass dieses so lang erwartete »später« schon so bald ist und sich gut anfühlt.

Erst vorhin war ich bei der Post, die sich hinter einem Miniaturschalter im vorörtlichen Krimskrams-Laden versteckt und neben Briefmarken und Paketscheinen als Highlight einen Display-Ständer mit pfiffigen Postkarten feilbietet, und da hing eine Aufklappkarte mit Storch, die so herrlich hässlich war, dass ich sie genauer betrachten musste. Der Vogel trug ein weißes Bündel im Schnabel, und darunter herzten sich zwei großäugige Comic-Gestalten, die sich eine Sprachblase teilten, in der »Wir sind schwanger« stand, und ich hätte sie beinahe gekauft, einfach so aus Spaß, um schlechten Geschmack zu beweisen und sie ihr zu schenken.

»Wir sind schwanger.« Meine Plauze ist seit Beginn der Schwangerschaft auf beachtliche Ausmaße gewachsen. Pizza-Abende auf der Couch und Notfall-Schokoladeneinkäufe zur Stillung der Schwangerschaftsbedürfnisse haben mich auch ein-, zweimal zu oft zugreifen lassen. Ich sehe irgendwie trächtig aus. Da meine Frau aber seit Wochen mit Morgenübelkeit und schmerzendem Rücken zu kämpfen hat, weil dieser exorbitant riesige Bauch vorne an ihrem zierlichen Körper zerrt, wird sie das sicher nicht witzig finden. Ich habe dann doch ein Einsehen gehabt und stattdessen ein Elternmagazin gekauft mit Vorzeigefamilie im Vorzeigegarten vorne drauf. Mutti hat die eine Hand auf den Kopf ihres schätzungsweise vierjährigen Sohnemanns – ein blonder Lönneberga-Verschnitt – und die andere Hand auf ihre perfekt runde Babykugel gelegt, die sie in weißes Leinen gehüllt hat, das ihren Ichbinsoaufgewacht-Sonnenteint unterstreicht, derweil ihr flippig casualgescheitelter Mann danebensteht, in Segelshorts und Segelschuhen und auch gebräunt. Alle drei hellwach und spitzenmäßig gelaunt.

Das fällt mir allerdings erst auf dem Weg nach draußen auf. Ich hätte doch die Karte kaufen sollen. Das hier ist ja schon fast zynisch. Wir sind ganz normal schwanger. Eben mit all den großen und kleinen Zipperlein, die so eine Sache mit sich bringt. Wir haben mehr Ränder als Augen, tragen eher unnoble Blässe im Gesicht, und der Garten verwildert. Um den hat sich zuletzt noch meine Frau gekümmert, aber jetzt ist's mit dem Bücken nicht mehr so einfach, und ich habe einen dermaßen nicht vorhandenen grünen Daumen, dass Pflanzen für gewöhnlich eingehen, wenn ich sie nur schief angucke. Also muss es mit einem bisschen Rasenmähen hier und da getan sein. Sollen die Koniferen doch wachsen, wo sie hinwachsen wollen, und sollen die Nachbarn mit den Augen rollen, das ist jetzt egal. Unser Hund, ein weißes Fellgewühl auf Beinen, haart wie bescheuert und ist offensichtlich in der Mauser. Man müsste einen Staubsauger an ihm festbinden, den er permanent hinter sich herzieht, um der umherwirbelnden Fusselkugeln Herr zu werden, aber wir kriegen das dennoch ganz gut hin, finde ich. Meine Frau nutzt die Zeit, in der sie sich wohlfühlt, und hält alles irgendwie in Schuss. Meine Schwiegermutter hilft, wo sie kann, und in drei von vier Fällen kann man Besuch empfangen, ohne an der Eingangstür entschuldigende Worte vorauszuschicken, weil's aussieht wie bei Hempels.

Ich bin viel mit der Band unterwegs in dieser Zeit. Wir spielen Konzerte, promoten das neue Album, und ich fühle mich dabei nicht wohl. Fühle mich wie ausgewrungen. Daran ist nicht das Vaterwerden schuld. Genau genommen ziehe ich mich daran hoch, und es gibt mir jeden Morgen den nötigen Schubs, um aus dem Bett zu kommen. Die Tatsache, dass ich bald so ein kleines Würmchen in den Armen halten werde, lässt mich kämpfen. Schließlich will ich ein guter Papa sein. Und wer ein guter Papa sein will, der muss wach und fit und da sein, wenn's da zu sein gilt. Ich will mich zusammenreißen, aber die Panik beutelt mich zuweilen noch, und das ist häufig. Immer, wenn ich merke, dass es losgeht, bitte ich meine Frau, ins Schlafzimmer oder in irgendeinen anderen Raum zu gehen, bis die Sache durchgestanden ist. Zunächst, weil wir das so gelernt haben: Ich muss da durch, ohne dass mir jemand das Händchen hält. Wie gesagt, das hat meine Therapeutin auch meiner Frau erklärt und sie angewiesen, mich allein zu lassen, auch wenn sie noch so gerne für mich da sei. Auf diese Weise sei sie mehr für mich da als mit tröstenden Worten und den Fingern auf dem Notruf-Knopf, meinte sie noch, und jetzt halten wir uns mehr denn je daran, denn ich will meine Frau nicht aufregen, und meine Frau will sich nicht aufregen, und unser Kind soll nicht schon im Mutterleib mitbekommen, dass bei Papa irgendwas schiefläuft. Wenn die Theorie stimmt, dass man Kinder im Fruchtwasser mit klassischer Musik beschallen kann, um sie klug und kreativ zu machen, hören die da vielleicht auch das Gewimmer vom angstkranken Vater.

Es ist für uns alle besser. Und wir machen das zusammen. Das ist nicht selbstverständlich, denn die letzten Wochen, wenn nicht gar Monate (I can't un-sink the things I've sunk ...) vor der Schwangerschaft waren nicht immer einfach. Wir haben uns oft gestritten. Ich habe oft gestritten. Meist über Nichtigkeiten, die ich zu großen Themen aufgeblasen habe, weil mir der Kopf schwirrte. Irgendwie ist mir der Streit zum Prinzip geworden, zur schlechten Angewohnheit, und wir hatten beide nicht die Kraft, uns darüber hinwegzusetzen. Wir waren zu mürbe vom Stoßen und Stampfen der Angst und verbrauchten viel Kraft damit, uns trotzdem in den Haaren zu liegen.

Aber jetzt gerade, jetzt ist alles fein. Zumindest zwischen uns. Wir planen für die Zukunft, was das Zeug hält. Dieses Kind wird es gut haben und geliebt werden, so viel ist sicher. Es ist nicht mehr weit. Die Zielgerade ist erreicht. Ein paar Meter noch, bis zur Geburt. Vorher noch eine Tour mit JJ, aber deren Ende ist weit genug vom Geburtstermin entfernt geplant, als dass sie irgendwie in die Quere kommen könnte. Wenn ich zurück bin, dann noch zwei Voruntersuchungen, und ab dafür. Dann wird alles gut. Alle freuen sich so sehr! Ich freue mich so sehr!

Man sollte ja meinen, dass eine derart krasse Veränderung im Leben, quasi eine lebenslange Verantwortung, die auf einen zurollt, die Angst noch befeuern sollte. Einen guten Freund von mir, den hat's nach der Geburt seines Kindes erstmal richtig zerrissen. Er hatte schon vorher mit der Angst zu tun, in moderatem Maße, sofern ich das beurteilen darf, aber angesichts der neuen Situation traf der Hammer mit Schwung auf seine Stirn, und er hatte arg zu kämpfen: Panik, Depression, Zwangsneurosen. Das volle Programm. Bei mir wird's nicht so sein. Da bin ich mir sicher.

Mir geht's nicht gut, okay, das lässt sich nicht wegreden, aber immer dann, wenn ich daran denke, dass ich bald mein Kind im Arm halte, werde ich selig und ruhig. Seelenruhig. Da ist ein neues Ziel, und das ist viel sinnvoller als alles, was ich bisher gemacht habe.

Klar, die Menschen sagen mir, dass sie Trost oder Hoffnung oder Freude durch die Musik erfahren haben. Und wir als Band können laut werden und finden Gehör, wenn es gilt, sich zur Lage der Welt und zu Missständen zu äußern, was ja ein echtes Privileg ist. Doch auch so sind mir Sinnfragen nicht unbekannt. Ich bin der Typ dafür. Was mach ich hier eigentlich und warum? Ich habe Spaß und Freude zwischen den Momenten, die der Angst gehören. Zugegeben: Die Frage, ob nicht noch mehr ginge, ob man nicht doch ein bisschen mehr Weltretter und ein bisschen weniger Entertainer sein könnte, lodert trotzdem immer in mir. Ich bin der Typ dafür.

Aber was die Zukunft angeht: Da gibt's keine Unsicherheiten. Wir werden einen Menschen großziehen, der das Leben toll finden wird und der alles dafür tun wird, dass es toll bleibt. Es wird ein Mädchen werden, das wissen wir, und wir werden sie nach ihren beiden Urgroßmüttern nennen. Da hat sie Glück gehabt, denn beide hatten wirklich schöne Namen. Ihr wird's an nichts mangeln, sie wird in Sicherheit sein, und später, wenn sie größer ist, wird sie sich anhören müssen, dass diese und jene ihrer Ideen vielleicht doch echt bescheuert sein könnte, aber wir werden sie trotzdem werden lassen, was sie werden will. Und sei es Feuerjongleurin oder Kartenabreißerin an der

Schiffsschaukel. Es wird gut sein. Das ist keine Sinnfrage. Hier steckt der Sinn in der Sache an sich, und mehr braucht es nicht. Ich muss wieder mal zur Probe. Die Tour klopft an, und wir wollen gut vorbereitet sein, also sind wir für eine Woche in der Eifel in unserem alten Probenraum. Als ich dort ankomme und die Tür öffne, ja, eigentlich totalen Bock drauf habe, Musik zu machen, regnet es aus dem Nichts diesen eiskalten Schauer auf mich herab, den ich schon von den Shows kenne, die wir zuletzt immer wieder abbrechen mussten. Allein der Gedanke daran, dass ich jetzt auf die Bühne klettern soll, lähmt mich, macht mich augenblicklich todmüde und zieht ein Metallband um meine Brust, das mit jedem Atemzug enger wird. Ich kämpfe mich durch unser Programm, verbringe die Hälfte der Zeit liegend auf dem Boden, das Mikrofon in der Hand, und keuche meine Texte nur so raus. Ich rede den Jungs und mir ein, dass das vom kaputten Rücken kommt, und versuche, die Probe so kurz wie möglich zu halten. »Ist gut so«, sage ich. Und: »Können wir so machen«, »Tierisch! Nächster Song!« Zwischendurch geh ich immer wieder nach draußen, um mal kurz zu telefonieren. In Wirklichkeit stehe ich zahllose kleine Panikattacken durch, auf der Rückbank des Autos unseres Schlagzeugers oder bei kurzen, gehetzten Gängen übers Gelände. Immer wieder atmen, immer wieder sagen, dass alles gut wird. Ich will nur noch nach Hause zu meiner Frau und dieser Kugel und in meine Ruhe, will mich mental vorbereiten auf die Tour, die mir derart Angst macht, will zurück, damit ich danach gestärkt und heldenhaft erneut beginnen kann, will noch eine kleine Pause haben, bevor der große Tag vor der Tür steht. Also fahre ich nach Hause.

Ich öffne die Tür, umarme und küsse meine Frau, leg die Hand auf die immer größer werdende Pocke, unter der es mittlerweile beachtlich strampelt, und sage ihr, dass ich noch schnell was erledigen muss, oben, in meinem improvisierten Studio, das sich unterm Dachboden befindet und so schlecht isoliert ist, dass die Nachbarn jedes gesungene Wort hören können. Und wahrscheinlich können sie auch das hier hören: Ich setze mich hin, über mir braut sich ein Scheißeregen zusammen, und ich fange an zu heulen wie ein Schlosshund. Ende der Fahnenstange. Ich muss realistisch sein, und das hasse ich wie die Pest. Ich sehe ungern ein, wenn etwas nicht machbar ist, selbst dann, wenn es offensichtlich, ja geradezu ins Auge springt. Drei Tage bis zur Tour, und ich werde sie nicht spielen können. Nicht in diesem Zustand. Absage, Abbruch. Das wird das Ende sein.

Das Ende kennt ihr schon, ich habe euch davon erzählt. Es ist auch das Ende der Sicherheit, die ich diesem kleinen Mädchen und dieser Frau, die es noch in sich trägt, versprochen habe. Es ist das Ende der Möglichkeiten, die eben doch nicht so unbegrenzt sind, wie ich es gerne hätte.

Was soll ich tun? Ich weiß es nicht, und ich heule und heule und heule. Aber das wisst ihr ja schon, ich habe oben das JJ-Bandkapitel abgeschlossen, es gehört eigentlich nicht hierher, zum Gesundwerden. Und irgendwie doch. Weil es ein erster Schritt auf dem Weg zur Einsicht war. Auch, wenn ich ihn noch nicht bemerken oder als solchen begreifen sollte.

Aber auch jetzt heule und heule und heule ich. Herrje, diese Heulerei immer. Das Buch wimmelt vor Tränen, dabei gibt es etwas zu feiern: die Freude. Und die treibt mir jetzt das Pipi in die Augen.

Gerade ist sie angekommen, die kleine L.K.M.

Nach einigen Stunden Schmerz und Aufregung ist sie auf die Welt geschlüpft. Ich stehe vor der Klinik, in der einen zittrigen Hand das Telefon, am anderen Ende höre ich meinen Vater, der jetzt weiß, dass er Opa ist, und gleich Reisepläne schmiedet, weil er am liebsten sofort bei uns wäre, in der anderen umklammere ich mit zittriger Hand eine Zigarette. Die erste seit Stunden. Dann der Anruf bei meiner Schwiegermutter, die in heller Aufregung ist und sagt, dass sie sofort da sein wird, sie packt nur noch schnell die paar Siebensachen und kommt, so schnell es geht, zum Krankenhaus. Glücklicher als in diesem Moment und in den Momenten danach, als wir alle unsere Arme um das winzige Mädchen legen konnten, habe ich uns noch nicht erlebt. Die Sorgen um unser gemeinsames Fortkommen sind wie weggeblasen. Etwas sagt mir – ein querhüpfendes Hormon wird's sein, aber ich nenn es jetzt mal Hoffnung –, dass alles gut sein wird.

Was soll ich euch sagen, Freunde? Das ist jetzt drei Jahre her. Drei Jahre, in denen viel geschehen ist. Eine Zeit, in der ein kleiner Mensch, der noch gar nicht so richtig weiß, was gesund und was krank eigentlich genau heißt, vielleicht genau deswegen viel dafür getan hat, dass ich gesund oder, nennt es, wie ihr wollt, jedenfalls gesünder geworden bin. Wie jeder Vater sage ich gerne, dass sie das bezauberndste kleine Ding ist, das es auf der Welt überhaupt geben kann. Aber es stimmt! Sie ist süß und herrlich lustig und klug und so empathisch, dass sie ihr Spiel im Kindergarten unterbricht und sofort losflitzt und nachsieht, was passiert ist, wenn im Nebenraum ein anderes Kind weint, um es dann zu trösten und in den Arm zu nehmen. Genau so hat sie mich auch in den Arm genommen, von Anfang an.

Ich bin nicht gerne kitschig, aber bei diesem Thema kann ich nicht anders. Es war die totale Zufriedenheit, wenn die Kurze nach gefühlten Stunden des Weinens und Quakens auf meiner Brust eingeschlafen ist, nachdem ich ihr Songs von Elbow oder Damien Rice vorgesungen habe, weil ich keine Kinderlieder kannte kurz nach ihrer Geburt. Dann bin auch ich eingeschlafen, hab mir den Takt ihres Atems angehört und war mal nicht in meiner Grübelschleife gefangen, die mich sonst fast jede Nacht packte und packt, wenn die Gedanken des Tages in die Erwartungen an den nächsten Tag überblenden und irgendwann alles durcheinanderflackert, als wäre im Kino der Projektor defekt. Ich weiß nicht, was so ein Kind denkt, aber so komplex kann es nicht sein in diesen frühen Tagen. Da wachsen die Synapsen ja noch, und die Erfahrungen sind gar nicht alt genug, um schwere Gedanken zu basteln. Das war wohl ansteckend. Einfach mal nicht denken. Wie friedlich das war. Und dann, selbst dann noch wirkte sie, anderthalb Jahre später, als sie lief und kletterte und hüpfte und 'nen Scheiß drauf gab, ob das ein böses Ende nehmen könnte. Als sie völlig frei von Antizipation immer dann, wenn man mal eine Sekunde nicht hinsah, auf einer Couchlehne stand oder eine Tür öffnen wollte, egal, ob die vielleicht ins Nichts führte, da war das irgendwie besorgniserregend, aber gleichzeitig von ihrer Seite aus so sorgenfrei, dass auch mich das einiges lehrte.

Kinder bringen das fertig. Sie fallen auf die Nase und tun sich dabei unter Umständen auch mal weh, gottlob selten wirklich richtig schlimm. Und dann versuchen sie es noch einmal. Weil's ja diesmal klappen könnte. Sie können's nicht wissen, aber sie wollen es wissen. Und machen's einfach noch mal.

Vielleicht hab ich's deswegen auch getan. Kurz geheult, den Staub abgeklopft und den nächsten Sprung versucht.

Dann sammle ich Steine
(L.K.M.)

von Brücken

Zuhause ist
Wo der Schlüssel passt
Ich geb drauf acht, dass du immer ein' bei dir hast
Ich bin für dich da
Bin wegen dir hier
Nur wegen dir
Wenn du traurig bist, trag ich dein Schwarz für dich
Hast du Angst im Dunkeln, mach ich Licht
Ich bin für dich da
Bin wegen dir hier
Nur wegen dir
Nur wegen dir

Siehst du mich zum Rand der Welt gehen
Dann sammle ich Steine
Dann bau ich ein Haus, das dem Wind trotzt
Und mach es zu deinem

Du hattest mich beim ersten Atemzug
Die Welt, wie sie war, war mir genug
Ich bin für dich da
Bin wegen dir hier
Nur wegen dir
Seit diesem Tag, bin ich die Mühe wert
Für dich, die als Schülerin Leben lehrt
Ich bin für dich da
Bin wegen dir hier

Nur wegen dir
Nur wegen dir

Siehst du mich zum Rand der Welt gehen
Dann sammle ich Steine
Dann bau ich ein Haus, das dem Wind trotzt
Und mach es zu deinem

Ich darf sehen, wie du groß wirst
Das ist das Größte von allem
Dass du mich jetzt nicht mehr loswirst
Ich hoff, das wird dir gefallen

Siehst du mich zum Rand der Welt gehen
Dann sammle ich Steine
Dann bau ich ein Haus, das dem Wind trotzt
Und mach es zu deinem

13.
von Brücken
(mit kleinem »v«)

Everybody owns the great ideas,
and it feels like there's a big one round the corner
Elbow – New York Morning

Tobi ist einer der besten Freunde, die ich habe, je hatte und hoffentlich noch lange haben werde. Genau genommen ist er einer der besten Freunde, die ich mir für irgendwen vorstellen könnte.

Ich traf ihn damals, da muss ich so achtzehn gewesen sein und er sechzehn, als wir gemeinsam in einem alten, nach Muff und Herrenwitz riechenden Ausflugsbus in Richtung Frankfurt saßen, um die Musikmesse zu besuchen. Das war vom lokalen Musikalienfachdealer organisiert, damit man auch bloß alles ganz genau in Augenschein nehmen konnte – all die neuen Gitarren und Synthesizer und vor allem Elektroschlagzeuge. Ich meine die, hinter denen jeder ein bisschen debil aussieht, wenn er mit Kopfhörern das Letzte aus den Dingern rausprügelt, während man von außen nur ein leises Pluckern und Ploppen hören kann.

Die Fahrt ging schon um sechs Uhr morgens los. Ich ließ mich von meinem Vater zum Treffpunkt bringen, der eine halbe Stunde Autofahrt von unserem Kaff entfernt lag, und traf mich dort mit dem Schlagzeuger meiner damaligen Band »Inner Logic«.

Denke ich an die Zeit zurück, bin ich mir relativ sicher, dass ich entweder noch oder schon wieder bekifft und hundemüde gewesen sein muss und dabei ein bisschen so ausgesehen haben werde, als sei ich in meinen Kleiderschrank gestürzt und hätte einfach anbehalten, was dabei so auf mich draufgefallen war. Wahrscheinlich roch ich nach Pubertätsschweiß, der im Kampf lag mit Billig-Deo, und trug münzgroße Pickel im Gesicht, was wohl alles andere als cool gewirkt haben wird. Vielleicht weiß ich daher noch mit dieser Sicherheit, dass ich mir Tobi damals ansah und »du Nerd« gedacht habe.

Es ist okay, das hier zu schreiben. Tobi weiß das, ich frotzele oft genug darüber, und heute ist er einer der coolsten Hunde, die ich kenne. War er wahrscheinlich damals schon, passte nur einfach nicht in mein Bild von Coolness. Wir sprachen im Bus kein Wort miteinander, aber ich hatte ihn wahrgenommen.

Einige Zeit darauf, Jupiter Jones war bereits aus der Taufe gehoben, planten wir gerade unser erstes Album. Da blieb noch Zeit für Konzertbesuche, und ich trieb mich oft auf diesen Coverband-Konzerten rum, wie sie in der Eifel ständig stattfanden und immer noch stattfinden. Kennzeichen: einigermaßen triste Dorfsäle und leider oft ein paar einigermaßen gelangweilte Musiker. Das kann ich verstehen, weil sie an jedem Wochenende dem gleichen Publikum gegenüberstehen, von dem die Hälfte der Bühne den Rücken zeigt auf dem Weg zur Theke und zurück.

Diesmal aber steht da der coole Typ aus dem Bus auf der Bühne. Und Tobi war nicht so wie die anderen, nicht so gelangweilt, nicht so routiniert. Er hackt wie ein Manischer auf seine Keyboard-Burg ein, spielt wie der Teufel, singt dabei auch noch und hockt mit einem Knie auf seinem Sitz, um mit dem freien Fuß die Pedale zu bedienen. Das imponiert mir, und ich fragte ihn noch am gleichen Abend, ob er vielleicht Lust habe, auf unserer Platte ein bisschen Klavier, Keyboard, Orgel zu spielen, was auch immer es gerade an Tasten zu bedienen gibt.

Tobi sagt zu, und so sehen wir uns kurz darauf im Studio unseres Kumpels Andi, der die Platte produzieren soll. Tobi lässt uns mit offenem Mund dastehen. Das, was er abliefert, ist alles rasend schnell auf dem Punkt und so versiert, wie wir es nicht können. Beeindruckend ist das.

Zugegeben, vor Kurzem haben wir bei einem Glas Rotwein in die alten Aufnahmen reingehört und mussten herzlich lachen, weil damals alles vielvielschnellschnell sein sollte, und genau nach diesem Ungestüm klang auch sein Georgel. Er sollte von diesem Zeitpunkt an jedoch – zunächst bei ausgewählten Konzerten, die wir für besonders und wichtig erachteten, und später dann als fester Bestandteil der Stammbesetzung – bei Jupiter Jones Live- und Studio-Keyboarder werden.

Wir gehen also gemeinsam auf Tour, sitzen zunächst eingepfercht in unserem schrammeligen Neunsitzer, und später schlafen wir in Kojen von Nightlinern, die wir uns nach den Erfolgen gönnen. Tobi ist irgendwie immer dabei, beim Musizieren und beim Feiern. Er wird nie festes Bandmitglied, ist aber doch Teil des Ganzen.

Prompt vermisse ich ihn schmerzlich nach meinem Ausstieg aus der Band beim Wechsel in das, was ich mein Sabbatjahr nenne. Ich vermisse meinen Freund, und ich vermisse einen der besten Musiker, die ich jemals getroffen habe, und ich vermisse die gemeinsame Musik. Ich sehe mich noch auf der Bank im Garten sitzen und seine Nummer wählen. »Tobi, du warst noch nie in unserer Butze, du hast die Lütte noch nicht kennengelernt, und außerdem habe ich zwei Tickets für Ben Folds in Holland. Magst du nicht vorbeikommen?«

Tobi sagt zu, wir verabreden uns für den folgenden Donnerstag, und ich freu mich wie ein kleines Kind. Irgendwann werden wir sicher auch auf meinem Dachboden landen im Heimstudio, und vielleicht werden wir ein, zwei Songs spielen von Peter Gabriel, unserer gemeinsamen Ikone. Dem Mann, der in einem seiner Songs »I own my fear, so it doesn't own me« sang und damit meinen Leitspruch für ein neues, gesundes Leben formulierte. Hinzu kommt: Ich habe mir kürzlich ein CP-70 von Yamaha gekauft. Das ist ein Trumm von Bühnen-Flügel aus den Siebzigern mit ganz charakteristischem Sound, wie er auf vielen Genesis-Alben und eben dann auch bei Peter Gabriel zu hören ist, und Tobi wird das Ding lieben. Ich kann's nicht erwarten, es ihm zu zeigen.

Die letzten Monate nach dem Ausstieg haben mich in die Isolation getrieben. Ich hab das ja so gewählt, wollte meine Ruhe und freu mich darüber, dass ich sie hier, in unserer Doppelhaushälfte habe. Erstmal keine Bühne, keine Tour, erstmal ums Kind kümmern, Therapiesitzungen, hier und da eine Auftrags-Texterei für andere Künstler.

Aber jetzt ist's irgendwie gut. Ich fühl mich besser, nicht mehr wie Ballast, und ich wünsche mir Freunde um mich herum. Die meisten meiner alten Münster-Kontakte habe ich aus den Augen verloren in den Jahren auf Tour, und viele sind mittlerweile auch weggezogen nach Berlin oder Hamburg, oder wohin auch immer ihre Träume vom Musikerleben und vom Künstlerdasein sie getrieben haben. Aber die Musik, die Musik hab ich vermisst. Ich bin kein sonderlich guter Instrumentalist. Mein Gitarrenspiel reicht, um mich selbst zu begleiten, aber mein Repertoire ist beschränkt, und mir fehlte immer der sportliche Ehrgeiz, wirklich mehr zu lernen. Dementsprechend geht mir mein eigenes Gedudel mittlerweile auf die Nerven. Immer dieselben fünf Songs in Dauerschleife. Tobi soll kommen. Und Tobi kommt.

Wir umarmen uns herzlich, ich stell ihm unsere Kurze vor, die im Laufstall vor sich hin trollt, und wir gehen gemeinsam nach oben, wo sich Tobi ans Klavier setzt und erstmal Kaspereien von Journey über Udo Jürgens bis hin zu »Bohemian Rhapsody« intoniert, bevor er dann die ersten Töne von Gabriels »Red Rain« anschlägt und ich endlich wieder singen kann, ohne mir selbst den Nerv zu töten.

So spielen wir Lied um Lied und vergessen die Zeit – und mit der Zeit auch beinahe das Konzert, zu dem wir eigentlich fahren wollten. Irgendwie ist es zu spät dafür, und scheiß auf die Tickets, das hier ist wichtiger.

Das ist es wirklich. So wichtig, dass wir uns ein paar Wochen später auf dem M.A.R.S. wiederfinden, zusammen mit unserem gemeinsamen Freund Bertil, der dort wohnt. Der M.A.R.S., das ist die »Moderne Anstalt Rigoroser Spacker« – der Ort, an dem Thomas D von den Fantastischen Vier wohnt, wo er eine Kommune eröffnete, die mittlerweile durch Familie und eben Bertil abgelöst wurde. Ich war damals hin und wieder da und habe mit Bertil und den anderen Vögeln, die dort immer rumhingen, gejammt. Bertil ist ein begnadeter Schlagzeuger und Visionär in allem, was Musik ausmacht, und viele andere, tolle Musiker stets ein bisschen beschallert, aber wohlgemerkt: mit Liebe. Das war eine herrliche Kombi. Frei von Zweckgebundenheit und Pflichten, einfach mal machen. Bertils Maxime ist: »The only constant is change« – »Die einzige Konstante ist der Wandel«, und das trifft auch auf ihn zu. Fast.

Bis auf seine palmenartige Dreadlock-Frisur und die Tatsache, dass er immer zwei verschiedene Schuhe teils in den wildesten Kombinationen trägt, habe ich noch keinen Stillstand bei ihm ausmachen können. Der Mann ist umtriebig und scheinbar ruhelos, wobei er gleichzeitig in seiner eigenen Kreativität ruht.

Das hat mich schon damals immer wieder dorthin getrieben an den Rand von Nirgendwo in der Eifel. Ich habe dort vor einer gefühlten Ewigkeit den Text für ein Liebeslied geschrieben, das ein Kumpel von mir seiner Freundin zum Geburtstag schenken wollte. Eigentlich wollte er das Schlagzeug einspielen und den Gesang übernehmen, vielleicht noch ein bisschen Bass dazu spielen, weil er das leidlich konnte. Es endete aber damit, dass ich sang, die anderen Instrumente von den Marsianern übernommen wurden und er auf dem Tambourin herumklopfte. Verschenkt hat er es dann trotzdem, und seine Freundin hat ein bisschen geweint, erzählte er uns später. Ich wüsste immer noch allzu gern, was er ihr dazu erzählt hat, zu dem Schellengescheppere, das er damals beitrug. Ich befürchte, da war Markenschwindel im Spiel, aber das sei ihm gegönnt. Genau diesen Song hören wir uns jetzt an und freuen uns des Lebens und der Tatsache, dass das schon vierzehn Jahre her ist und wir trotzdem alle noch leben.

Der M.A.R.S. hat ein eigenes Studio, in dem so ziemlich alles herumsteht, was den gemeinen Musiker zum Jubeln bringt. Es ist ein fabelhafter Ort der Ruhe und gleichzeitig so reizarm, die Menschen dort aber so reizend, dass man gar nicht anders kann, als sich wohlzufühlen. Wir sind zum Jammen verabredet. Einfach mal gucken, was so geht und was wir gemeinsam hinbekommen. Nix Ernstes. Einfach ein Treffen von Freunden, die das tun, was sie am liebsten machen und am besten können: Musik.

Tobi setzt sich an den Flügel und reiht Akkorde hintereinander. Bertil hört sich die Sache an und steuert das Ding dann stoisch von Dreiviertel zu Vierviertel, weil er das irgendwie geiler findet, und ich lungere auf der roten Kunstledercouch herum, die schon immer dort herumstand, habe meine Kladde auf dem Schoß und einen Kuli in der Hand. Ich schreibe meine Gedanken auf, im Fluss mit der Musik, im Takt von Bertils Schlagzeugspiel und zur Melodie, die Tobi auf Fantasie-Englisch vor sich hin singt.

»Gold gegen Blei ...« Der Gedanke kommt mir in den Kopf. Ich hab schon viel zu oft Gold gegen Blei getauscht, damals, in den Jahren, in denen ich meine Gesundheit für meinen Ehrgeiz aufs Spiel gesetzt habe. Jetzt, hier im Niemandsland, muss ich nicht meine eigenen Erwartungen erfüllen. Ich muss niemandes Erwartungen erfüllen. – Das gute Leben scheint ein Leben lang her, vielleicht liegt's vor uns, und wir sehn es bloß noch nicht. Das nächste Glashaus nur 'nen Steinwurf entfernt –

wir können ein schöneres bauen, wenn es zerbricht. Wir kauen Stunden, und wir brennen von innen, in 'ner Welt, wo alle hungern und frieren. Wenn alles weg ist, wir von vorne beginnen, ham wir immerhin nichts mehr zu verlieren.

»Jungs! Ich glaub, ich hab was!« – Vielleicht macht's Sinn, sich noch mal neu zu verirren, denn jede Suche führt uns näher zu uns. Das, was wir finden, nicht kaputt reparieren – des einen Fehler ist des anderen Kunst. – »Jungs! Wir müssen das aufnehmen!«

Und das Nächste, was ich weiß, ist, dass ich vor einem Mikrofon stehe und mir ein Tränchen die Backe runterkullert, wie ich da so vor mich hin singe. Und ich denke: »Müller, du pathetischer Schwachkopf«, aber das ist scheißegal.

Egal ist das, denn auch, wenn es keiner ausspricht, weiß ich, dass wir gerade UNSEREN ersten Song geschrieben haben. Wie auch immer dieses UNS aussehen soll, aber das hier haben wir gemeinsam gemacht, und es muss noch mehr davon geben. Ich frage, ob es mehr davon geben kann, und die beiden grinsen mich an und nicken. Tobi hat Bock, Bertil auch, sagt aber, dass er nicht am Schlagzeug sitzen kann, da ihm die Zeit zum Touren fehlt, er die Sache aber gerne aufnehmen und produzieren möchte. Es fühlt sich an, als wär schon wieder ein Kind geschlüpft. Als würde ein drittes, oder zumindest zweieinhalbtes Leben beginnen. Und die Zeit scheint sich so recht zu fügen. Ich hatte verschwindend wenig Attacken in den letzten Monaten der Ruhe.

Es fühlt sich richtig an. Kein Schwindel beim Gedanken an ein Musikerleben. Keine Schweißausbrüche, weil ich glaube, dass mir die Luft zum Singen fehlt. Keine Angst davor, was kommen mag. Bühnen, Studios, Interviews, Rezensionen. All das, was hinter den großen, hehren Plänen steht, die mir in den Kopf schießen, wenn ich an unsere gemeinsame Zukunft denke. Es fühlt sich gesund an. Ich fühle mich gesund an.

Spreche ich von Freunden wie Tobi, von dieser Sorte Superfreunde, dann darf ich zwei Menschen nicht auslassen. Beide heißen sie Florian, den einen nennt man aber Böde. Beide sitzen sie in einem Büro in Münster an einander gegenüberstehenden Schreibtischen, wo sie sich im Spaß angreinen und liebevoll beleidigen. Beide sind sie Überzeugungstäter der reinsten Natur. Für mich aber sind sie: das gute Gewissen der Musikbranche und Manager und Booker. Und Freunde. Freunde, die mich durch manche Untiefe getragen haben. Freunde, die kein Wort des Grolls verloren, als sie damals die Tour absagen mussten, nach meinem Klappmann, als nichts mehr ging und sie vor einem Haufen Arbeit und Verdienstausfall standen, weil keine Gagen eingespielt werden konnten. Freunde, denen ich meine Sorgen vortrage und meine Ambitionen auf den Tisch knalle, in der Hoffnung, dass sie meine Ideen nicht bescheuert finden und genug Vertrauen in mich haben, obwohl sie meine Schwächen kennen. Sie haben schon Jupiter Jones im Booking betreut.

Und jetzt stehe ich da und salbadere irgendwas von einer neuen Band mit Tobi und mit tollen anderen Musikern, die wir zwar noch suchen müssen, die aber definitiv das Feinste vom Feinen werden, menschlich wie musikalisch. Und dass wir dringend eine Platte aufnehmen müssen. Und dass Tobi und ich der harte Kern sind. Und dass wir das zusammen schaffen. Und dass Bertil und überhaupt, dass auch Thomas D es schon gehört hat. Und dass er es geil fand. Und jetzt treffen wir drei, Tobi, Bertil und ich, uns noch ein paarmal und schreiben Songs. Und dass wir einen Plattenvertrag brauchen, weil das ja alles irgendwie bezahlt und vermarktet werden muss, oder sollen wir das selber machen via Crowdfunding oder komplett digital, so wie Radiohead oder so? Und ich bin so aufgeregt, hört euch das mal an!

Die beiden gucken erst sich mit ihrem IchbrauchdringendnenSchnaps-Gesicht an, dann mich mit ihrem DubrauchstdringendnenSchnaps-Gesicht – und dann, ich kann den Wortlaut nicht mehr genau wiedergeben, sagen sie sinngemäß: »Jou. Dann lass mal loslegen.«

Danke, ihr krummen Helden. Ihr wahnsinnigen Freunde. Ihr Geduldsmeister vor dem Herrn.

Danke.

Ganz ehrlich. Ich mag euch so.

Ich erwähnte Restprominenz und will hier weiter ehrlich sein: Die Tatsache, dass ich mal an einem Hit beteiligt war, an so 'nem echten, der noch heute im Radio läuft, hat den Fakt ein wenig ausgebügelt, dass wir dazu tendieren, Songs mit Überlänge und nicht gerade radiokompatiblen Texten zu schreiben. Denn wir haben schnell einen Plattenvertrag bei der Plattenfirma, bei der schon Jupiter Jones unter Vertrag stand und steht. Die erwarten zwar Popmusik, und wir sind sicher nicht einfach zu vermarkten, ob der Parameter, die ich erwähnte. Dennoch stoßen wir auf Gegenliebe und unterzeichnen.

So viel Glück muss man erst einmal haben. Wir suchen uns Musiker im Freundes- und Bekanntenkreis, die allesamt ad hoc Feuer und Flamme sind. Anne, Ulle, Sönke, Haze, Carsten und auch Roda, die ich lange kenne und die irgendwie auch meine beste Freundin ist. Irgendwann soll sie auf meiner Beerdigung singen, aber davon später mehr. Sie wird das hassen, weil ihr das Leben so lieb ist. (Ich lass mir Zeit, Hase. Versprochen.)

Wir haben einen Seelenhaufen der schönsten Sorte zusammen, mit derart viel Talent gesegnet, dass man gar nicht weiß, wo man zuerst hinhören soll. Dieses Glück überall. Wir verschanzen uns sieben Wochen lang auf dem M.A.R.S. und schrauben und feilen an Musik und Text. Vieles wird aus dem Zufall geboren, auf den Aufnahmen ist, hört man genau hin, so manches »Juchu!« und »So nämlich!« und »Yeah!« zu hören, einigen Liedern gedeihen wir ein verlängertes Ende an, weil's gerade so schön ist und keiner aufhören möchte.

Und dann ist's fertig.

Wir nennen das Ding »Weit weg von fertig«, weil wir uns so fühlen. Und wir nennen uns »von Brücken«, weil wir davon erzählen wollen: von Brücken aus ScheißJammertalshausen nach DieweltistvollokayHeim, mit Umweg über Abermachdie-Augenaufsen. Wir erzählen von Liebe und verschmähter Liebe, von Kneipenphilosophen und Zukunftsvisionen, vom Tod – und von der Angst. Ich schreibe alles auf, was mir auf der Seele und im Herzen ruht oder rumort. Von Weltumarmung bis grenzenloser Wut ist alles dabei.

Ja, wir singen auch über die Angst. Aber die soll nicht den Faden spinnen, an dem wir uns entlangbewegen. Außerdem sehe ich es kritisch, ein derart wichtiges Thema zum Verkaufsargument verkommen zu lassen. Ich will darüber sprechen und davon erzählen, aber das an anderer Stelle. Hier zum Beispiel. Jetzt gerade. Wo genug Seiten zu füllen sind, um der Geschichte den gehörigen Raum zu geben.

Der Angst wird nur ein Song gewidmet. »Lady Angst« heißt der, und er beginnt mit den Worten »Ich mache heute meinen Frieden …«.

Ich mache meinen Frieden, genau in dem Moment. Ich blicke nach vorne und genese zusehends und zuhörends. Selten habe ich das stärker gespürt als an dem Tag, an dem wir unser erstes Konzert spielen.

In der Kulturkirche zu Köln soll das stattfinden, quasi gottgegeben eine ehrwürdige Instanz unter den Veranstaltungsorten. Eine alte Kirche, immer noch in Betrieb, die zum Wochenende ihre Pforten für Konzerte öffnet. Mit allem, was eine Kirche so hat: Bogengänge und Ornamente, Sakralgeruch und ein Taufbecken. Ich schlucke kurz. Das ist abgefahren.

Die nächste ehrwürdige Instanz dieses Novemberabends im Jahr 2015 kommt mit großem Aufgebot, mit Kamerakränen, Dutzenden von Lampen, einem Übertragungswagen und einem Regisseur. Irgendwie haben wir es geschafft, dass der Rockpalast unser erstes Konzert mitschneiden und ausstrahlen wird, unter anderem ungeschnitten und mit allen Fehlern als Live-Stream im Internet.

Das las sich auf dem Papier ganz fantastisch, aber beim Anblick der Kabel und Gerätschaften geht mir doch tüchtig der Arsch auf Grundeis. Ich verschwinde nach dem Soundcheck im Backstage und spule alle Texte nochmal durch, lasse hektisch Spickzettel drucken und bügele mein Bühnenhemd. Heute soll alles stimmen, kein Bock auf Gespött und Blamage. Kein Bock auf: »Der Klatschkopp hat wieder versagt!«

»Wo ist all die Tugend hin, wo ist sie geblieben? Angstschiss nahm sie mit geschwind – Was ist geschehn?«

Der Refrain kreist in meinem Kopf. Für einen kurzen Moment scheint vergessen, was ich mir in der letzten Zeit beigebracht habe. Ich hab echt Angst, irgendwie. So eine komische Form von Furcht, die ich in dieser Form nicht kenne oder zumindest lange nicht mehr gespürt habe. Ich kenne das, aber es fühlt sich dennoch neu an. Seltsam.

Tobi und ich werden eine Stunde vor der Show auf die Empore der Kirche gebeten, dorthin, wo die historische Orgel steht, für ein kurzes Interview mit dem WDR Rockpalast. Wir sollen lässig an der Brüstung lehnen, den imposanten Kirchenraum im Hintergund, und von uns erzählen. Wir sollen das Konzept hinter »von Brücken« erklären und berichten, wie es sich anfühlt, wenn gleich die erste Show im Fernsehen landet.

Ganz ehrlich? Beschissen! Mich schwindelt es. Schweiß rinnt mir über das Gesicht, und alles juckt und zieht mich von dieser Brüstung weg. Ich will mich gar nicht unterhalten müssen, und so bringe ich, der sonst gern in viel zu langen Sätzen schwadroniert, nur ein paar lahme Kommentare zustande und überlasse den Rest Tobi.

Heiland, ernsthaft? Schlechter Scherz wieder? Kommt jetzt die Misere hier in heiligen Hallen zurück? O göttlicher Zynismus? Oder ist das die Strafe für all die Streiterei und das Gehader, das ich in den letzten Jahren mit Gott geführt habe?

Egal wie, ich muss da runter, und so entschuldige ich mich, kaum fällt die letzte Klappe, damit, dass ich mich noch dringend vorbereiten muss. Einsingen und so. Dehnübungen. Was auch immer.

Ich strauchele fast auf dem Weg in unsere Garderobe, die sich im benachbarten Jugendzentrum befindet, und lege mich auf den Boden, um zu atmen, wie ich es gelernt habe. Tief in den Bauch. Jetzt keine Panik! Aber die kommt gar nicht. Da ist nur ein Rumoren in meinem Gedärm, da ist ein leicht holpernder Puls, aber Panik ist da nicht. Was, zum Geier, ist das denn dann?

Die Tür geht auf, Böde betritt den Raum und sagt: »Mein Nickimann, kommste? Geht gleich los. Alles okay?«

»Ja. Jaja, alles okay. Ich komm sofort.« Ich stehe auf, bringe die Kopfhörer an, über die ich in den nächsten anderthalb Stunden hören werde, was die Menschen da draußen hören. Das könnte im Schlimmstfall die vokale Totalkatastrophe werden mit Textaussetzern und Schieftönen und stammeligen Ansagen. Mir ist schlecht. Vielleicht sogar ein bisschen sehr. Warum jetzt?

Die anderen warten hinter der Bühne, wir umarmen uns, wünschen uns gegenseitig Glück, und in dem Moment geht unser Intro los. Eine Dauerschleife der Anfangsakkorde unseres ersten Songs an diesem Abend. Genug Zeit, um einen Gedanken zu fassen, als die Band die Bühne betritt, sich an ihre Instrumente begibt und ich, wie vorher abgesprochen, noch ein bisschen warte und mein Herz pochen spüre. Der erste Gedanke: Ich bin nicht der Pawlow'sche Hund. Das bin ich nicht mehr. Ich bin nicht mehr darauf konditioniert, mit Panik zu reagieren, sobald ich ein Intro höre und eine Bühne sehe. Das da oben, das auf der Empore, das war schlicht Höhenangst. Die hatte ich schon als Kind. Und das hier in diesem Moment, das ist Lampenfieber, und das hatte ich schon lange nicht mehr, weil es immer von Todesangst kaputt gedrückt wurde.

Das ist wirklich Lampenfieber! Wie bei all den anderen auch!
Das ist was Wunderbares! I own my fear, so it doesn't own me.
Ich stampfe fest auf, betrete die Bühne und sage: »Wunderschönen guten Abend! Wir sind von Brücken!«
Und eine alte Liebe wird zur neuen Liebe.
Und alles ist gut.

14.
Von der Genesung einer Liebe nach ihrer Beisetzung

Love is a battlefield
Pat Benatar – Love is a battlefield

Es ist doch seltsam. Oder findet ihr nicht? Was man alles machen muss, damit sich's richtig anfühlt, obwohl es sich so falsch anfühlt, dass man es gerade richtig macht. Gut, jetzt bin ich selbst verwirrt, ich gebe es ja zu. Was ich sagen wollte: Manchmal tut man Dinge zähneknirschend und völlig entgegen dem, was man sich gewünscht oder erträumt hat, weil die Vernunft und der Verstand sich zuschalten und man schmerzlich feststellt, dass das echte Leben so wenig mit Hollywood zu tun hat.

Als Kind liebte ich Abenteuerfilme, am liebsten waren mir die, in denen Jungs in meinem Alter die wildesten Dinge erlebten, weil es irgendwas zu retten oder zu entdecken gab. Meine Tante nahm mich manchmal mit ins Kino, und da guckten wir die »Goonies«. Diesen Film von Spielberg, in dem ein paar Kids versuchen, die Siedlung, in der sie wohnen, vor dem Abriss zu bewahren. Sie wollen verhindern, dass dort ein Golfplatz gebaut wird. Deswegen müssen sie unbedingt einen alten Piratenschatz finden. Die Karte dazu entdecken sie auf einem Dachboden. Also machen sie sich auf die Reise. Es gibt allerlei wüste Einfälle wie eine Gangsterfamilie, die versucht, ihnen zuvorzukommen, Labyrinthe und Todesfallen. Aber am Ende wird alles gut. Der Film ist immer noch mein Lieblingsfilm. Den Leitspruch »Goonies never say die« habe ich mir tätowieren lassen.

Oder »Indiana Jones«. Den verehrte ich so weit, dass ich mir von meiner Oma als Urlaubs-Mitbringsel aus Ungarn eine Bullenpeitsche wünschte. Das sorgte für grübelnde Mienen und einige Verwirrung bei meinen Eltern und auch bei meiner Oma, ja. Aber der Wunsch wurde mir erfüllt, und ich verbrachte Stunden damit, in unserem Garten zu stehen und zu üben, wie man dieses bekloppte Ding zum Schnalzen bringen kann. Einige Striemen und blaue Flecken später konnte ich es dann und war mächtig stolz. Indi fing sich auch so manche Blessur ein, aber am Ende triumphierte er grundsätzlich über alle finsteren Gegner. Ach Hollywood, ich vermiss dich in meinem Leben.

Dieser Film hier, der läuft eher so ab: Stellen wir uns mal vor, wir wären auf einer Schatzsuche, Indiana-Jones-mäßig im Dschungel zwischen alten Tempeln und vom Wetter bemalten Statuen. Unser Ziel ist ein Gewölbe voll mit Goldmünzen, das auf einer Karte eingezeichnet ist, die uns durch Zufall auf irgendeinem staubigen Speicher in die Hände gefallen ist. Also stolpern und glitschen wir über moosbewachsene Steine, verhaken uns im Schlingpflanzengewühl und haben eigentlich, wenn wir ganz ehrlich sind, keine Ahnung, was genau wir hier machen. Wir sind Abenteuer-Laien, untrainiert und ein bisschen ängstlich. Wir gucken auf die Karte, auf der so einiges eingezeichnet ist, was uns den Weg weisen soll. Wegmarken, alte Bäume, die so charakteristisch gewachsen sind, dass wir sie sofort wiedererkennen müssten. Felsen, die aussehen wie Tiere oder Totenköpfe oder Tiertotenköpfe. Dazwischen schlängelt sich eine gestrichelte Linie, von der hier und da Abzweigungen abgehen, bei denen markiert ist, wie viele Schritte wir in welcher Richtung nehmen müssen, Koordinaten und Himmelsrichtungen. Oben rechts hat jemand eine Kompassrose auf die Karte gezeichnet, die uns unser Norden zeigen soll, aber da wir selbst keinen Kompass haben, bringt uns das herzlich wenig. Wir können nur schätzen, wo es langgeht, anhand von

Sternbildern oder Sonnenständen oder Baumbewuchs, wie wir es aus den Survival-Shows im Fernsehen kennen. Und so stolpern und staksen wir durchs Gehölz, werden von garstigen Moskitos gebissen, und überhaupt und sowieso sind unsere Füße voller Blasen und Schwielen. Wir sind reichlich fertig vom Wandern und Klettern, haben uns das irgendwie einfacher vorgestellt, aber die charakteristischen Bäume sind längst umgefault oder sehen mittlerweile anders aus, als der Zeichner es damals beim Malen der vermaledeiten Karte vor sich sah. Und selbst die Tiertotenkopfsteine sind entweder nicht da oder sehen anders aus als dort hingekrakelt. Vielleicht war der Kartenzeichner müde oder besoffen oder im Malaria-Delir, das er sich nach einem dieser fiesen Moskitoangriffe eingefangen hat.

Aber wir wollen zum Ziel, wollen finden und retten, wie unsere Vorbilder das auf Zelluloid taten, und deswegen schleppen wir uns unermüdlich weiter, bis wir plötzlich hinter Lianen und anderem Dschungelgedöns ein Loch im Felsen entdecken, das ausnahmsweise genau so aussieht, wie es uns die Karte prophezeit hat: Es ist ein bisschen herzförmig mit einiger Fantasie. Das Wetter hat ein paar Ecken und Kanten abgetragen oder hinzugefügt, aber hier muss es sein. Hier soll es sein.

In was für lauten Jubel wir dann ausbrechen, weil unser Schatz, unser Gral und damit unser unbeschwertes Leben in greifbarer Nähe ist! Wir wollen ja eigentlich gar nicht reich werden, aber Gold ist irgendwie gleich Glück, das haben wir so gelernt. Wir suchen unser Glück. Das kann uns niemand verleiden! Hier draußen hört den aber keiner, den Jubel. Nur ein paar Viecher reagieren, bunte Vögel und Schlangen (können die überhaupt hören? Haben die Ohren?) und Makaken. Die gucken reichlich doof und schwingen sich unter Affengebrüll von dannen. Aber wir sind selig. Der Eingang! Da ist er! Das muss er sein. Unser Herz klopft bis zum Hals. Jetzt müssen wir nur noch da hinein und die letzten paar Tunnel durchqueren, in den Fels geschlagen von unbekannter Hand. Katakombengekletter.

Wir müssen die richtigen Abzweigungen nehmen, weil jeder ordentliche Schatzverstecker natürlich labyrinthisch vorgeht und Stolperfallen legt. Potenziell gefährlich, aber die Karte wird uns den Weg weisen. Das wissen wir aus Enid-Blyton-Büchern, von den »Goonies« und eben von Indiana Jones. Aber von hier an wird alles gut! Bestimmt finden wir den Raum voller Gold. Endlich.

Wir wollen es so sehr, nicht, weil wir gierig sind, das wissen wir oder reden es uns ein. Aber was ist denn daran verwerflich, ein bisschen Ruhe und Sicherheit zu finden für die Zukunft. Sich keine Sorgen mehr machen zu müssen, sondern einfach leben zu können, ohne einen Gedanken um unser Aus- und Einkommen. Das wird ganz herrlich! Wir werden uns nicht den Arsch platt sitzen, wir werden weiter rackern und jeden Tag was Sinnvolles machen wollen, aber wir werden die Sicherheit im Rücken haben, wie sie nur eines vermitteln kann: eine Tonne von Gold. Und das wird uns wohlig machen und warm, und prompt werden wir die Dinge genießen, die ja wirklich wichtig sind, ganz ohne Abstriche. Wir werden das Leben genießen.

Doch plötzlich und viel zu früh sitzen wir uns wirklich den Arsch platt. Buchstäblich. Genau genommen fallen wir ihn uns platt, ausgerutscht nach ein paar wenigen Metern auf jahrealtem Glitsch und Schmodder. Wir rutschen haltlos durch die Gänge, als säßen wir auf einer kaputten Wasserrutsche im Spaßbad. Wir verlieren jede Orientierung und bemerken voller Entsetzen, dass ausgerechnet diese Tunnel, dieses System, das wir als letzte, kleine Hürde sahen, unser größtes Problem werden soll. Das war nicht vorherzusehen. Die Erkenntnis trifft uns wie ein Blitzschlag, und plötzlich landen wir – Abzweigung rechts, Abzweigung links, wer kann sich das schon merken – im Nirgendwo. Es ist stockduster dort, riecht nach alten Socken und vergammelt vergessenem Obst. Und nach Tod. Wo zum Teufel sind wir hier? Wär's nicht so dunkel, vielleicht könnte uns ein Blick auf die Karte helfen, aber wir sehen nichts, außer: dem Nichts.

Wir kramen und nesteln in unseren Taschen nach ein paar Streichhölzern, die wir zur Sicherheit eingepackt hatten. Da ist es, ein letztes. Ein einsames, kleines Schwefelkopfding, das allenfalls eine Minute brennen wird, bevor uns erneut die Dunkelheit verschlingt. Das darf nicht das Ende sein!

Wir kramen und grabbeln ins Dunkel und greifen mit Grausen so manches Insekt beim Chitinpanzer. Was hier sonst noch so rumkrabbelt und kreucht und fleucht, wollen wir uns nicht vorstellen, weil selbst die hartgesottensten Expeditionäre nicht vorher wissen wollen, ob ihnen gleich ein Spinnenwesen seine giftigen Hauer ins Fleisch hacken will. Es kribbelt eh alles schon.

Da sitzen wir gemeinsam in der Dunkelheit, im schwarzen Loch, und das Labyrinth, in dem wir auf dem moosgrünen Hosenboden gelandet sind, ist nichts anderes als das Leben, und wir müssen uns entscheiden zwischen dem Weg ins Ungewisse und dem planbaren Weg der Vernunft, die uns zwar den gewünschten Reichtum verwehrt, aber immerhin am Leben lässt. Müssen uns entscheiden zwischen einem planlosen Vorpreschen, wo wir mit größter Wahrscheinlichkeit ins Nichts rennen, und einem Zurück an den Anfang, wo uns immerhin noch alles offenstand und uns beruhigenderweise auch ein Überleben versprochen war.

Also geben wir die Hoffnung aufs Goldzimmer auf. In der linken Hand umklammern wir die Schatzkarte, in der rechten das Zündholz. Wir wissen nicht, wie lange so ein altes Pergament brennt, wissen nicht, ob uns das überhaupt etwas bringen wird. Das ist ein Glücksspiel, keine Frage. Aber vielleicht gewinnen wir genügend Licht für ein bisschen Orientierung und für den Weg nach draußen. Und weil wir gerne leben wollen, weil wir auf ein neues Glück hoffen, weil eventuell irgendwo noch so eine Karte auf irgendeinem Speicher verstaubt, reiben wir das Zündholz am nächsten Stein, bis es aufglimmt, und mit der kleinen Flamme zünden wir den Plan an, und mit einem »Wusch«, das wir irgendwie lauter erwartet hätten, brennt das Ding und wirft Licht ins Labyrinth. Pergament brennt länger als gedacht, stellen wir fest. Wir kraxeln durch die Gänge zurück dahin, wo wir den Ausgang vermuten. Durch Gänge, in denen uns zwar die Orientierung verließ, wir uns aber so manch spitzen Stein gemerkt haben, der uns die Haut zerschliss und die Knochen aufrieb und den wir jetzt wiedererkennen. Der uns nun Hoffnung und Schmerz gleichermaßen ist. Fort ist das Gold, zurück auf Anfang.

Da vorn wird es hell. Heller noch als das Pergamentfeuer. Da ist der Ausgang, der uns zu Anfang Eingang war. Scheiß aufs Gold. Mach aus Scheiße Gold. Oder mach es einfach verkehrt, egal wie du's machst. Such nach Gold, weil du es mit Glück verwechselst, und werd dabei zum Bieger und Brecher, der sich für den falschen Weg entschieden hat.

Und jetzt wisst ihr, wie sich das anfühlt, wie ich mich fühle, als meine Frau mir sagt, dass es nicht weitergehen kann. So richtig final. In meinem Schädel macht es erst Klick und dann Knacks, und ich muss den Raum verlassen. Ich schiebe den Stuhl, auf dem ich die letzte Stunde unwohl rumgerutscht bin, zurück, und statt eines erhofften theatralischen Quietschens und Quiekens, um meinem Gefühl Ton zu verleihen und meinen Abgang zu unterstreichen, gleitet er lautlos auf Filzfüßen übers Parkett der Mediationspraxis. Der Paartherapeut guckt mich mit einer Neutralität an, die mich aufregt, und meint, ich solle hierbleiben, das sei jetzt immens wichtig, aber mir ist das egal, und ich öffne die Tür, die sich weder aufreißen noch zuschlagen lässt, weil sie oben so einen dämlichen Hydraulik-Langsam-Schließer hat. Wahrscheinlich, weil sie zuvor schon zu oft aufgerissen und zugeschlagen wurde. Ich muss jetzt erstmal raus und mindestens zehn Zigaretten rauchen, und wenn der Kiosk am Ring schon geöffnet hat, dann kauf ich mir ein Dosenbier oder besser noch so eine kleine Flasche Billig-Wodka oder beides, und dann will ich den Bukowski geben, das besoffene Arschloch, und auf der Mauer sitzen, um mich am helllichten Tag volllaufen zu lassen. Das wird ja wohl erlaubt sein, Herr Therapeut!?

Paartherapie. Das klang von Anfang an wie eine Mischung aus Zahnarzt und Darmspiegelung, und ich habe das monatelang vor mir her wie eine Karre in den Dreck geschoben, weil ich nicht einsehen wollte, dass wir jemanden brauchen, der uns hilft, die Karre aus dem Dreck zu ziehen. Die vergangenen Monate, in denen ich gesund geworden bin, in denen ich in Dutzenden Talkshows und ellenlangen Interviews sogar mit den Leitmedien über meine Krankheit gesprochen habe, weil sich das richtig anfühlte. Mit missionarischem Eifer habe ich gepredigt, dass die Menschen sich helfen lassen sollen, dass sie keine Angst vor Therapien und Therapeuten haben müssen, weil die helfen und weil mir so gut geholfen wurde. Aber Paartherapie? Nein! Bitte nicht! Das machen nur die anderen, die nicht in der Lage sind, ihre Liebe zu reparieren und sich auf den Hosenboden zu setzen und gefälligst miteinander zu sprechen. Zu sprechen, bis die Lippen fusselig sind, und ja, weil's dazugehört, auch mal rhetorische Teller zu schmeißen, und ja, weil's bestimmt auch irgendwie gesund ist, halt mal eine Nacht auf der Couch zu schlafen, schlecht und spät, damit man auch weiß, was man vermisst und verpasst.

Ich bin gesund geworden, endlich, nach all den Jahren. Meine Frau und ich, wir haben uns kennengelernt, als ich irgendwo auf halber Strecke zum Angstgipfel war, und da war es schon schwierig genug. Sie hat einige Panikattacken miterlebt, seitdem wir uns damals zum ersten Mal am Hafen trafen und uns da gegenseitig so lustig und sympathisch fanden. Sie hat einige

Panikattacken erlebt, noch bevor wir uns das erste Mal küssten. Und bevor wir dann, nur knapp ein Jahr später, heirateten – mein Gott, war das eine herrliche Feier –, hat sie noch mehr Panikattacken erlebt. Sie hat mir die Hand gehalten und sie gestreichelt, hat mir Küsse auf die Stirn gegeben, und am Anfang hat das noch jedes Mal gewirkt. Aber weil man sich am schnellsten an die besten Sachen gewöhnt, hat es irgendwann nicht mehr geholfen, und meine Frau musste von Mal zu Mal hilfloser zugucken, wie ich so vor mich hin zuckte, wenn die Angst mich beutelte, musste zum Hörer greifen und Notärzte rufen und mit ins Krankenhaus fahren, um danach das überschüssige Adrenalin, das mein Hirn im Körper verteilt hatte, aufzuwischen, wenn ich es in Form von Wutanfällen quer durch die vier Wohnungen spuckte, die wir in der Phase unserer Beziehung bezogen. Ich konnte ein echtes Arschloch sein, auch wenn ich das nie wollte. Ein Knallkörper aus Wut aufs Leben und die teils unmöglichen Umstände. Meine Streitkultur gab vor, dass immer einer gewann. Am liebsten ich. Sie stand immer direkt da, wo man sich den Pelz am Feuerschweif verbrannte, wenn ich meine Raketen starten ließ, und hat das alles mitgetragen. Mit ertragen. Das hat sie gemacht. Wir haben zusammen ein Kind gemacht, und das ist ganz wunderbar geraten, und wir waren beide so verliebt in diese kleine Wurst, dass wir auch ineinander sehr verliebt sein konnten. Das weiß ich, denn davon gibt es Fotos, die das zweifelsohne belegen. Familie mit Kind und Hund in weißem Rahmen an der Wand im Treppenhaus zum Obergeschoss unserer Doppelhausmiethälfte irgendwo am Rand von Münster. Das perfekte Glück in perfekter Umgebung mit Sorgenfrei-Einkommen. Die Klinik hatte ich überstanden, gesundet war ich, mit herrlichen Plänen für die Zukunft dieser tollen, neuen Band, mit allem, was ich mir hätte wünschen können. Und dann das hier. Ermüdungsbruch. Schluss, aus, Ende.

Ich stehe vor der Praxis, kein Dosenbier, kein Billig-Wodka, auch wenn mir danach wäre. Die dritte Zigarette in zehn Minuten habe ich dennoch intus, und mein Blick haftet an der Tür, von der ich mir so wünsche, dass sie sich öffnet und dass meine Frau da rauskommt, mich in den Arm nimmt und dass sie zur Vernunft gekommen ist. Dass sie mir sagt, sie habe sich vertan, wir kriegen das doch hin, und dass sie mich dann küsst, und dass wir erstmal schön essen gehen, solange wir die Zeit haben, weil das Kind noch bei der Oma ist. Und die Tür öffnet sich, und meine Frau kommt raus, nimmt mich in den Arm und ist zur Vernunft gekommen und sagt: »Komm rein, bitte. Lass uns das besprechen. Das ist wichtig.« Und sie küsst mich nicht. Und es ist vorbei.

Ich muss feststellen: Nach der Angst ist auch noch ein Tag. Das hätte ich mir ja denken können. Es ist ein langer Tag, in Wirklichkeit sind es Wochen und Monate voller Entwicklungen, voller Evolution. Den Lurch hat auch niemand gefragt, ob er irgendwann mal auf zwei Beinen laufen möchte und sich dabei Hammerzehen und Schwielen an die Füße schafft und Sorgen ins Hirn, weil er jetzt die Welt beherrscht, mit Politik und Atomwaffen und Bankkonten. Vielleicht hätte der Lurch lieber länger sein Lurchleben gefristet, zwischen Matsch und herabgefallener Borke. Vielleicht hätte er aufs Laufen geschissen und seine paar Jahre Lebenserwartung lieber mit Insektenschmaus verbracht, statt irgendwann selbst fahrende Autos und die Molekularküche zu erfinden. Und die Atombombe. Das hilft jetzt aber nicht, weil es ist, wie es ist, und es gilt, das zu nutzen und zu verwalten. Und zu verwalten gibt es so viel, hier in unserer Doppelhaushälfte, die nun für jeden von uns zum Doppelhausviertel werden muss. Wer nimmt was mit und wohin? Die Kurze wird bei Mama wohnen, das ist klar. Die zwei gehören zusammen. Was auch klar ist: Wir zwei, mein kleines Mädchen und ich, wir sehen uns, wann immer wir können. Weil wir es dürfen, und weil wir es müssen. Weil wir zusammengehören, auch wenn Mama und Papa das nicht mehr tun, zumindest nicht als Liebespaar.

Ich bin dankbar. Es gibt keinen Rosenkrieg, keine Schlammschlacht und wieder kein Hollywood: kein »Kramer gegen Kramer«. Kein Hass.

Scheiß auf Hollywood. Lang lebe die Echtzeit. Meine Exfrau und ich, wir sind beste Freunde. Wir gehen gemeinsam zu Familienfeiern, wo wir unsere Ex-Schwiegereltern, unsere ex-angeheirateten Onkel und Tanten umarmen. Wir rufen uns an, wenn es uns schlecht geht, und wir rufen uns an, wenn es uns gut geht. Wir sehen uns regelmäßig. Wir spazieren gemeinsam mit unserer Kleinen über Spielplätze und manchmal auch, wenn die Zeit es erlaubt, zu nervigen Elternabenden in der Kindertagesstätte, wo wir dann mit den Augen rollen, wenn es zum elften Mal um Agavendicksaft-gesüßte Bio-Kekse und ihre Vor- und Nachteile geht. Wo wir die anderen Eltern, die alle noch zusammen sind, dabei beobachten, wie auch sie heimlich mit den Augen rollen, weil sie gerne auf der heimischen Couch und nicht auf winzigen Kinderstühlchen sitzen möchten. Und ja, wir gehen uns auch weiterhin gegenseitig auf die Nerven, hier und da, was ein gutes Zeichen ist, weil nur nervt, was einem wichtig und nicht egal ist. Wir sind uns nicht egal. Wir sind uns dankbar.

Das ist also diese Evolution. Das ist, was uns vom Lurch abhebt. Ich will hier, bei Gott, nicht die Trennung propagieren. Das wäre schade, liegt auch gar nicht in meinem Ermessen und würde meinem Bild von Liebe nicht im Geringsten gerecht. Außerdem ist jede Geschichte so individuell wie ihr Erzähler. Und da braucht es Beispiele und Parabeln, an denen man das eigene Leben verorten und sich wiederfinden kann. Es geht gar nicht um Trennungen. Aber um Progress, um Fortschritt, um ein Weiterkommen in prekären Situationen. Und darum, dass man nie alleine krank ist.

Aber der Reihe nach: Erinnern wir uns bitte an die brennende Schatzkarte. An dieses Wahrnehmen der Situation, in der wir uns befanden, als wir ausrutschten und uns irgendwo im Tunnelsystem wiederfanden. Als wir nicht mehr den Hauch einer Ahnung hatten: Wo sind wir? Wo soll es hingehen?

Dort irgendwo sollte Gold auf uns warten, oder viel besser: Dort erwarteten wir Gold und Sicherheit für die Zukunft, aber wir haben den Tritt verloren und sind weggeschlittert. Das war nicht unsere Schuld. Das war der Glitsch und Glibber in diesem Gewölbe, auf den wir uns, selbst mit der teuersten Abenteurerausrüstung, nicht hätten vorbereiten können. Nennen wir es Schicksal oder Pech, woran wir gerade glauben wollen. Der Weg zurück, das lodernde Pergament als Lichtspender, fiel uns schwer und leicht zugleich, weil wir zwar in Richtung des rettenden Ausgangs wanderten, dabei aber das vertane Glück im Hinterkopf drückte. Nun, woher wissen wir eigentlich, was Glück ist? Das ist doch so relativ und unkalkulierbar. Hätte unsere spitzenmäßige Abenteurer-Funktionskleidung eigentlich genug Taschen gehabt, um genug Gold aus der Höhle zu schaffen, damit es uns wirklich glücklich gemacht hätte? Oder hätte es uns nicht besser zufrieden gemacht, weil Zufriedenheit viel größer ist als Glück? Denn Glück ist nur zeitweilig und vergeht, Zufriedenheit aber ist im Idealfall ein permanenter Zustand. Überhaupt: Wie viel Gold können unsere Beine tragen? Hätte unsere Kraft für den Weg zurück gereicht? Überhaupt: Was ist denn eigentlich ein gesundes Maß an Gold? Wie steht der Kurs dieser Tage? Und stellt euch vor, der Goldmarkt bricht von heute auf morgen ein: Hätten wir gerade genug für ein schickes Essen und einen Kurzurlaub in der Karibik in unseren schweren Taschen und Rucksäcken herausgebuckelt?

All diese Fragen sollten wir uns nicht sofort stellen. Jedenfalls erst dann, wenn es dafür an der Zeit ist. Wenn wir optimistisch und fatalistisch zugleich sein können, um daraus Nutzen zu ziehen und Ruhe zu finden. Unseren Frieden zu machen. Es ist nämlich so, dass jeder Tag eine solche Situation bereithält. Eine »Hättehätte-Situation«. Denn da steht es, das große Fragezeichen hinterm: »Was wäre, wenn?«!

Arbeit, Familie, Freunde, Gesundheit, Glücksspiel. Wenn wir auf dem Weg sind, dann ist das nicht von Relevanz. Es geht doch stets ins Ungewisse, was zu Recht Angst machen kann und vielleicht sogar muss, damit wir uns ausreichend absichern. Aber wann sind wir das: abgesichert? Und was reicht aus? Wenn wir uns derart langsam ins Gewölbe abseilen, dass wirklich nichts, aber auch gar nichts passieren kann, dann werden wir auf dem Weg derart hungrig und schwach, dass uns die Kraft fehlt, auf dem Rückweg und mit Gepäck am Seil wieder aufzuentern. Wenn wir in vollem Ungestüm drauflosmarschieren, dann stolpern wir vielleicht derart hart, dass wir uns die Schädel am nächstspitzen Stein aufschlagen und die Lichter ausgehen. Will man sich ins Extrem begeben, und das ist jedem freigestellt, sind die Konsequenzen absehbar.

Deshalb gilt es für jeden von uns, erst einmal herauszufinden, was das Beste ist. Das ist eine derart philosophische Frage und dermaßen dem eigenen Wesen und Charakter überlassen, dass es anders nicht geht: Jeder muss das für sich selbst herausfinden. Da gilt es, nicht zu bewerten, wer bescheuerter ist: der Fallschirmspringer oder der, der im Winter bei mildem Schneefall mit maximal fünfzig Stundenkilometern über die Autobahn kriecht. All das gilt es nicht zu bewerten. Es gilt vielmehr herauszufinden, was die eigene Mitte ausmacht. Wo er ist, der Weg, der zwischen Vernunft und Ungestüm eine Sicherheit bietet, die zufrieden macht. Und ebenda, genau in diesem Punkt ist jeder Mensch verschieden. Da hat jeder seine eigene Angst. Vielleicht lacht der Autobahnkriecher über den Fallschirmspringer, weil der mit spitzem Schrei vor Spinnen flüchtet. Soll er doch. Darf er doch. Es ist so relativ. Es gibt keine Normen. Es gibt immer noch kein normal. Normal ist egal.

So ist die Liebe genesen. Meine Exfrau, also meine beste Freundin und ich, wir mögen uns noch sehr. So sehr, dass wir manchmal heulen, wenn wir dem anderen wehgetan haben oder uns wehgetan wurde. So sehr, dass wir es schaffen, unser Kind gemeinsam aufzuziehen, obwohl wir in getrennten Verhältnissen leben. So sehr, dass ich das hier hinschreiben kann, ohne mir Sorgen machen zu müssen, ob es meiner Freundin oder, weiß der Geier, einer zukünftigen Freundin oder einer überzukünftigen Freundin Sorgen bereiten muss. Muss es nämlich nicht. Weil's was Gutes ist. Weil so die Liebe genesen ist.

Egal, wie allein man sich in seiner Angst fühlt, man ist es nie. Da wird es immer die Notfallsanitäter geben, die einen Einsatz fahren, auch wenn der vielleicht nicht nötig gewesen wäre. Mit ein bisschen Glück, das ich euch allen von Herzen wünsche, gibt es die Freunde und Familie, die euch da hindurchtragen, zumindest für ein paar Meter, so weit sie es selbst für sich verantworten können.

Seid euch dessen gewahr: Ihr seid nie alleine krank. Auch hier gibt es keine Schuldfrage, und sollte doch jemand auf die dumme Idee kommen, die zu stellen, dann gesteht ihm zu, dass auch er vielleicht kurz hilflos und verzweifelt ist. Oder ein Idiot. Beides geht. Beides ist menschlich. Aber messt weise. Lasst es zu. In der Angst seht ihr euch erstmal nur von innen. Das ist klar, denn in euch herrscht derart Bambule, dass es schwerfällt, sich auf anderes zu konzentrieren. Freunde, ihr werdet den Blick verlieren, für einige Zeit. Es herrschen Elend, Dürre, Hungersnot in euch selbst. Ihr wollt doch bloß ein Überleben sichern, so wie ein jeder das möchte. Und das ist legitim. Aber genauso legitim ist, wenn die Menschen um euch herum dasselbe tun und sich nicht gänzlich aufgeben wollen. Das ist ihr gutes Recht. Erwartet nie mehr von anderen als von euch selbst. Also seid gesund und erwartet keine grenzenlose Stärke. Von niemandem.

Sichert euch selbst und dann die Lieben um euch herum. Die Reihenfolge klingt egoistisch, erst ihr, dann die, aber sie macht Sinn, gerade in der Angst. Das ist nicht »Ich und der Esel«, kein »Jeder ist sich selbst der Nächste«. Aber solange euch die Angst im Griff hat, so lange könnt ihr euch nicht konzentrieren, und wer sich nicht konzentriert, der löst auch keine hochkomplexen Gleichungen, wie das Leben eine ist. Dabei gehen dann wichtige Faktoren unter, landen im Unbekannten, da wo Zahlen durch Buchstaben und dann durch ein großes »Häh?!« ersetzt werden. Denkt ans Fliegen, auch beim Druckabfall wird die Sauerstoffmaske immer erst selbst aufgesetzt, bevor man dem Nächsten hilft, und sei es das eigene Kind.

Ihr müsst gesund werden, um die Welt um euch herum gesunden zu lassen. Wer täglich Staub atmet, der hustet irgendwann, und wer ständig hustet, der muss verstehen, dass es den Partner beim Schlaf, die Kinder beim Verständnis von dem, was eigentlich »gesund« heißt, und die Freunde bei der Sorgenfreiheit stört.

Ich erhebe den Zeigefinger. In aller Dringlichkeit, mit allem Nachdruck. Aber nur um aufzuzeigen, wenn einer fragt: »Wer weiß hier, wie man's richtig macht, weil er es schon mal falsch gemacht hat?«

Derjenige bin ich. Ich hab vieles falsch gemacht. Ich habe mir viele Fragen gestellt, habe mich oft dafür verurteilt, wenn ich nicht schnell genug war in irgendwelchen Lebenslagen, um dann festzustellen, dass ich's einfach nicht schneller konnte. Möge ich mich zum tausendsten Male wiederholen: Es half, mir helfen zu lassen. Ich sprach ja zuvor schon vom Mantra. Hier soll es lauten: Lasst euch helfen. Lasst euch helfen, von euren Partnern, euren Freunden, ach, ich wiederhole mich. Habt ihr verstanden? Mantra. Aber begreift, dass jeder sein eigenes Level hat. Dass Stress und Leidensfähigkeit Begriffe sind, die sich nicht in festen Strukturen und im Rahmen einer Kalkulation, in Graphen und auf x- und y-Achsen darstellen lassen.

Die Liebe ist genesen. So viel steht fest: Die Liebe zu mir selbst musste zuerst genesen – hier wieder diese Reihenfolge, erst ich, dann die anderen, die sich ja irgendwie unhöflich anfühlt, aber hier geht's nicht um Knigge und Manieren – dadurch genas auch die Liebe zum Leben, zu dieser Frau, die nun meine beste Freundin ist, zur Verantwortung für meine wunderbare Tochter und zum Loslassen und Festhalten und zum Sinn. Den kann ich nicht stiften. Nur erklären und versichern, dass es ihn gibt.

15.
Eine Erregung

Ein Einschub

Die Schmerzen, die du spürst, sie wär'n nur nervlicher Natur,
sie wären nur psychosomatisch
Sport – Bloß psychosomatisch

Eine Erregung. Ich habe neulich ein Interview mit Benjamin von Stuckrad-Barre gelesen, einem Autor, den ich ziemlich gut finde, und der hat dort gesagt, dass »Holzfällen – Eine Erregung« von Thomas Bernhard, noch so einem Autor, den ich ziemlich gut finde, das beste Buch aller Zeiten ist. Streitbares Thema, aber den Titel habe ich mir mal geliehen, da ebenjenes Buch gerade vor mir auf dem Küchentisch liegt und er gut passt. In diesem Sinne: Danke, die Herren.
Der Küchentisch mit dem Buch darauf ist gewienert wie selten, und das ist absurd. Warum, fragt ihr? Das sollt ihr erfahren.

Ich hatte eine Attacke. Seit langer Zeit noch mal so richtig. Ich hatte gedacht, das wäre Vergangenheit, zumindest in dieser Intensität. Das war ein echtes Biest, ein Keinobenkeinunten-Dilemma, und deswegen war das besonders überwältigend. Aber irgendwie, jetzt im Nachgang, überrascht es mich, dass es mich so überrascht hat. Es gehört ja jetzt schon viele Jahre zu mir – und somit auch hier ins Buch.

Vier Uhr vierzig, Mittwochmorgen. Ich werde wach und fühle mich instant-beschissen. Mein Kreuz schmerzt massiv, beißt und zerrt. Ich war gerade erst beim Physiotherapeuten, und der hat mir vom Hals bis zum Po alles eingerenkt und alle Muskelverspannungen gelöst, die ich mir in den letzten Wochen eingehandelt habe, weil ich zu eitel bin, mir einen vernünftigen Bürostuhl in die Küche zu stellen. Der würde das Bild stören, und das wäre ja nun auch nichts für mich. Ein Kaltschaumding, das sicher bei Hämorrhoiden seinen Dienst tut, auf dem ich nun aber täglich unbequem herumrutsche und mich wirklich wie ein alter Mann fühle. Daher wohl der Name, auch wenn ich ihn mir selbst ausgedacht habe. Es war jedenfalls im Laden nicht als solches ausgezeichnet. Wär ja auch schön blöd von denen.

Wenn mein Rücken lange Zeit malade war und dann wieder ins Lot geruckelt wird – glaubt mir, das Gerenke verursachte Geräusche, wie ein trauriger Affe sie auf einem kaputten Xylofon veranstalten würde –, dann hat das schon mal zur Folge, dass ich tags drauf und vielleicht sogar noch tagstags drauf ein bisschen wackelig bin, weil sich mein System erstmal wieder umstellen muss von Knochenhaufen auf Homo sapiens. So viel zum Thema trauriger Affe.

Frau Doktor, aus der Klinik, nannte das mal »vegetativ begabt«, was tierisch geil nach Superkraft klingt, in Wirklichkeit aber nervt das wie bekloppt, weil's schlicht und ergreifend bedeutet, dass mein vegetatives Nervensystem ein Sensibelchen ist und mit Achterbahnschwindel und einer Art Krampf im Solarplexus reagiert. Dort sitzen Sympathikus und Parasympathikus, die beiden Nervenstränge, die den größten Teil meines Organgekröses irgendwie verwalten und für innere wie äußere Einflüsse zuständig sind. Zwei Baustellenleiter sind das bei mir, die schon zu lange neben Presslufthämmern und Abrisskugeln gefuhrwerkt haben, als dass sie noch leise sprechen könnten. Die brüllen aus Gewohnheit, selbst beim Frühstück mit der Familie, und meinen es dabei nicht mal böse.

Wenn's da so krampft und krakeelt, dann wird das Atmen schwer, und sowieso fühlt sich das nicht gut an. So gar nicht.

Bäh. Dann hör ich mein Herz pochen, und jede einnehmbare Position fühlt sich falsch an. Liegen, Stehen, Knien, Laufen. Alles bescheuert.

Ich gammele eine Runde im Bett herum und versuche, noch einmal einzuschlafen, weil der Wecker eigentlich erst in wertvollen achtzig Minuten klingelt, aber das wird heute nix, und so steh ich auf und stakse, die wehen Glieder reibend, in die Küche, um mir einen Kakao zu machen und eine Zigarette zu rauchen, als mir plötzlich ein Schrecken mit Brausehitze durch den Körper schießt. Die Welt um mich herum dreht sich im Kamikazetempo, und ich muss mich am Küchenschrank festhalten, um nicht umzukippen. Der Puls spielt verrückt, und weil ich ihn gerade eh so gut hören kann, nimmt mich ein Gefühl der Bedrohlichkeit ein.

Ich leg mich wohl besser doch erstmal wieder hin, am besten gleich hier auf den Boden, und winkele die Beine an und warte, bis sich das beruhigt.

Ist ja nichts Neues.

Das hier wird aller Voraussicht nach eine Panikattacke. Lange nicht gehabt, aber das heißt ja nun mal nichts. Sosehr ich auch in mir ruhen kann und gelernt habe, Katastrophen erst einmal so lange auszuschließen, bis sie dann wirklich eintreten. Und nach so ekelhaft kurzem, krummem Schlaf bin ich nicht dazu in der Lage, den Dalai-Lama zu geben und milde zu lächeln, während um mich herum gerade die Hütte brennt und in mir mein eigener kleiner Mob tobt, mit Mistgabeln und Fackeln das Lebendige aus mir herausprügelt.

Panikattacke also. Nun ja. Ich beschließe, dass ich damit fertig werde. Für solche Situationen habe ich ja Tugenden und Strategien gelernt, in der Klinik und dann, in fast grenzenlosem Ehrgeiz, im Alltag. Es ist doch eigentlich zur Routine geworden, und diese Routine werde ich durchspielen, auch wenn das in meinem Zustand gerade fürchterlich anstrengend ist.

Wie eine Fremdsprache, die man eigentlich ganz gut spricht,

die sich aber im besoffenen Kopf dann doch reichlich schwer zusammenpuzzelt. Erst poltern die Schlagwörter aus mir heraus, die von der guten Sorte: Atmen!

Entspannen! Kommen und gehen lassen. In den Körper fühlen und den Hasen im Pfeffer suchen, darauf konzentrieren und warten, bis es vorbei ist. Dass es vorbeigeht, ist ja klar.

Geht ja gar nicht anders. Pulsgepolter.

Aber das geht vorbei. Vorbei, vorbei.

Ich denke dieses Wort, dieses versöhnliche, und plötzlich reißt's das Maul auf und zeigt mir blutfleckige Geiferzähne.

Ein guter Freund ist vor zwei Jahren an einem Herzinfarkt gestorben. Der war gerade mal ein bisschen über vierzig, und da war's dann auch vorbei. Ich bin gerade mal ein bisschen unter vierzig und rauche wie ein Schlot, vernachlässige meine sportlichen Aktivitäten in letzter Zeit sehr und schlafe viel zu wenig. Das soll sich alles ändern, hat es aber noch nicht. Was also, wenn …?

Mich hält es nicht, und ich springe ungelenk, aber schnell auf die Füße. Unruhe breitet sich in mir aus, und meine Baustellenleiter brüllen die fiesesten Sachen: Angina Pectoris, du Depp! Schlaganfall, du Idiot! Miss mal nach jetzt, sonst wird das schiefgehen. Sonst geht das schief!

Irgendwo in meiner Krimskrams-Schublade im Wohnzimmer, der unterm Bücherschrank, in der irgendwie alles landet, was man so bei Blitzaufräumaktionen schnell wegschaffen muss, weil unangekündigt Besuch vor der Tür steht – ich hasse unangekündigten Besuch, das nur zur Information –, liegt mein Blutdruckmessgerät. Es ist mittlerweile verwaist und staubig, die Manschette daran stammt aus einer Zeit, in der ich fast fünfzig Kilo mehr gewogen habe, und lässt sich gerade noch so, mit viel Ziehen und Zerren, um meinen Oberarm festzurren. Das spricht für mich und meinen Umgang mit dem Leben heutzutage. Wo ich früher dies Gerät zu meinem ständigen Accessoire gemacht habe, muss ich jetzt sogar überlegen, wo es überhaupt zu finden ist. Das ist ein ungeheurer Fortschritt, aber das interessiert jetzt nicht.

Blutdruck: zu hoch, geht man von der WHO-Norm aus, aber nicht im fatalen Bereich. Egal. Nicht in der Norm.

Ich schwitze mich kalt und versuche wieder die alte Turnübung. Wie halten? Geht doch alles nicht! Liegen, Stehen, Sitzen, geht alles nicht. Alles fühlt sich falsch an.

Vorbei, das ist das Wort. Das soll vorbeigehen, aber was, wenn ich gerade vorbeigehe.

Klammfingerig wähle ich gut zehnmal die Nummer des Notrufs.

112.

112. 112. 112. 112.

Ich lege auf. Jedes Mal! Nein, Fuchsteufel noch eins, ich werde da jetzt nicht anrufen. Kein Offenbarungseid, kein Zugeständnis an die Beschissenheit der Lage.

112. 112. 112. 110?

Nein, 112.

Ich bete mir meine eigene Adresse und mein Stockwerk vor. Ich rezitiere im Kopf Songtexte. Das ist meine Taktik, um mich selber wissen zu lassen, dass ich gerade keinen Schlaganfall habe. Wäre da eine arge Unwucht in den Synapsen, und irgendein Blutklumpen würde mir das Hirn verstopfen, ich würde wohl nur schwerlich kryptische Bon-Iver-Texte aus dem Gedächtnis aufsagen können. Gute Taktik!

Aber gerade spurtet mein Körper derart, dass ich mich Zeile um Zeile verhaspele, und das macht mich besorgt.

112. 112. 112.

112!

Ein kurzes Tuten. Eine wache Stimme fragt mich, was los sei.

»Kommen Sie bitte schnell! Herz! Hirn! Weiß ich auch nicht. Geht zu Ende, nicht vorbei!«

»Die Kollegen sind unterwegs. Aber hatten Sie so etwas vorher schon mal?«

»Nicht in dieser Form.«

Das ist gelogen. Aber jetzt gerade muss ich lügen, um die Wahrheit zu erfahren. Ich will einfach nur gerne sicher sein. Ich schäme mich dafür nicht. Scham wäre Quatsch, das falsche Wort. Ich sehe das hier nicht als Niederlage. Sondern als Ausdruck meiner Menschlichkeit. Trotz all des Lernens, trotz des Wissens darf ich zwischendurch auch mal vergessen, wie alles funktioniert. Ich bin kein Angst-Lexikon. Ich bin allenfalls ein Almanach, ändere meinen Inhalt jährlich, bin nicht universell gewappnet.

Jetzt gerade schmiere ich ab, und irgendwie ist das okay, sofern es wirklich ein Abschmieren ist und nicht das Jüngste Gericht. Wenn das hier wirklich eine Panik ist, was ich eigentlich weiß, aber dann auch wieder nicht, weil man das nicht wirklich wissen kann, weil Menschen einfach auch mal so sterben und man das vorher nicht ausprobiert und lernt, dann ist das okay. Ich rufe nach Hilfe, und das ist okay.

Es wird keine Niederlage sein.

Ich denke an meine kleine Tochter, die einen Papa verdient hat, der sich jetzt schon Gedanken macht, wie er reagieren soll, wenn irgendwann ein Fahrrad oder – viel schlimmer – ein Mofa am Gartenzaun lehnt und sie Besuch von einem flaumbärtigen Akne-Tunichtgut hat. Das möchte ich gern erleben, und dann möchte ich gerne lächerlich streng wirken mit meiner Statur und meinen Tätowierungen, und ich werde den Halbstarken wenigstens kurz erschrecken, bevor ich mich an mich selbst in diesem Alter erinnere und mir denke, dass das eh nicht aufzuhalten ist. Ich will dann gerne die Tür ausheben oder alle zwei Minuten unter fadenscheinigen Begründungen ins Zimmer lunzen, aber ich werde an mein kluges Mädchen denken und daran, dass sie wohl aufpassen wird, bei was auch immer sie da tut, und will glauben, dass es dem Typen da genauso geht und dass er weiß, wie wertvoll dieses Mädchen ist. Und wenn nicht, dann gibt's Senge für den Lumpen. Kann er ja mal sehen.

Das will ich gerne miterleben, und deswegen pumpt mein Herz noch ärger, weil's sich nicht sicher ist, ob es mich überhaupt noch so weit trägt. Dabei wäre ich doch allen Aufgaben gewachsen, die mein wundervolles Kind betreffen. Oder ich würde da reinwachsen. Ich will's versuchen, und vor allem will ich doch nur da sein. Die Zeit dafür soll mir geschenkt sein.

Neuerdings gibt es an meinem linken Arm, genau oberhalb der Armbeuge, eine Stelle, an der sich mein Fleisch hebt und senkt mit jedem Herzschlag. Das war vorher nicht da und hat bestimmt nichts zu bedeuten. Aber vielleicht ist dort irgendwas verstopft. Was weiß denn ich? Ich bin schließlich kein Arzt, halte mich nur oft genug für einen.

Daran denke ich.

Ich denke an meine neue Freundin und daran, dass mich ihre Mutter wahrscheinlich auch für einen Lumpen halten wird. Da ist wieder jemand, und alles ist noch so frisch und neu, dass wir nicht mal die Zeit hatten, uns ein erstes Mal zu streiten. Wir trafen uns erst neulich, hatten so einen Moment und verliebten uns, klatschbumm, ineinander. Kurz drauf gab's herrliches Geknutsche, welches tatsächlich ich anleierte, obwohl ich das eigentlich gar nicht kann, dieses Anleiern. Ich bin da fürchterlich ungeschickt. Für gewöhnlich warte ich, bis die Dame von der Ungeduld gepackt wird und die Initiative ergreift. Mich zu küssen, kann mitunter Stunden auf sich warten lassen. Ich find das gar nicht schlimm, nur in diesen Momenten davor, da verfluche ich mich dafür. Daran muss ich jetzt denken. An all das Verpassen, das mir bevorstehen könnte, wenn mein Körper jetzt hier wirklich durchzieht.

Ich verliebe mich nicht schnell, verwechsele nur mein Hormongewühl ganz gerne mal damit. Aber hier hab ich mich verliebt. In diesem Moment. Heiland, hab ich mich verliebt!

Kompatibilität ist so ein bescheuert unromantisches Wort, aber versuche ich, mich zu erinnern, mir fallen gerade nur wenige Menschen ein, zu denen ich mich jemals so kompatibel gefühlt hab. Ich bin im Teenager-Modus und würde am liebsten den ganzen Tag romantisches Getüdel per What'sApp verschicken und telefonieren und lobpreisen.

Das könnte was mit uns werden, so etwas spürt man ja beizeiten, und danach habe ich mich gesehnt. Wir werden sehen. Das wünsche ich mir. Die Chance, sehen werden zu dürfen. Wenigstens das. Da wäre Sterben jetzt reichlich unpraktisch.

Ich bin nicht gut im Alleinsein, ich bin aber auch nicht gut im Nichternstmeinen, und das Kurzfristgeknutsche der letzten Monate geht mir auf den Keks. Ich bin kein guter Rockstar und werde auch nie einer werden. Anstrengend finde ich das!

Letztes Wochenende war sie hier, für drei Tage. Es war ganz herrlich! Wir haben uns selbst genügt, und das ist so wunderbar.

Ich möchte das gerne noch einige Zeit erleben. Sterben wäre unpraktisch.

Ich möchte noch so viel erleben und das mit Sicherheit, und zur Sicherheit habe ich nun den Notruf gewählt.

Es ist keine Niederlage.

Für gewöhnlich räume ich abends auf, bevor ich ins Bett falle. Gestern habe ich das gelassen, aus blanker Faulheit und weil mir die Müdigkeit die Augendeckel wie Rollos zugezogen hat. Auf dem Küchentisch stehen noch Teller, Gläser überall, der Ascher quillt über, meine Klamotten habe ich auf dem Weg vom Bad ins Bett gleichmäßig verteilt, als wär ich ein Stripper. So kann man ja niemanden hier reinlassen!

Also mach ich das Absurdeste, was einem Sterbenden einfallen kann, und beginne, die Wohnung aufzuräumen. Ich packe die Spülmaschine voll, wische den Tisch ab, werfe die Klamotten in den Wäschekorb.

Wie lange braucht so ein Krankenwagen eigentlich?

Ich gehe ins Bad, wasche mir das Gesicht, putze ausgiebig die Zähne, deodoriere mich, bringe meine Sturmfrisur in Ordnung, als hätte ich ein Date. Die Todgeweihten werden wohl meist anders aussehen und riechen, notgedrungen, aus Mangel an Zeit vorm Abgang in den Orkus.

Wo bleiben die denn? Hier geht's doch um einen Notfall. Sicher staut sich's wieder an der Kreuzung zu meiner Straße. Wenn ich jetzt wirklich … Gehen wir mal davon aus, dass ich wirklich sterben würde, dann wäre hier aber Land unter. So schnell kann sich ja niemand mit dem Überleben beeilen, dass er die Unendlichkeit des Wartens überbrücken könnte.

Gestriegelt und im Aufgeräumten setze ich mich auf die Couch und warte. Ich taste nach meinem Puls. Der schlägt wie eine Schweizer Uhr. Den Blutdruck messe ich jetzt nicht noch einmal, weil's ja eh zu warten gilt. Aktiv werden kann ich nicht. Ich muss mich in mein Schicksal ergeben. Das sollen alles gleich die Sanitäter erledigen.

Aber. Müssen sie das überhaupt noch?

Aber. Wie sieht das eigentlich aus, das Schicksal?

Meins sieht aus wie folgt: Ich erkenne meine Fehleinschätzung. Nein, falsch.

Ich erkenne, dass ich nicht sterbe, zumindest nicht gerade. Dass ich der alten Pottsau Angst noch einmal auf den Leim gegangen bin. Volle Kanne. Mit Anlauf. Ich zittere zwar immer noch, meine Stirn ist kalt wie eine zugefrorene Scheibe, meine Sicht ein bisschen nebelig-trüb, und ich bin müde von all der Anstrengung. Aber der Tod, der hält sich fern. Ich habe mich vertan, ganz offensichtlich.

Als ich mich gerade ärgern und nach dem Telefon greifen will, um den Krankenwagen abzubestellen, so wie man das Aufgebot abbestellen will, wenn man bemerkt, dass eine Hochzeit vielleicht zu früh wäre und der ganze Gedanke aus der blinden Liebe geboren ist und dass man es vielleicht einfach erstmal noch ein paar Monate oder Jahre in einer normalen, mehr oder minder unverbindlichen Beziehung versuchen könnte, bevor man sich wirklich bindet, da klingelt es an der Tür.

Ich stehe auf, schlurfe betreten zum Türsummer, drücke drauf.

Wird dauern, bis die im vierten Stock sind …, ich lasse die Tür auf und setze mich zurück auf die Couch. Ein klammer Schauder rieselt mir den Rücken hinab, und ich fühl mich doof.

Nicht schuldig, nicht verlustig, nur doof.

Aber, ja, nun. Was soll man da machen? Das ist der Welten Lauf. Ich hoffe nur, dass niemand, der gerade wirklich den Löffel abzugeben droht, warten muss, weil ich nicht genau weiß, was gerade in meinem Körper abgeht.

Das ist totaler Quatsch. Würden alle so denken und danach handeln, lägen die Toten zuhauf am Straßenrand.

Und ich? Ich müsste mir eine Niederlage eingestehen, wo gar keine ist.

Ich hatte wirklich Angst um mein Leben.

Die Tür fliegt auf. Zwei Sanitäter, einer im altbekannten roten Ornat mit Reflektorstreifen drauf und einer im Poloshirt mit Asklepiosstab-Stickerei auf der Brust betreten die Wohnung. Der mit dem Polo trägt einen Koffer in der einen und ein mobiles EKG-Gerät in der anderen Hand.

»Hallo?«

»Ja, hallo! Danke, dass Sie hier sind! Ich sitze hier.«

»Was gibt's denn?«

»Ich weiß nicht genau. Ich. Also, ich weiß wirklich nicht genau. Es hat sich alles schlimm angefühlt. Mein Blutdruck war so hoch, und mir war schwindelig, und ich hatte Angst.«

Reflektor-Mann pustet schwer in die Backen. »Aha.«

Abfällig blickt er sich um, blickt mich an, wartet vielleicht darauf, dass mein Kopf explodiert, na aber mindestens, damit sich die ganze Sache noch ein bisschen gelohnt haben mag.

Polo übernimmt das Wort. »Hatten Sie so etwas schon öfter?«

»Was jetzt genau?«

»Na ja, die Sache mit dem Blutdruck, den Schwindel.«

»Ja, hatte ich. Recht oft, ehrlich gesagt. Aber in den letzten zwei Jahren war's nie so schlimm wie eben gerade. Deswegen habe ich angerufen. Es scheint jetzt wieder zu gehen.«

»Okay, das ist doch schon mal was. Fällt Ihnen denn ein Grund ein, warum das jetzt so sein könnte? Haben Sie Stress? Haben Sie irgendetwas genommen?«

»Stress, nun ja. Also, ja. Vielleicht habe ich mich übernommen.«

Klar hab ich Stress! Ich schreibe ein Buch, ich schreibe an einem Album, ich habe Steuern zu zahlen, Ämter zu besuchen, mein Kind zu versorgen, ich verdaue den Endorphin-Kater vom Wochenende mit dieser wunderbaren Frau – das sollte man nicht vernachlässigen: Mein Körper hat Endorphine gepumpt wie ein Bodybuilder Gewichte, und jetzt schwimmen die langsam aus dem System ins Freie und fehlen mir ein bisschen bis zum nächsten Mal, bis zum übernächsten Mal, bis ich mich daran gewöhnt habe.

Klar hab ich Stress!

Und außerdem schmerzt mir der Körper, und mir mangelt es an Schlaf, weil mir der Takt fehlt. Ja!

Kein Schützengraben-Stress, kein Meine-Entscheidungen-beeinflussen-die-Zukunft-der-ganzen-Welt-Stress, aber ja doch. Ich habe Stress. Auch, wenn die meisten Dinge, die ich tun darf und muss, ganz wunderbar sind, sie strengen doch hier und da an.

Stress ist individuell. Es gibt keinen echten Maßstab dafür. Man kann ihn nicht durchs metrische System jagen und am Ende eine Kommazahl erwarten, man kann ihn nicht in Kelvin oder Pascal messen, am Ende ist er wie eine Lieblingsfarbe: Sagt man Blau, meint man vielleicht Cyan oder Aquamarin oder Azur oder Lapis oder einen der zahllosen Blautöne da draußen, die zu benennen sich irgendwann, irgendwer bemüßigt gefühlt hat.

Genauso gilt das für den Stress: Jeder sucht sich seinen eigenen, individuell gefärbten – oder besser: Jeder ist auf der Suche, und am Ende steht erstmal ein großer Gedanke da, ein großes Gefühl, überwältigend und bedrohlich.

»Also ja, ich habe Stress.«

Reflektor-Mann rollt mit den Augen und poltert: »Schon mal gehabt?«

»Ja, schon mal gehabt. Ich hatte lange Zeit täglich Panikattacken. Aber jetzt schon eine Weile nicht mehr, deswegen bin ich mir unsicher. Ich habe seit Jahren keinen Notruf mehr gewählt. Es tut mir ja irgendwie leid.«

»Aha. Und jetzt?«

»Jetzt weiß ich es eben nicht. Deswegen habe ich Sie ...«

»Gut, Schuhe an. Wir fahren ins Krankenhaus.«

»Aber ...«

»Schuhe an, ins Krankenhaus. Hier können wir Ihnen nicht helfen.«

Mein Blick fällt auf das EKG-Gerät, und ich frage mich, wie er auf die selten bescheuerte Idee kommt, dass er mir jetzt nicht helfen kann. Ein paar Klebepads auf die Brust, kurz eruieren, ob da vielleicht wirklich das Herz ein Rad schlägt, und dann entscheiden, wie akut die Situation ist. Wie auch immer. Irgendwas anderes tun als breitbeinig in meinem Wohnzimmer stehen und machen, dass ich mich schuldig fühle, weil ich mir herausgenommen habe, mich um mein Leben zu sorgen.

Er hat keinen Bock. Er will jetzt gefälligst abgetrennte Gliedmaßen oder wenigstens einen Reanimationsversuch zum Takt von »Staying alive«.

»Also: Schuhe an.«

Oh, Freunde. Oh, herrjessas! Das macht mich so wütend. Mir steht der Schreck noch ins Gesicht geschrieben, ich seh aus wie ein Fehlversuch von Edvard Munch, ich habe mich entschuldigt, wo es eigentlich nichts zu entschuldigen gab. Klar, mir ist durchaus bewusst, dass ich das Ende einer langen Schicht bin, dass der Herr im roten Dress hundemüde sein muss, aber was soll ich machen?

»Was ist nun? Können wir los?«

»Wissen Sie?! Ich glaube, es wäre kontraproduktiv, wenn ich

mit ins Krankenhaus fahren würde. Ich habe mich beruhigt. Es geht mir gut jetzt.«

»Warum haben Sie denn dann überhaupt angerufen?«

In mir brodelt es. Ich hab die Schnauze voll, Oberkante Unterlippe.

Der Herr im Polo guckt betreten von seinem Kollegen zu mir und wieder zurück und dann zu Boden.

»Warum ich angerufen habe? Weil ich gedacht habe, ich verrecke.«

Vielleicht bin ich ein bisschen lauter, als ich's mir gewünscht hätte. Vielleicht uncooler, als ich sein will. Und ich füge hinzu: »Hätten Sie dann nicht auch angerufen? Oder wie ist das?!«

Polo tippelt nervös mit dem Fuß aufs Parkett. Ihm ist die Sache sichtlich unangenehm. Er guckt mich verständnisvoll an und meint: »Wenn Sie nicht wollen, dann müssen Sie nicht mitkommen. Und wenn was ist, dann rufen Sie einfach immer an. Okay?«

»Danke schön!«

Reflektor-Mann benimmt sich weiter wie das Arschloch, das er zu sein scheint. Aber jedem sein eigener Stress.

»Krankenkassenkarte?«

»Ja, hab ich.«

»Brauch ich.«

»Hol ich.«

Wir gehen gemeinsam in die Küche, mein Angstzittern ist einem Wutschütteln gewichen, und ich drücke ihm die Karte in die Hand, woraufhin er sich die Personalien auf einem seiner Gummihandschuhe notiert und mit einem knappen »Tschüs« zur Tür heraus verschwindet.

Polo nickt mir zu, gibt mir die Hand und wünscht viel Glück und gute Besserung. Ich glaube, er kann sich Schöneres vorstellen als das Gespräch, das jetzt im Rettungswagen geführt werden wird.

Wisst ihr? So etwas passiert. All das passiert.

Ich werde immer wieder einmal in eine Situation geraten, in der ich einfach nicht mehr weiß, wie ich sie einschätzen soll. Den versöhnlichen Gedanken, den ich hier irgendwo äußerte, dass ich wahrscheinlich irgendwann mit einem Herzkasper abtreten werde und dann nicht einmal merke, dass es wirklich so weit ist, weil ich glaube, eine meiner Attacken zu haben, den möchte ich nicht vergessen. Aber er ist unwahrscheinlich.

Vielleicht bin ich auch deshalb nicht gern allein. Doch, irgendwie schon. Oft genieße ich das Alleinsein sogar, weil ich mich dann nicht darum sorgen muss, was ich wann, wie und in welchem Outfit mache, weil mir die Ruhe ein Freund ist, und weil ich weiß, dass ich in Gemeinschaft sein kann, wann immer ich das möchte.

Aber genau das ist der Punkt. Ich lebe in dem ungeheuren Luxus, dass ich Menschen anrufen kann, eine fein ausgewählte Handvoll oder vielleicht sogar zwei, die zur Stelle und zur Seite stehen, wenn's mal dunkel oder zu still ist. Ich hoffe ehrlich, euch geht's da genauso.

Das heißt wohl: nicht allein.

Heute Morgen in dieser Situation war ich keins von beidem. Weder allein noch gemeinsam. Ich kam mir vor wie der letzte Mensch, weil mir zwischen den Gummihandschuhzeilen gesagt wurde, dass ich gerade wertvolle Zeit in Anspruch nehme. Weil da ein empathieloser Schwachkopf wahrscheinlich gerade Bubble Bobble auf dem Handy gezockt hat, als es in seiner Ausbildung darum ging, wie man mit Menschen umgeht, die psychisch leiden. Weil's ihm egal war.

Ich bin nicht weinerlich, ich bin stinksauer. Mal wieder.

Es war ihm egal, weil er das nicht verstand.

Auf wen ich sauer bin? Auf ihn und seinen Fußmattenhorizont oder auf eine Gesellschaft, in der Themen wie die Angst immer noch derart tabuisiert werden, dass Typen wie er gar nicht erst versuchen, zu verstehen oder einzusehen und entsprechend zu reagieren.

Wäre es seinerseits ein Versuch der Exposition gewesen, also ein Versuch, mir klarzumachen, dass meine Taten Konsequenzen haben, dann verdiente er ein Halleluja!

War es aber nicht. Es war ihm egal.

Noch einmal diese Frage: Auf wen ich sauer bin? Ich will jetzt sauer sein! Ich muss es! Es hilft mir zu verstehen, warum Angst und Panik noch immer die großen Unbekannten sind.

Seid euch bitte einer Sache bewusst: Es ist keine Schande, in Zeiten der Not nach Hilfe zu rufen.

Die Bitte kehrt hier immer wieder, ich sagte es schon, aber aus so gutem Grund. Denn wer Angst davor hat, Angst zu haben … Gleich beides wird einem geraten: »Lieber einmal zu oft als einmal zu wenig« um Hilfe bitten, und dann lernt man wieder: »Du musst alleine damit zurechtkommen.«

Hier landen wir in einem echten Dilemma. Was ist denn nun richtig, und was ist falsch?

Nichts von beidem und beides. So merkwürdig dieser Satz klingt, weil er sich wie ein Rubiks-Würfel drehen lässt, er stimmt.

Was ich erneut verstand, als ich heute Morgen den Notruf wählte, um dann zu bemerken, dass es eigentlich nicht nötig gewesen wäre: Nichts von dem, was ich in all den Jahren Angsterfahrung und in meinen Therapien gelernt habe, ist dadurch wertloser geworden. Es war keine Niederlage, kein Rückschritt, allenfalls ein Auf-dem-Arsch-Landen, um dann wieder aufzustehen. Ein kurzes Stolpern auf einem Weg, der nicht immer fein poliert oder griffig geteert einlädt, sondern meist ein wenig rumpelig und mit Stolpersteinen und Schlaglöchern hier und da versehen ist. Ein Weg, den man offenen Auges begehen sollte, der aber auch nicht derart gefährlich ist, dass man sich in Schaumstoff packen und stets und ständig an Sicherheitsleinen binden müsste. Ein Weg, der jedem von uns einiges an Improvisation abverlangt, und genau darin steckt, wenn man so will, die größte Souveränität, die man finden kann. Im Wissen, dass man reagieren muss, wenn es zu reagieren gilt – und nicht in vorauseilendem Gehorsam und aus dem Wunsch heraus auf Meilensicht keine Überraschung zu erleben. Kein Leben in ständiger Duckhaltung. Das wünscht ich mir.

Im Ungestüm stecken die schönsten Momente. Darin waren wir uns zumindest alle einig, als wir noch Kinder waren.

Ich werde mich hüten, abgehalfterte Sätze wie »Sucht euer inneres Kind« zu schreiben. Auch wenn viel Wahrheit drinsteckt, wäre mir das zu einfach. Mein Rat: Sucht viel mehr den Teil in euch, der bekloppt – oder eben ungestüm – genug ist, um in einer Welt voller Ungereimtheiten und Katastrophen nicht auf das vom Himmel fallende Klavier zu warten, das euch in den Asphalt hämmert. Sucht euch mal 'ne Runde selbst.

Vielleicht habe ich gut reden, in meiner Altbauwohnung im beschaulichen Münster, wo der größte Krisenherd mit Induktionstechnologie läuft. Grundsätzlich ist die Wahrscheinlichkeit, dass was Großartiges passiert, immer gleich der Wahrscheinlichkeit, dass was Fürchterliches passiert. Ja, den Satz könnt ihr gleich noch einmal lesen, dann wird er leichter verständlich, aber nicht einfacher zu begreifen. Es gilt, den Weg der Mitte zu nehmen, weil es der einzig gangbare ist, wenn man beschließt, am Ende nicht verrückt zu werden.

Mein Ungestüm war heute Morgen zur Wut bereit, als eigentlich noch fest davon auszugehen war, dass ich im Sterben lag. Mein Ich war zur Patzigkeit bereit. Und in der Lage einzusehen, dass ich nicht ins Krankenhaus musste. Mein Ich war kräftig und verwegen genug, nicht darum zu bitten, zur Sicherheit doch mal ein schnelles EKG zu schreiben, den Blutdruck zu messen und den Puls zu fühlen, weil mein verstaubtes Messgerät schon seit zwei Jahren nicht mehr geeicht und bestimmt nicht mehr präzise war. Allein bei dem Gedanken wäre ich vor nicht allzu langer Zeit noch völlig ausgeflippt.

Zum Glück war ich besonnen genug, keinen Sermon zum Thema Sensibilität und Empathie zu halten, obwohl er mir schon von der Zunge schnalzen wollte. Ich habe es geschafft, mich selbst und die Situation nicht en détail zu erklären, diesem Idioten, diesem Miesepeter, diesem ungehobelten Klotz. Weil's mir zu mühselig war und ich nicht wieder darüber reden wollte, warum meine Krankheit – oder besser ihre zeitweisen Nachwehen – mich manchmal wankend machen und ich deswegen laut um Hilfe rufe, obwohl ich es eigentlich besser weiß. Wie gern ich auf ihn eingeschimpft hätte, ich hab's gelassen. Weil ich einfach bei mir sein wollte, um in mir weiter nach mir selbst zu suchen.

Hab ich jetzt eine Chance zur Aufklärung vertan, an wirklich wichtiger Stelle? Vielleicht. Ja, aber auch nur: vielleicht.

Wenn's so läuft, wie ich's mir wünsche, dann greift irgendwer in irgendeinem Buchladen in Münster dies hier vom »Lokale Autoren«-Tisch und schenkt es dir zu Weihnachten. Schönen Gruß, ich bin der Große mit den vielen Tätowierungen und der Sturmfrisur aus dem vierten Stock, der sich gewünscht hätte, dass du dir ein Beispiel an deinem Kollegen im Polohemd genommen hättest.

Dir, lieber Polo, wiederum herzliche Grüße und baldigen Schichtwechsel.

16.
Das geht in dich rein.
Das muss aus dir raus.

Noch ein Einschub

Are pills the only way /
to make myself complete again?
Bill Clyro – The Conversation is over
Das Telefon klingelt.

Moin, Nina!
Ja, Moin!
Wie isses?
Du, ganz gut. Das Examen schlaucht mich.
Kann ich verstehen, das ist ja auch 'ne ordentliche Portion Arbeit, und es hängt 'ne Menge dran. Kommst du denn voran?
Ja, schon. Aber ich bin ständig gestresst. Ich schlafe halt kaum.
Weißte doch, ich bin eigentlich ein Murmeltier. Aber mehr als vier Stunden krieg ich gerade nicht hin. Was willste machen?
Ja, kann ich mir vorstellen. Aber hast recht, was willste denn machen? Ich kann dir da so ein paar Achtsamkeits-Übungen …
Ne, ne, ist schon gut. Mach dir keine Mühe. Ich war gestern beim Hausarzt, und der hat mir da was aufgeschrieben.
Schlafmittel? Sei bitte vorsichtig damit. Das mag für 'nen Moment 'ne gute Lösung sein, damit du zur Ruhe kommst. Aber das bringt deine komplette Schlafhygiene aus der Spur. Und wenn die Packung leer ist, ne?! Das muss dann reichen.
Ach, Quatsch! Ich nehm doch keine Schlafmittel. Nein, der hat

mir ein Antidepressivum aufgeschrieben. Meint, das würde echt gut helfen.

Ja, wie nu?! Bist du depressiv, oder hast du ein Schlafproblem?

Er meint, das würde gut helfen. Depressiv? Bist du bescheuert? Kennst mich doch. Ich bin ein glückliches Murmeltier.

—

Telefon klingelt.

Moin, Markus!

Ja, Moin!

Wie isses?

Du, beschissen, wenn ich ehrlich sein soll. Ich komm nicht mehr klar.

Die Depressionen wieder?

Ja, irgendwie schon. Ach, ich weiß ja auch nicht. Ich bin den ganzen Tag lang müde und weiß irgendwie nix mit mir anzufangen. Und wenn ich was anfange, dann fühlt sich das auch bescheuert und falsch an.

Ach, Mensch. Das tut mir leid. Das geht ja jetzt echt schon ganz schön lange so. Bist du noch bei deiner Therapeutin in Behandlung?

Ja, also. Jein. Also, irgendwie kommt die auch nicht weiter, und deswegen war ich schon länger nicht da. Die kam auch auf die völlig bekloppte Idee, mich zum Psychiater zu schicken. Hat irgendwas von Antidepressiva gefaselt. Nehm ich nicht.

Wieso nicht? Sie wird ja ihre Gründe haben. Weißte, das könnte die ganze Sache erheblich leichter machen. Sieh's einfach als Krücke, als Unterstützung, bis du wieder vernünftig läufst und auf'm Damm bist. Und dann noch 'ne ordentliche Verhaltenstherapie dazu …

Nein. Nein, nein! Auf keinen Fall! Das verändert mich. Das macht mich bestimmt flach. Ich will das nicht. Ich will nicht irgendwie anders sein.

Willst du doch! Willst du doch, Mensch! So, wie du jetzt bist, ist's doch offensichtlich falsch. Also, versteh mich, bitte. Du fühlst dich falsch. Warum keine Hilfe?

Nein, nein, nein!

Gut. Das musst du wissen.

–

Wisst ihr? Es grenzt an Absurdität. Es gibt Menschen, die schwimmen unfreiwillig in einem Meer aus Seelenunfrieden, hier und da. Nein, ich schränke lieber weiter ein, indem ich weiter aushole.

Es gibt Menschen.

Und es gibt Anlässe zu verzweifeln. Die gibt es reichlich, machen wir uns nichts vor. Manch einer von uns hat das Goldene Seepferdchen gemacht und ist ständig auf hoher See, irgendwo da draußen, wo kein Land in Sicht ist. Die Zahlen belegen es: Jeder Sechste, die Dunkelziffer ausgeschlossen, leidet unter Angst. Das bringt die Zahl derer, die nicht darunter leiden, aber jemanden kennen, der das tut, auf spekulative, aber hochwahrscheinliche hundert Prozent.

Irgendwas in uns hindert uns oft daran, etwas dagegen zu tun. Sei es Scham oder Horrorstorys aus Internetforen oder die Schreckensgeschichten von Prominenten, die sich getrauen, ihre seelische Schieflage offenkundig zu machen; seien es Angst, Depressionen oder eine beliebige andere Erkrankung aus dem mannigfaltigen Katalog der psychischen Leiden. Wenn's dann doch dazu kommt, wird leider oft vernachlässigt, das Reißerische fernzuhalten. Das Normale an der Sache zu betonen und somit Hoffnung zu stiften. Weil »normal sein« gar nicht mal so schlecht ist, wenn's das Leben erleichtert, und vor allem das Erklären.

Dabei ist das ganze Leben doch ein einziges Reißen und Zerren. Weltuntergangsszenarien werden da heraufbeschworen, wenn es um die Entwöhnung von Psychopharmaka jeder Art geht. Es stimmt, das kann mitunter Wochen dauern und unschön sein. Aber wobei hat es denn geholfen? Die Antwort könnte lauten: Beim Freischwimmen aus Situationen, die einem unter Umständen über Jahre das Leben zur Hölle gemacht haben.

Als Robbie Williams damals die Geschichte seiner Depressionen, seiner Angst und seiner Süchte erzählte, wurde die Entwöhnung von Zitalopram, um nur eines, aber das Medikament, das ihn unter Umständen vor Schlimmerem bewahrt hat, bis zur Unerträglichkeit aufgeblasen. Seine Suizidalität, die all dem vorausging, verkam zur Randnotiz. Doch da machte das Medikament durchaus Sinn.

Kosten – Nutzen, Milchmädchen.

Ich breche hier keine Lanze für die Pharmaindustrie. Niemals! Dort liegt einiges im Argen, das sollte jedem Aufgeklärten klar sein. Ich bin hier nicht in missionarischem Auftrag unterwegs. Gott behüte! Ich weiß unterm Strich nicht mehr und nicht weniger als ihr. Aber ich werde einen Teufel tun und sein Advokat sein.

Was ich weiß, und ich kotze im Aplomb einfach mal neben die Tüte: Dass man sich nicht verändern möchte, ist kein Argument, wenn es einem schlecht geht. Gerade einmal einer Handvoll Menschen wäre es nicht zuträglich, sich zu verändern, denn Veränderung ist das Gegenteil von Stagnation, und Stagnation ist das Gegenteil von dem, was wir brauchen.

Und wo wir schon beim Teufel sind: Ich habe viel zu vielen dabei zugesehen, wie sie ihn mit dem Beelzebub ausgetrieben haben. Mir selbst auch. Bei der Selbstmedikation aus den Spirituosen-Regalen und Stadtparkdrogenecken.

Wisst ihr, wenn es irgendwann wenigstens noch Spaß machen würde. Aber all das Gesaufe, das Gekiffe, das Verbuddeln im eigenen Zimmer, weil euch gerade die Welt nicht liegt: Es frisst sich von innen nach außen, ab einem gewissen Zeitpunkt. Und dann frisst es euch auf, mit großem Appetit. Dann habt ihr euch doch geändert, halt nur nicht auf Rezept.

Ich hab beschämten Damen und Herren in der Apotheke dabei zugesehen, wie ihr Blick am Boden klebte, während sie ihre Rezepte abgaben und dann die kleine, weiße Schachtel schnell in ihrer Manteltasche verschwinden ließen, als handelte es sich um die Papp und Plastik gewordene Offenbarung all ihrer Schwächen. Vielleicht stimmt das sogar, aber die Schwäche ist dem Menschen halt nun mal so zu eigen, wie es die Stärke ist, also gibt es keinen Grund zum Versteckspiel.

Es ist aber nicht an mir, zu richten, wer wann schwach und wer wie stark ist.

Ich kann nur sagen:

So lasst euch doch helfen!

Ich schreibe dies hier im Zug nach Berlin. Mein Kopfhörer blendet das Geschwätz der Mitreisenden aus, und ich höre eine meiner derzeitigen Lieblingsplatten. *Hunger and Thirst* von Typhoon. Ein wunderbares Werk. Und der Sänger ruft mir ins Ohr: »I wanna live, but I don't wanna live« ins Ohr, und mir wird ein bisschen klamm ums Herz, wenn ich an Freunde denke, die von jetzt auf gleich am höchsten Baum hingen. Die auf einmal einfach weg waren, weil ihr Herz all das Selbstverschriebene nicht mehr ertrug. Gehabt euch wohl, ich vermisse euch.

Breche ich Lanzen? Und wenn ja, wie tief stecken die im Fleisch?

Wofür ich eine Lanze brechen möchte: für das Kennenlernen. Wir lernen täglich neue Menschen kennen, an Supermarktkassen, bei der Arbeit, in Bussen und Bahnen und, oh Herrlichkeit, beim Sturzverlieben, in durchzechten Nächten, da, wo wir es nicht vermuten.

Warum lernen wir uns nicht auch selbst dort kennen, wo wir es nicht vermuten?!

Ich habe ein immenses Problem mit Ärzten, die aus Gewohnheit verschreiben, verschreiben, verschreiben. Gehen wir davon aus, dass ihr euch die Knochen brecht. Wo landet ihr dann? Sicher nicht beim HNO, sicher nicht beim Proktologen. Selbiges gilt für die Seele. Es gibt Menschen, die sich ihr verschrieben haben. Die sich spezialisiert haben, Schlaglöcher in Seelen mit weichem Beton zu füllen, damit wir einigermaßen frei von Ruckeln und Schmerzen reisen. Und diese Menschen kennen Medikamente, die es denen einfacher machen, die eure Untiefen erforschen und ausleuchten wollen.

Habt keine Angst vor Experten.

Woran man die guten erkennt? In der Regel daran, dass sie nicht mit ihrem Status hausieren gehen. Die agieren aus Selbstverständlichkeit heraus, und die Suche nach ihnen ist unter Umständen quälend umständlich. Aber es lohnt sich, sie zu finden. So sehr.

Jede Seele ist eine stets offene Wunde, und das ist gut so. In dem Moment, in dem du sie fest mit Verband umwickelst und ein Vorhängeschloss anhängst, wirst du zum Arschloch. Davon bin ich überzeugt, denn das habe ich schon versucht. Aber das steht auf einem anderen Blatt. In diesem Buch. Suche danach.

Sei offen, auch wenn das Verletzlichkeit bedeutet. Du tust damit gutes Werk, nicht nur an der großen Welt, sondern an dir selbst.

Missionsauftrag? Ich? Nein! Immer noch nicht.

Zurück zum Beispiel, zu Nina und Markus, zurück zur Giftfrage:

Nina sollte das Gift ablehnen, Markus sollte es begrüßen.

Was heißt das eigentlich alles?

Psychopharmaka sind gleichermaßen Fluch und Segen. Klar gibt's Nebenwirkungen, und die sind meist radikaler als beim Schmerzmittelchen nach der Suffnacht. Aber sie stützen euch in Zeiten, in denen Stütze eilig geboten ist. Und diese Eile dehnt sich, unter Umständen über Jahre. Ich bin einer von euch. Das sang ich schon, das mein ich auch so.

Aber fast immer gilt: Wenn ihr euch in Situationen wiederfindet, in denen eure innere Unruh unrund läuft und somit die Zeit dehnt oder staucht, immer so, wie es gerade nicht passt; wenn ihr einfach nicht mehr könnt, dann ist Hilfe gefragt.

Die erste Wahl ist dann ein Therapeut, eine Therapeutin, ein Mensch, mit dem ihr grün seid und der ohne Kartenspielertricks offenlegt, was sich bisher verschlossen gab.

Es gibt die wirklich sinnvolle Lösung der probatorischen Sitzung in solchen Fällen. Ich könnte das Privileg nennen, das möchte ich aber nicht, denn es darf kein Luxus sein. Es muss Selbstverständlichkeit bleiben. Die Möglichkeit, ohne größere Verpflichtung erst einmal ein Kennenlernen zu veranstalten und herauszufinden, ob man miteinander kann. Ohne gleich einen Vertrag schließen zu müssen. Jeder vernünftige, verantwortungsbewusste Therapeut wird euch wissen lassen, wenn er keinen Sinn in einer Zusammenarbeit sieht. Darauf beruht jede gute Therapie. Auf einem Miteinander, bei dem einer den Kompass hält und den Weg aufzeigt, der andere sich bemüht zu folgen. Und dann habt ihr irgendwann Glück und trefft auf einen Menschen, der euch auf gute Art durchschaut und euch erklärt, wo ihr euren Frieden suchen könntet. Vertraut auf diese Ratschläge, dann, wenn es sich richtig anfühlt. Damit meine ich nicht, dass es sich manchmal absurd oder fremd anfühlen darf. Kennenlernen. Lernen halt. Wie eine Sprache, die ihr bisher nie gehört habt. Da gibt es Laute und Wörter und Zeichen und Grammatik, die mit eurem Selbstverständnis, eurer Muttersprache so gar nichts zu tun haben. Das macht die Sprache aber nicht schlechter.

Vielleicht kommt irgendwann der Moment, wenn ein paar Geschichten erzählt und ein paar Gräben durchtaucht sind, in dem euer Therapeut darauf hinweist, dass ein Medikament die ganze Sache erleichtern würde. Er wird euch an einen Experten verweisen, sei's ein Psychiater, sei's ein fortgebildeter Allgemeinmediziner. Irgendwer, der nicht gleich mit Kanonen auf Spatzen schießt, dem die Taube auf dem Dach aber auch herzlich egal ist.

Dann beginnt die eigentliche Schatzsuche. Weil nicht jeder Mensch zu jedem Medikament kompatibel ist und umgekehrt. Und ja, vielleicht nehmt ihr ein paar Kilo zu. Vielleicht seid ihr zu Zeiten müde, an denen ihr für gewöhnlich hellwach sein solltet. Vielleicht ist euch ein bisschen schlecht. Drama außen vor und Katastrophen in stetem Optimismus ausgeschlossen: Vielleicht geht es euch danach besser.

Aber!

Aber!

Bitte, sprecht erst darüber. Seid nicht Nina, seid nicht Markus. Wie oft hab ich das schon gesagt? Sind das Engelszungen oder Gebetsmühlen oder das Tatütata des Klugscheißers? Das entscheidet ihr.

Ich sag's noch mal: Schämt euch nicht.

17.
Wie ich sterben werde

Ein Traum

Please say it's not too late now that I'm dead and gone
Dead Mans Will – Calexico feat. Iron and Wine

Wakey wakey, rise and shine! Im Schlaf natürlich, ich hab's schon beschrieben. Im Schlaf will ich sterben. Es soll mich nicht umklatschen irgendwo in der Öffentlichkeit, im Supermarkt, zwischen Tierfutter und Damenbinden. Ich will das so überhaupt nicht mitkriegen. Auch habe ich die vage Hoffnung, dass, wenn ich eh schon in der Entspannung des Schlafes daliege, nicht dieses Ding passiert, bei dem sich mein Gekröse entleert und ich unter mich mache, auf dass irgendein armer Hund die ganze Sauerei wegmachen muss – wie Schotti aus dem Tatortreiniger. (Kennt ihr den Tatortreiniger? Mit Bjarne Mädel in der Hauptrolle? Guckt euch das an! Das deutsche Fernsehen könnte doch noch gerettet werden.) Irgendein zusammengerauchter Blutklumpen soll sich lösen und, zackbummkladderadatsch, das eh schon dimme Licht einfach ausmachen und –

Nein, ich will das nicht mitkriegen. Vielleicht will ich vorher ein Fläschlein Rotwein getrunken haben, das diesen fantastischen Tüdelschlaf eingeleitet hat, bei dem ich manchmal mitten im Satz einfach wegschmarche, obwohl ich ja eigentlich noch eine besoffene Lebensweisheit zu verkünden hätte, über die meine Freundin sich immer so kaputt lacht. Niemand soll sich den Leichnam angucken dann. Wirklich nicht. Zumindest nicht zunächst. Ein Arzt, ja, sicher. Ein Bestatter, na klar. Aber ich will nicht, dass mein Papa, möge er lange, lange leben, oder am Ende noch meine liebe Tochter den käsigen Geruch aus Schlaf und letztem Furz atmen müssen, um dann mein Wachs-Ich zu beweinen. Solltet ihr das unbedingt wollen, ihr Sturköpfe, dann lasst Schotti vorher wenigstens durchlüften und die Mischung aus Lush Dirty und Boss-Unlimited-Parfum aufsprühen, die ich immer trage, über die meine Freunde sagen, dass man schon riecht, ob ich zu Hause bin oder nicht, wenn man am Haus vorbeigeht. Die Flakons stehen im Bad auf dem kleinen Sims unterm Spiegel. Die durchsichtige, eckige Flasche und die weiße, zylindrische. Ich will kein Stinker sein.

Nein, ich will nicht die Vollbedienung im Leichenwäscher-Spa. Ich will nicht, dass mir irgendwer die Knochen bricht, damit ich wie Bela Lugosi mit verschränkten Armen daliege, weil das so die gemeine Vorstellung einer friedvollen Haltung ist. Das nimmt mir doch eh kein Mensch ab. Ich schlafe immer entweder auf dem Bauch, mit dem Kopf zur Seite, und verfluche am nächsten Morgen die Nackenschmerzen, die mir das bereitet hat. Oder aber ich schnarch auf dem Rücken (Tüdelschlafsituation) mit offenem Mund und verfluche am nächsten Morgen das trocken geatmete Gaumensegel und entschuldige mich für die Schnarcherei, weil die in dieser Stellung obligatorisch ist. Haut mich gerne so in den alten Holzkasten. Da bitte kein zu teures Modell. Und bitte keins aus Eiche mit Messingbeschlägen. Ich will nicht aussehen, als läge ich in einem Hochschrank aus einem dieser Möbelhäuser, in denen sich abgehalfterte Schlagerstars bei Eröffnungsfeiern die Miete zusammenplaybacken. Gerne so ein schlichtes Kieferndingg. Und lasst mich ein letztes oder erstes Mal Exzentriker sein und einen meiner Künstler-Freunde, am liebsten Tim, weil der's verstehen und angemessen krakelig umsetzen wird, mit einem Brennpeter »War'n töfter Typ, die meisten hatten ihn lieb – nu isser wech: Pech« draufschreiben.

Eigentlich wollte ich immer verbrannt werden, weil auch ich einer von der Sorte mit der Urangst bin, versehentlich für tot erklärt zu werden und dann plötzlich im Dunklen wieder wach zu werden und »Ach, du Scheiße!« zu denken, wie ich das immer mache, wegen des Nackens oder des Gaumensegels oder der Tatsache, dass ich mal wieder nach nur vier Stunden im Bett stehe, obwohl ich eigentlich hätte ausschlafen können. Aber ich las unlängst, dass es da jetzt so ein System gibt, bei dem man dann einfach einen Knopf drücken muss, woraufhin irgendwo ein Alarm losgeht, und irgendwer kommt und buddelt dich ganz schnell wieder aus. Sollte das passieren: Bringt Sushi und 'ne Buddel Rum, Eis, Limetten und Gingerbeer mit. Ich werde Hunger haben und auf den Schreck einen heben müssen. Oder 'ne Stulle aus Schwarzbrot, guter Butter, Leberwurst und obendrauf Spekulatius. Das hat mein Uropa Alois immer gegessen, das war so etwas wie ein Familien-Signature-Dish, und wenn ich jetzt so darüber nachdenke, war das schon 'ne leckere Angelegenheit, auch wenn sie abwegig klingt. Hab ich seit mindestens zwanzig Jahren nicht gegessen, und ich glaube, das hätte schon was. Wahrscheinlich würde ich glauben, dass ich doch tot bin, und die Verwandtschaft, die schon im Jenseits auf der Couch lümmelt und fernsieht – immer nur das Erste, Zweite oder Dritte, obwohl wir über dreißig Sender zur Auswahl haben –, mich begrüßen will und deswegen mitbringt, was im Kühlschrank war, damit ich mich zu Hause fühle. Das wär irgendwie witzig und würde meinem Humor entsprechen, und ganz ehrlich, diese Situation müsste ich mit Humor nehmen. Das nur für den Fall, dass sich irgendwer vertut und mich frühzeitig abschreibt.
Hier aber eine Warnung: Untersteh dich, du Abschreiber! Ich kann so dermaßen stinksauer werden, und nach dem Humor und der Freude über die nächste Runde käm eine Stänkerei, die du noch nicht erlebt hast.

Nein, ich will auch keine Zirkusnummer aus meinem Ableben machen. Ihr sollt schon alle tüchtig traurig sein und euch die Augen aus dem Kopf heulen. Das erwarte ich. Ich bin schließlich kein verkehrter Kerl und finde es schön, vermisst zu werden. Also heult. Findet das bitte alles völlig scheiße, ich find's nämlich auch nicht sonderlich erstrebenswert. Oben in meinem Sarg soll es einen kleinen Schlitz geben, wie in einer Spardose. Jeder soll einen Knopf dabeihaben. Hosenknöpfe, Hemdknöpfe, von mir aus diese Haken-Ösen-Angelegenheiten. Aus Holz oder Horn natürlich, weil es sicherlich ein Gesetz gibt, das Plastik oder Bakelit im Sarg verbietet, wegen der Umwelt. Macht ja Sinn, aber ob ein paar Knöppe im Erdreich den Braten fett machen, darüber ließe sich auch streiten. Will ich aber nicht. Also geht in den Kurzwarenladen und kauft euch Bio-Knöpfe. Bitte nichts Albernes. Ich habe das mal geträumt. Ich lag im Sarg, und um mich herum waren überall Knöpfe verteilt. Ich habe lange darüber nachgedacht, was das für ein Quatsch sein soll, und dann ist's mir eingefallen: Ich habe ja keine Ahnung, Gott hin, Gott her, wo ich hingehe und wie es da infrastrukturell aufgestellt ist, und was ist unpraktischer als eine Hose, die ständig rutscht, oder ein Hemd, das immer offen steht, nur weil der Knopf fehlt. Also will ich Knöpfe für die Ewigkeit oder zumindest so lange, bis ich mich an die Situation gewöhnt habe und es mir egal ist. Dann hätte ich gerne noch zwanzig Euro und zwanzig Dollar von irgendwem. Weiß ja keiner, welche Währung da zählt. Das reicht für zwei Schachteln Kippen und 'ne Packung Toast mit Feta. Damit bin ich früher, als am Ende vom Geld immer noch reichlich Monat übrig war, zurechtgekommen. Feta zwischen zwei Scheiben Lidl-Labbertoast, zwanzig Sekunden in die Mikrowelle und rein damit. Macht so satt, als hätte man dir den Magen mit Bauschaum ausgespritzt, der langsam aufquillt und sämtliche Ritzen füllt. Sehr praktikabel.

Nein, stellt bitte nicht die Frage, ob's nicht 'ne bescheuerte Vorstellung ist, dass es da oben oder da unten oder wo auch immer, zwar 'nen Lidl und eine Mikrowelle, aber keine Knöpfe gibt. Lasst mir doch den Spaß. Mein Tobi, mein lieber Tobi, mein »von Brücken«-Tobi soll bei der Trauerfeier am Klavier sitzen und »Trusty and true« von Damien Rice spielen, und meine Roda, meine liebe Roda, meine »von Brücken«-Roda soll dazu singen, und am Ende, da wo es sich immer wiederholt, sollen alle mitsingen: »Come however you are, just come!« Schief und schäl oder wunderschön, wie es beliebt und wie's möglich ist. Das soll mein »Candle in the wind« sein, so wie damals, als Di und Dodi gegen die Tunnelmauer schepperten und Elton John seine Trauerbrille ohne Swarovskis trug und mit Kloß im Hals intonierte. So soll es sein.

Nein, ich will da niemanden zwingen, sucht euch aus, wer den Sarg zum Loch trägt. Das ist kein schöner Job. Ich hab ihn schon zweimal machen müssen oder sollen oder dürfen. Einmal bei der Beerdigung meines Nachbarn, damals noch in der Eifel, und erst neulich, bei der Beerdigung meiner Oma väterlicherseits. Nicht schön. Spielt Schnick-Schnack-Schnuck drum, oder meldet euch freiwillig. Aber, lieber Tobi, schnall dir ein Akkordeon um und spiel auf dem Weg zum Grab eine traurige Version vom »Baby Elephant Walk« in Moll. Du wirst wissen, warum, und das ist gut so. Entschuldige all die Gelegenheiten, wenn auf der Bühne eine Saite riss oder ein Verstärker plötzlich abrauchte und dadurch eine ungewollte Pause entstand, die ich jetzt auch nicht zu füllen wusste und du diese alberne Melodie spielen musstest. Aber »Pause« ist in diesem Zusammenhang ein so schöner Gedanke. »It's not the end, just an uncomfortable pause« singt Scott Hutchison im »Frightened Rabbit«-Song »Blood under the bridge«.

Nein, das ist nicht das Ende, nur eine unangenehme Pause.

Wow! Ich weiß ja nicht, wann es passiert. Ich hoffe, dass ich noch viele Jahre habe. Ich weiß aber, dass, egal, wann es passiert, meine Tochter immer noch mein kleines Mädchen sein wird. Egal, ob sie bis dahin selber schon Kinder hat, egal, was sie in der Zwischenzeit getrieben hat. Ob sie promoviert hat, in irgendeinem Fach, das ich nicht verstehe, oder ob sie sich einem französischen Wanderzirkus als Pantomime angeschlossen haben mag, weil ihr dusseliger Freund – und entschuldige, dusseliger Freund, wer auch immer du dann bist, es ist mein Job, dich erstmal per se suspekt zu finden, wahrscheinlich werde ich dich irgendwann mögen – das so vorgeschlagen oder beschlossen hat. Weil sie immer mein kleines Mädchen sein wird, pflanzt bitte Gänseblümchen am Grab und stellt einen großen Bagger auf, weil sie gerade nichts mehr fasziniert. Sie kann stundenlang davor stehen bleiben, wenn wir auf dem Rückweg vom Spielplatz eines von beidem entdecken, und selbst, wenn es Bindfäden regnet, bleibt sie stehen und ist ganz aufgeregt und will nicht weiter. Spart euch das Geld für Kränze und Schleifen und mietet einen Bagger. Egal, wie alt sie sein wird, sie wird's verstehen. Stellt meinem Papa bitte einen Stuhl hin, ihm tun die Knie doch so weh, und das gibt er ungern zu. Ich seh das aber an seinem verkniffenen Gesichtsausdruck. Sollte er bis dahin immer noch nicht beim Ohrenarzt gewesen sein, obwohl ich ihn schon seit mindestens zehn Jahren gebetsmühlenartig darauf hinweise, dass er wirklich schlecht hört, dann singt 'ne Ecke lauter. Singt, was ihr singen wollt, wonach euch gerade der Sinn steht. Ihr werdet euch da schon einig – und wenn nicht, dann reißt euch gefälligst zusammen. Ich überlasse das euch und bin gespannt. Meine Ruhrpott-Oma hat manchmal an Sonntagen etwas gekocht, das sie Mexikaner-Schnitzel nannte. Eben ein Schnitzel in Schmalz gebraten, und zur Krönung gab's Hackfleischsoße mit Alibi-Mais und Bohnen und dazu Pommes. Manifestiertes Cholesterin, so richtig schön ungesund lecker. Haut euch das bitte zum Leichenschmaus rein, und spart dabei nicht. Für meine vegetarischen Freunde gibt's dann Ersatzschnitzel mit Sojahack. Das kriegen wir schon hin. Auf meinem Handy findet sich eine Playlist, die heißt »Machtmichfeddichundistrotzdemsoschön« – ja, genau so. Das ist meine Duschplaylist, und da sind die schönsten Songs der Welt drin. Viele davon sind urtraurig, weil ich halt drauf stehe, und deswegen ist das dem Anlass doch angemessen. Lasst diese Songs laufen, in Dauerschleife, bis irgendwer völlig entnervt Pearl Jam oder so anschmeißt, das wäre auch völlig okay. So soll's sein, wenn ich bitten darf. »Ich bin viel zu jung, um schon so alt zu sein, um drüber zu reden. Doch mal ich den Tod in Farben aus, rett ich mir das Leben.« Das hab ich selbst geschrieben, für einen »von Brücken«-Song namens »Die Parade«. Das hat sich, wenn ich ganz ehrlich bin, für einen Moment wirklich merkwürdig angefühlt. Wie eine Ode an den Erzfeind, ein Halleluja auf den Taugenichts. Das mag im ersten Moment bedenklich klingen, als würde ich darauf warten, was wir alle, ein paar klugen Köpfen nach, ja wohl von Geburt an tatsächlich tun. Auf die Erde poltern, bisschen leben, nach Möglichkeit Gutes tun und nachhaltig in die Zeitgeschichte wirken, aber immer mit dem Ableben als finalem Ziel, als unbestreitbarer Unausweichlichkeit. Das mag stimmen.

Ach, Quatsch, ja, das stimmt. Wir haben die Gravitation überwunden, können Partikel in riesigen Apparaturen durch die Zeit schicken, haben eine Ahnung vom Ausmaß des Universums, aber der Tod ist unausweichlich. Wir könnten unser sauer Erspartes in die Hand nehmen und uns in kryogenem Schlaf, einer Tüte Tiefkühlerbsen gleich, einfrieren lassen und das Beste hoffen. Nämlich, dass wir irgendwann aufgetaut werden, dann, wenn die Forschung die Lösung für ewiges Leben gefunden hat. Die Wahrscheinlichkeit, dass wir dabei scheitern werden, ist immens, und das Resultat wird uns dann wirklich erbsig vorkommen: Wir haben verschlafen, was es zu erleben galt, und haben dabei verstorben, was wir uns so gewünscht haben, was uns so wichtig ist: das Hiersein. Ich bin nicht Anselm Grün, ich verfasse kein Abc des Lebens, keinen Leitfaden zur Zufriedenheit. Weil ich das, ganz ehrlich, für großen Bullshit halte. Es gibt keinen universellen Ansatz, und ich halte es für beinahe übergriffig und mit einem gerüttelt Maß an Großkotzigkeit bepinselt, wenn man so etwas tut. Dann sitzt du da, mit deiner Angst, die Hormone schießen quer und scharf, und du fragst dich, was du denn wohl falsch gemacht hast, weil irgendein verklärtes Grundrezept bei dir nicht greift. Die Antwort? Nichts! Was ich aber gelernt habe, was einer Universalität nahekommt: Wenn wir es schaffen, jeden Tag – und da zähle ich verdammte, verkackte, schmerzensreiche, schmachvolle Tage dazu –, wenn wir es schaffen, all diese Tage als Schritte auf einem derart langen Weg, der so lang ist, dass er uns gerne Zeter und Mordio rufen lässt, zu akzeptieren, dann sind wir auf dem richtigen Weg. Wenn wir das dann noch schaffen, ohne sie als unformbare Granitstunden wahrzunehmen und somit nicht in Lethargie verfallen und verzweifeln, dann sind wir einer Zufriedenheit verdammt nahe. Einzelne Schritte, mögen sie noch so klein sein, sind doch die größten Gegner der Lethargie, und überhaupt ist Lethargie keine Option. Niemals. Nie!

Meine Angst ist der Tod. Ich stell ihn mir gern als Menschen vor, dann lässt sich's besser schimpfen. Er zeigt sich in vielen Formen und hat Vasallen an seiner Seite, die ihm die Schippe reichen oder zumindest ekelig laut davon erzählen, was er für ein tougher Typ ist. Dabei stimmt das gar nicht. In Wirklichkeit ist er nur ein Arschloch mit einem Persilschein. Wie ein adliges Balg, das nun mal mit gewissen Privilegien geboren ist und diese schamlos nutzt. Der Tod hat nichts für seinen Status getan. Er hat ihn einfach. Kim Jong Un mit noch bescheuerterer Frisur und noch größenwahnsinniger. Normalerweise würden wir dagegen auf die Straße gehen und Transparente hochhalten, auf denen »Kein Tod für niemanden!« oder »Todkraft? Nein danke!« stehen würde, aber das geht nun mal nicht. Ja, gut, doch, es geht, aber es bringt nix. So überhaupt nix.

Der Tod lässt sich nicht wegdenken oder wegreden, ignorieren lässt er sich schon gar nicht. Aber: Man kann ihm seinen Status als ständiger Begleiter nehmen. Das funktioniert, auch wenn es absurd klingt, indem man ihn als ständigen Begleiter akzeptiert. Als Unausweichlichkeit, salbader, salbader, wie oben beschrieben. Uns kann in jeder Sekunde der Blitz treffen. Ich kann im nächsten Moment vom Hocker kippen und käfergleich auf dem Rücken landen, Licht aus. Mit ein bisschen Glück kann ich vielleicht vorher noch das Telefon schnappen und einen Notruf röcheln, was ich ganz sicher täte, aber davon sollte ich nicht ausgehen, sonst werde ich am Ende noch enttäuscht, wenn ich dann doch tot in der Gegend rumliege.

Der Tod lässt sich nicht verhindern. Wieso wertvolle Zeit damit vergeuden, darüber nachzudenken, wann es so weit ist? Vielleicht jetzt? Nee! Nun? Nee, auch nicht! Schon wieder zwanzig wertvolle Sekunden vertan. Ich zitiere es noch einmal: »Doch mal ich den Tod in Farben aus, rett ich mir das Leben.« Damit meine ich nicht, dass ich eine möglichst plastische Vorstellung vom Ende haben muss. Ich will das gar nicht, Himmel, hilf! Was für ein fieser Gedanke! Vielmehr habe ich mittlerweile meine helle Freude daran, dem sacklumpigen Schnitter in seinem pechgetränkten Gewand eine dieser roten Clownsnasen aufzusetzen, den Finger draufzulegen, fest zu drücken und laut »Möööp« zu machen.

Meine Angst ist der Tod, und mein Tod ist die Angst. Nichts ärgert die Angst mehr, als sie anzunehmen und ihr den Raum zuzugestehen, den sie sich sonst einfach invasorisch nimmt. Die Angst nervt nämlich nur allzu gern. Das ist ihre Passion, und ja, auch wenn ich ihr das ungern zugestehe, auch ihre Aufgabe. Gibt man sich nun aber gelassen, im Rahmen des Möglichen, schließlich rebelliert der Körper, als schlüge die letzte Stunde, dann wundert sich die Angst. Das ist wie ein kampfloser Widerstand. Da sitzt ein Rowdy im Hirn, ein Bully, den nichts mehr antreibt als das Gestrampele seines Opfers. Wie in einem dieser amerikanischen Highschool-Filme, bei denen die zahnbespangten Brillenträger von denen in den Football-Jacken kopfüber ins Klo getunkt werden. Da ist jedes Brüllen, jede Träne Antrieb und Motivation für weitere Drangsal. Ist's dem Opfer aber herzlich egal, da es weiß, dass selbst der dümmste Dumme nicht blöd genug ist, um sich in einem Anfall der Tobsucht zum Mörder zu machen, somit also keine Gefahr des Ertrinkens besteht, dann wird der dümmste Dumme irgendwann die Lust verlieren. Dann geht ihm die Quäler-Libido verloren, und er wird gelangweilt tun, innerlich aber an sich selbst zweifeln.

Genauso dumm ist die Angst. Strunzdumm. Sie sitzt im primitivsten Teil unseres Hirns, dem Mandelkern, der Amygdala. Da, wo die Urinstinkte die Evolution überlebt haben und meist nutzlos dösen und toben. Da, wo noch vor Fressfeinden gewarnt wird, obwohl allenfalls der Dackel des Nachbarn bellt.

Da ergebe ich mich nicht, nein. Das wäre das falsche Wort. Aber ich leiste kampflosen, friedvollen Widerstand. Was ärgert den schwertschwingenden Vollidioten mehr als einer, der sagt: »Na, mach ruhig. Hau zu. Ich hab dein Pappschwert längst erkannt, zumindest bin ich mutig genug, es für ein Pappschwert zu halten. Also schlag mal tüchtig zu. Mir wird nichts passieren!«

Das erfordert Strategien, Besonnenheit und Achtsamkeit. Das erfordert einen wachen Geist und Geduld. All das habe ich gelernt, und dennoch bin ich nicht allzeit gefeit, quod erat demonstrandum – mein Anruf beim Notarzt, mein Sorgenbrief in die Zukunft, hier und da.

Aber meine Angst langweilt sich immer mehr zu Tode, und ich muss mich nicht mehr um selbigen scheren. Der kommt schon von allein, und dann will ich, verdammt noch mal, 'nen Schlitz in der Kiste, zum Knöpfe-Hineinwerfen. Vielleicht gleich, vielleicht morgen, vielleicht in sechzig Jahren. Ich will's gar nicht wissen. Gewonnen!

Die Parade

von Brücken

Ich bin viel zu jung, um schon alt zu sein
Um drüber zu reden
Doch mal ich den Tod in Farben aus
Rett ich mir das Leben
Und die Parade hält nicht an
Die Parade hält nicht an

Wenn Gras über mich gewachsen ist
Dann werd ich ein Garten
Erschafft man ein Bild, so schön wie dies
Dann lohnt sich das Warten
Und die Parade hält nicht an
Die Parade hält nicht an

Und wenn's so weit ist, spielt »Le Moribond«
Erzählt den Zweiflern, es hat sich gelohnt
Für jede Träne wird ein Glas geleert
Kein Tag war verkehrt
Und die Parade war's mir wert

Und werd ich zu alt, um noch jung zu sein
Dann bin ich zufrieden
Da unten wird's schon nicht so dunkel, nein
Da unten ist Süden
Und die Parade hält nicht an
Ich hab genug dafür getan

Und wenn's so weit ist, spielt »Le Moribond«
Erzählt den Zweiflern, es hat sich gelohnt

Für jede Träne wird ein Glas geleert
Kein Tag war verkehrt
Und die Parade war's mir wert

Und wenn die Frage jemals fällt
Was ist es, das am Ende zählt?
Dann wird die Antwort immer sein
Dass man nicht solche Fragen stellt
Doch wenn ich ehrlich zu mir bin
Dann macht nur die Erkenntnis Sinn
Das Ende ist nur'n Meilenstein
Und wichtig ist der Weg dahin

Und wenn's so weit ist, spielt »Le Moribond«
Erzählt den Zweiflern, es hat sich gelohnt
Für jede Träne wird ein Glas geleert
Kein Tag war verkehrt
Und die Parade war's mir wert

Epilog:
Gesund

Fall and fixture – just the same thing
Bon Iver – 8/Circle

Manchmal, ja manchmal, da bricht die Welt noch zusammen.
So wie gerade.
Meine Tochter, dieses wunderbare kleine Mädchen, im Mai drei Jahre alt, hat bei mir geschlafen. Ich liebe das. Sie liegt dann in meinem Bett und verteilt ihren knappen Meter einmal quer über die Matratzen. Wenn ich dann irgendwann gegen Morgen zur Ruhe komme und mich dazulege und die übrigen dreißig Zentimeter nutze, um meinen Affenkörper daneben zurechtzupuzzeln, was beinahe unmöglich ist, bring ich's nicht übers Herz, sie auf ihre Seite zu drehen, und geb den Kontorsionisten. Das sind die im Zirkus, die sich wie Schlangen verbiegen können und in winzig kleine Kisten krabbeln.
Ich krabbele gerne für mein kleines Mädchen in winzig kleine Kisten und gönn ihr den Schlaf, der mir dann fehlt. Sie wird das noch früh genug lernen. Dass der Schlaf fehlt, wenn das Wachsein übermächtig ist.
Und dann bin ich wach und denke so vor mich hin und höre ihr beim Atmen zu und weiß, dass alles halb so wild ist.
Bis wieder Leben passiert, und wenn Leben passiert, dann streckt es sein riesenlanges Bein aus und macht dich stolpern. Da kann man sich vorauseilend fürchten oder diese Sekunde herrlichen Friedens schätzen, und die Sekunde ist wunderbar.
Und so dämmere ich dahin, versuche, sie nicht zu wecken, und

warte auf den Moment, wenn der Wecker klingelt, eine Viertelstunde zu früh, damit sie noch unter meine Decke krabbeln und nölen kann, bis sie bemerkt, dass ihr Papa da neben ihr liegt und sie sich freut.

Und meinen Namen sagt. Papa ist mein Name.

Und dann gibt's Schokobrot und Elmo aus der Sesamstraße, auf dem iPad, weil ich noch schnell ihre Tasche packen muss und mich nicht so ganz richtig kümmern kann. Weil Mama sie gleich abholt und in die Kita bringt, wo sie mit ihren Freunden spielt und sich beißen lässt, bis es blutet, wie Kinder das manchmal so machen. Mein kleines Mädchen lässt sich beißen, und wenn die besorgte Mutter vom Beißer dann anruft und sich entschuldigt für einen Urinstinkt, dann sagt mein kleines Mädchen: »Warum Entschuldigung?«, und spielt mit dem Beißer und malt mit Wachsmalstiften ein schiefes Gesicht, und die Welt ist wieder in Ordnung.

Elmo ist der Rote, der hyperaktive Hang-Loose-Typ, der in der Regel Fragen zum Leben stellt und am Ende herausfindet, dass alles halb so schlimm und so oder so lebenswert ist. Nennt mich Elmo, wenn euch danach ist.

Die Welt ist eigentlich wieder in Ordnung. Sie hat mich oft genug gebissen, und ich hab genug schiefe Gesichter gemalt, dahin, wo meines hingehört. Nicht schön, aber akzeptabel und irgendwie sowieso immer ein bisschen traurig, weil ich zu doof zum Rasieren und zu müde zum Wachsein bin und außerdem das hängende Auge meiner Mutter geerbt hab. Ich seh immer besorgt aus, was ich auch tue. Das ist keine Absicht. Ich bin nicht immer besorgt.

Gerade bin ich es. Besorgt. Meine Ex ruft an und fragt, ob ich Besuch gehabt hätte, weil mein kleines Mädchen im Auto davon sprach, dass die Frau nicht kommen solle, weil ich sonst noch weniger Zeit für sie hätte. Und ich sag, dass ich keinen

Besuch hatte, und das stimmt. »Schade eigentlich«, denk ich und lege auf.

Der Kontorsionist wird zum Trapezkünstler und lässt die Gedanken schwingen, netzlos.

Die Ex, die ich nur ungern so nenne, weil sie jeden Tag im Leben da ist und sich um alles kümmert, was in ihrer Macht steht, sagt, dass ich mich nicht sorgen solle. Dass das vielleicht nur ein Hirnfurz war und dass sie mit ihrer befreundeten Kinderpsychologin darüber sprechen wolle und ich mir keinen Kopf machen soll, weil Kinder halt so sind. Weil sie manchmal Fäden spinnen, wo gar keine Fäden sein sollten, und unsere Kleine vielleicht nur schlecht geträumt habe.

Mir zerbröselt es fast das Herz, und mein lang sortiertes System bricht in sich zusammen. All die Arbeit umsonst. All die Selbstfindung obsolet. Das macht mir Angst und tritt mir ins Herz. Größerer Zweifel ist kaum zu finden. Hier hängt mein Herz am Schmerzensfaden, mehr als irgendwo sonst.

Ich will nämlich gerne alles richtig machen. So, wie die meisten von euch das auch wollen.

So, wie man es zu wollen hat.

Meine Psychotherapeutin hat das mal »Pathologischer Altruismus« genannt. Das klingt fancy, ist es aber nicht.

Altruismus ist so ein schönes Wort. Wikipedia übersetzt es mit »Uneigennützigkeit«. Kann man gleichsetzen mit dem Bedürfnis, irgendwen oder irgendwas oder am Ende die Welt zu retten.

Eigentlich könnte man auch sagen, dass ich die Hose voll habe, aus Angst, irgendetwas falsch zu machen, weil ich die Konsequenzen fürchte. Schiss nennt man das. Noch nicht mal Feigheit. Aber hey! Altruismus klingt gut!

Nein, da war kein Besuch, aber vielleicht war da diese Frau, die ich im Internet kennengelernt habe, da wo man sich dieser Tage kennenlernt, und der ich geschrieben habe, weil ich sie irgendwie interessant fand, und die mir zurückschrieb und mein Ego streichelte, wo mich mein Affenkörper und das Hängeauge drücken. Vielleicht hab ich ihr einmal zu oft zurückgeschrieben, und vielleicht hat es dieses kleine kluge Mädchen ja gecheckt, das mir nachts den Platz so herrlich nimmt.

Ich leg mich erstmal hin. In altgewohnter Manier. Auf den Boden, die Beine angewinkelt, den Blick zur Decke. Irgendwo zwischen Selbstmitleid und mitleiderregend lieg ich da und denke nach.

Die Bestandsaufnahme: Ich habe verkackt.

Ich hab so ziemlich alles falsch gemacht, was sich finden ließ. Ich habe meine Band zerlegt, sodass sie sich wieder neu zusammensetzen musste. Ich habe meine Familie zerlegt, sodass sie keine Familie mehr war. Ich zerlege mich hier und da selbst, bis ich nicht mehr ich selbst bin. Ich strecke Termine über die Erträglichkeit und nenn das Kunst. Wer bin ich eigentlich?

Termine, Termine. Ich muss dieses Buch abgeben. Ich habe mir jetzt mindestens einmal zu oft den Wecker auf 03:30 Uhr nachts gestellt, weil ich dann am besten arbeite und die Baustelle nebenan noch nicht vor sich hin fuhrwerkt, und in die Tasten gehackt, weil ich dieses Buch will. Das macht mich müde, wenn meine Freunde wach sind, weil ihr Tag zu weniger unchristlichen Zeiten beginnt. Mein Biorhythmus ist ein schlechter Scherz, ich werde weinerlich und bemerke, dass ich anderen doch zu oft mein Leid klage und entgegengähne.

Ich klage mein Leid und erzähl gleich darauf, dass alles okay ist und gut wird und sowieso. Und das ist nicht mal gelogen. Ich glaube ja gerne fest daran, sonst wäre ich längst schon nicht mehr hier.

Also glaube ich wieder, fass mir ein Herz und mein Telefon und rufe meine Lektorin an, um ihr zu sagen, dass ich gerade ganz schlecht im Gedankensortieren bin, und vereinbare ein Treffen. Bei dem sie mir hoffentlich den Schädel zurechtrückt und mich hier und da zwickt, bis ich gerade sitze und nach vorne gucke. Das ist kein einfaches Gespräch für mich, aber mir schlägt eine Ruhe entgegen, die ich gerne lernen möchte, und so wird mir Aufschub gewährt und die Erkenntnis, dass ich gerade nicht alles falsch mache. Dass ich was gelernt habe. Dass dieser Tag ja eigentlich wunderbar begann mit meinem kleinen Mädchen und dem Humor, den sie sich aus ihrer Mutter und mir mixt wie einen Cocktail aus unfreiwilligem Slapstick und der ureigenen Fähigkeit, auch mal über sich selbst zu lachen, samt charmanter Rotzfrechheit hier und da. Ich werd ganz selig, ob der Menschen, die mich umgeben, und geh aus der Kaferhaltung zurück in die Aufrechte und schreibe, verdammte Axt und Himmelsakrament nochmal, jetzt dieses Buch fertig.

Die mechanische Tastatur, die ich mir angeschafft habe, die so schön nach Schreibmaschine klingt, klappert die nächsten Zeilen, und mein Hirn nimmt Schwung und Anlauf, die Synapsen pfeifen ein schräges »Final Countdown«, und dann klingelt das Telefon.

Die Ex, die ich nicht so nennen will, ist am anderen Ende und schluchzt. Sie tut das selten, und so gehe ich gleich vom Schlimmsten aus.

Mein Kind hat Fangen gespielt und ist dabei mit Anlauf und Kopf voran gegen eine Wand geknallt in der Kindertagesstätte, und jetzt muss sie ins Krankenhaus, um abzuklären, was da genau los ist. Viel Blut wohl, aber das sieht immer so aus, wenn Kinder sich wehtun, sag ich mir, bevor ich unter die Dusche hechte, weil ich so, wie ich gerade bin, einfach nicht vor die Tür kann. Dann werfe ich mir Klamotten über, schnappe mir den Fahrradschlüssel und renne die vier Stockwerke runter, immer zwei Stufen auf einmal, schwing mich aufs Rad und fahre die drei Kilometer zum Krankenhaus. Dort angekommen, blick ich auf die Uhr, und die zählt nur eine Viertelstunde seit dem Anruf. Guter Papa, zittriger Papa.

Mein kleines Mädchen sitzt im Behandlungszimmer auf Ma-

mas Schoß und freut sich, mich zu sehen. Sie sieht aus, als hätte sie einen Preiskampf gewinnen wollen, ist ein bisschen neben der Spur, und ich nehm sie in den Arm und küss die Stelle neben dem provisorischen Pflaster, da wo es nach Blut schmeckt. Ich halte sie fest im Arm, als der Arzt kommt, um die Wunde zu kleben, mit Sekundenkleber, wie sie's im Krieg machen. Meine Ex, die ich in solchen Momenten noch weniger so nennen will, greift von hinten um meine Schultern und hält den Kopf der Kleinen fest und sagt: »Hey! Ist alles gut!« Das hält, bis das Prozedere vorbei ist, das Kind versorgt und die Familie wieder ein halbfunktionales Konstrukt aus Geduld, Nachsicht und freundschaftlicher Zuneigung ist. Das ist okay. Es ist eigentlich alles wie immer.

Aber Freunde, lasst euch eins gesagt sein. Nichts ist immer wie immer. Nichts. Niemals.

Mein Leben besteht aus variablen Ringen, die sich wie in einer irren Maschine ständig gegeneinander verschieben. Es ist schon beinahe zynisch, dass ich jetzt am echten Pendant scheitern soll.

Ich schwing mich auf mein Rad, muss allein weiter, muss fertig werden, wo ich doch so fertig bin.

Münster besteht aus Ringen, die sich ineinander ordnen und die Straßen quer durch die Stadt verteilen. Drei Ringe bis zu meiner Wohnung.

Mit pochendem Herzen, ich halte innerlich Tilt Shift gedrückt, passiere ich Ring Nummer eins und muss an der Ampel warten.

Pulsrasen. Weitermachen. Da wäre niemand mehr die Ruhe selbst, so denk ich mir, und atme in den Bauch. Nach Hause. Weitermachen.

Ring Nummer zwei ist quälend lang und hoch frequentiert. Mein Blick verschwimmt mal wieder, und mein Gottvertrauen spekuliert auf die nächste Ampel. Verschnaufen, kurz ruhen.

Die Rotphasenpause nutzen. Aber das wird nichts. Zu lebendig ist noch der Gedanke an die Panik, die ich bereits beschrieb. Die mich an einer solchen Ampel schier zerriss, ihr erinnert die Panikgeschichte? Solche Flashbacks tauchen ständig in meinem Hirn auf und ab. Sorge klopft mir von innen an die Schädeldecke.

Was, wenn ich's nicht nach Hause schaffe?

Grünlicht gibt mir Mut, und ich schnaufe Ring Nummer drei entgegen. Zu Hause ist nicht allzu weit entfernt. Dies hier ist machbar.

Ist es nicht.

Auf halbem Weg scher ich nach rechts aus, kollidiere fast mit einer alten Dame hinter 'nem Rollator, ziehe einiges an Radklingelgebimmel und Flüchen hinter mir her. Ich muss mich setzen. Auf eine dieser Klinkermauern, die den Weg säumen. Feuchtes Moos versaut mir den Hosenboden, sei's drum. Ich muss sicher sitzen. Sicherlich.

Und wie ich da so sitze und mir mein Bild suche, weil ich immer Bilder für alles Unfassbare brauche, während mein Herz schlägt wie nach 'nem Marathon, da fällt mir Dante ein. Die neun Terrassen des Fegefeuers. Wo all die brüten, die etwas falsch gemacht haben.

Trügt mich meine Erinnerung nicht, dann sitz ich noch auf der falschen Terrasse, im falschen Kreis. Die vierte wäre eigentlich für mich bestimmt. Da, wo die Trägen wohnen und rastlos ihre Buße tun. Ich komm mir so albern vor. Meine Komödie ist so göttlich, wie sie sein kann, wenn man daran glaubt, dass Gott in jedem wohnt. Tut er wohl. Mag ja sein. In mir feiert er gerade ein schräges Fest und malt die Wände rot. Er muss schon einen kranken Humor haben. Bei allem Respekt.

Ich muss mich sortieren. Wirklich, ich muss mich sortieren. Muss mich berufen auf das, was ich in all den Jahren gelernt habe, und muss endlich weg vom kalten Moos. Muss akzeptieren, fatalistisch sein, atmen und leben.

Mit den letzten anderthalb Kilometern wird's nicht wirklich besser. Amygdala und Nebennierenrinde fetzen sich, liegen im Streit miteinander und mit mir, mein Befinden befindet noch, dass Alarmstimmung herrscht, aber ich trete. Ich tret in die Pedale wie ein Irrer, wasch all die Hormone, all die übereifrigen Boten aus meinem System und, endlich zu Hause angekommen, schwankender, als ich es nach abenteuerlich mutigen Besuffski-Radfahrten auf zweieinhalb atü bin, nehme ich zwei Stufen auf einmal und teste die Grenzen. Wenn mein Körper so kaputt ist, wie er es gaukelt, dann komm ich da oben nie an. Dann war's eh für alles zu spät. Dann sollte es wohl so sein. Nichts ist immer für immer.

Ich habe mir mal die Rede eines Motivations-Coaches angeguckt. Einer von der Sorte, die ein beschissen albernes Mikrofon am Schädel tragen und gestikulieren, als gäbe es einen Wettbewerb im Bescheuert-Sein zu gewinnen. Der schwadronierte vom Guten im Schlechten, von der Schönheit der Chance, vom Gewinnen im Scheitern. Wäre er ein Strauß Blumen oder eine Flasche Schnaps zum Trost gewesen, ich hätte es ihm direkt verziehen. Hätte ihm seine Heile-Welt-Attitüde gelassen. Aber bitte, sei doch ehrlich. Auch du sitzt abends in deinem Wohnzimmer und wirst dir deiner Mängel bewusst und zweifelst. Erzähl doch keinen haltlosen Mist.

Freunde, das Leben besteht aus Tod und Steuern. Aber dazwischen, in den bunten Lücken, in diesen wunderbaren Momenten, da ist es bahnbrechend schön. Wann immer ihr zum ersten Mal küsst, wann immer ihr zum nächsten Mal herzt, wann immer ihr euch groß fühlt, obwohl ihr naturgemäß klein seid in dem Kosmos, von dem niemand weiß, ob er schrumpft oder sich ausdehnt, dann seid euch dessen bewusst. Bahnbrechend schön ist das Leben.

Und dazwischen seid stark und groß und neugierig und klebt euch ein beklopptes Mikrofon an die Backe und postuliert es euch ins Hirn: Ihr seid so normal, wie man es nur sein kann, wenn es kein Normal gibt. Jedenfalls kein universelles, keines, das gesetzmäßig oder in Stein gemeißelt ist. Wer maßt sich an, euch überzeugen zu wollen, dass etwas so nicht stimmt? Also das fände ich nicht normal. Hah! Wisst ihr, ihr seid nicht alle wunderbar. Ein paar, so weiß ich, sind auf dieser Welt sogar ganz schlimme Arschlöcher. Aber das lässt sich ja ändern. Was uns eint, ist, dass wir alle ungleich sind. Und das macht uns grenzenlos ähnlich. Sprecht, schreit, singt, schreit darüber und fasst unbändige Freude und Verzweiflung und schüttelt sie, bis sie eins werden. Macht Grau aus Schwarz und Weiß und nennt es Mitte.

Seid nicht wunderbar für die Welt, das wär des Anspruchs zu viel. Aber seid auch nicht furchtbar für euch selbst.

Seid.

Ja, richtig. Ich schließe dieses Buch mit der Erkenntnis, dass mich die Angst noch nicht verlassen hat. Dass die auslösenden Situationen gar nicht so ausnähmlich sein müssen, um mich hier und da in eine Panik zu treiben. Dass ich entweder noch daran zu arbeiten oder die Angst als Begleiter zu akzeptieren habe.

Für die bunten Lücken.

Und fürs Grau.

Für die Mitte.

Gehabt euch wohl. Bleibt gesund. Und lacht darüber.

Das Leben ist;

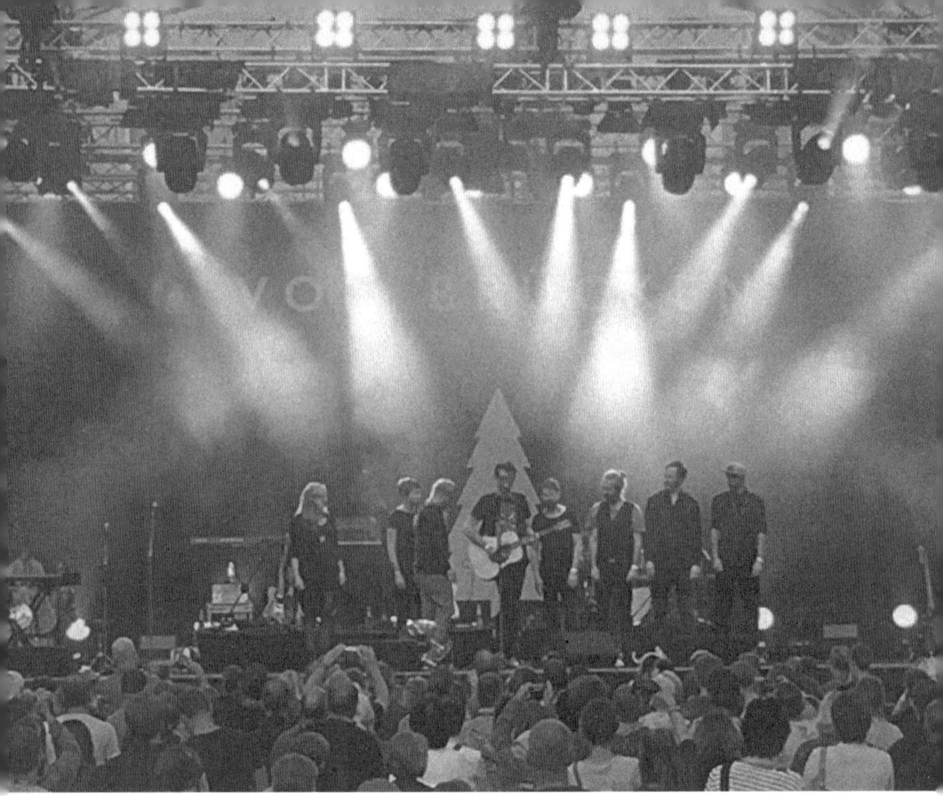

NICHOLAS MÜLLER

ALS MUSIKER:

ENTDECKT SEINE BAND „VON BRÜCKEN"

AUF PLATTE UND LIVE!

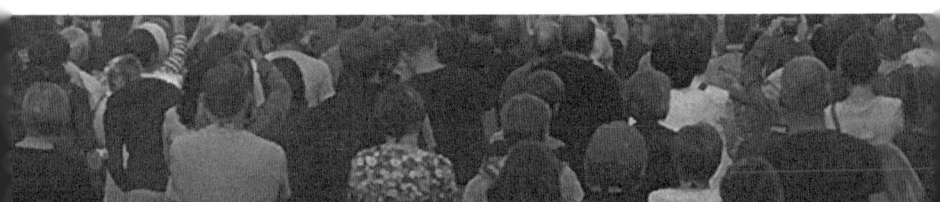